国家级技工教育规划教材
全国技工院校医药类专业教材

药品微生物检验技术

肖海群　王　颖　主编

中国劳动社会保障出版社

图书在版编目（CIP）数据

药品微生物检验技术／肖海群，王颖主编．--北京：中国劳动社会保障出版社，2024．--（全国技工院校医药类专业教材）．--ISBN 978-7-5167-6379-7

Ⅰ．R927.1

中国国家版本馆 CIP 数据核字第 2024RE4196 号

中国劳动社会保障出版社出版发行

（北京市惠新东街 1 号　邮政编码：100029）

*

北京市科星印刷有限责任公司印刷装订　　新华书店经销

787 毫米×1092 毫米　16 开本　17.75 印张　376 千字

2024 年 7 月第 1 版　　2024 年 7 月第 1 次印刷

定价：48.00 元

营销中心电话：400-606-6496

出版社网址：http://www.class.com.cn

《药品微生物检验技术》编审委员会

主　　编　肖海群　王　颖

副 主 编　黄　飞　李嘉文　邓永霞

编　　者　**（以姓氏笔画为序）**

王　尧（天津生物工程职业技术学院）

王　颖（河南医药健康技师学院）

邓永霞（江西省医药技师学院）

李嘉文（河南医药健康技师学院）

肖海群（江西省医药技师学院）

张　萌（天津生物工程职业技术学院）

杨维祯（杭州第一技师学院）

黄　飞（江苏省常州技师学院）

舒薇薇（湖南食品药品职业学院）

熊水莲（江西制药有限责任公司）

主　　审　林　勇（江西省医药技师学院）

总前言

为了深入贯彻党的二十大精神和习近平总书记关于大力发展技工教育的重要指示精神，落实中共中央办公厅、国务院办公厅印发的《关于推动现代职业教育高质量发展的意见》，推进技工教育高质量发展，全面推进技工院校工学一体化人才培养模式改革，适应技工院校教学模式改革创新，同时为更好地适应技工院校医药类专业的教学要求，全面提升教学质量，我们组织有关学校的一线教师和行业、企业专家，在充分调研企业生产和学校教学情况、广泛听取教师意见的基础上，吸收和借鉴各地技工院校教学改革的成功经验，组织编写了本套全国技工院校医药类专业教材。

总体来看，本套教材具有以下特色：

第一，坚持知识性、准确性、适用性、先进性，体现专业特点。教材编写过程中，努力做到以市场需求为导向，根据医药行业发展现状和趋势，合理选择教材内容，做到“适用、管用、够用”。同时，在严格执行国家有关技术标准的基础上，尽可能多地在教材中介绍医药行业的新知识、新技术、新工艺和新设备，突出教材的先进性。

第二，突出职业教育特色，重视实践能力的培养。以职业能力为本位，根据医药专业毕业生所从事职业的实际需要，适当调整专业知识的深度和难度，合理确定学生应具备的知识结构和能力结构。同时，进一步加强实践性教学的内容，以满足企业对技能型人才的要求。

第三，创新教材编写模式，激发学生学习兴趣。按照教学规律和学生的认知规律，合理安排教材内容，并注重利用图表、实物照片辅助讲解知识点和技能点，为学生营造生动、直观的学习环境。部分教材采用工作手册式、新型活页式，全流程体现产教融合、校企合作，实现理论知识与企业岗位标准、技能要求的高度融合。部分教材在印刷工艺上采用了四色印刷，增强了教材的表现力。

本套教材配有习题册和多媒体电子课件等教学资源，方便教师上课使用，可以通过技工教育网（http://jg.class.com.cn）下载。另外，在部分教材中针对教学重点和难点制作了演示视频、音频等多媒体素材，学生可扫描二维码在线观看或收听相应内容。

本套教材的编写工作得到了河南、浙江、山东、江苏、江西、四川、广西、广东、天津、湖南等省（自治区、直辖市）人力资源社会保障厅（局）及有关学校的大力支持，教材编审人员做了大量的工作，在此我们表示诚挚的谢意。同时，恳切希望广大读者对教材提出宝贵的意见和建议。

本书前言

《药品微生物检验技术》是全国技工院校医药类专业教材，涵盖了初中起点和高中起点的药物分析与检验、生物制药等医药类专业基础课程内容。本教材以药品微生物检验项目的典型工作任务为主线，依据《中华人民共和国药典》2020 年版、《药品生产质量管理规范（2010 年修订）》、《中国药品检验标准操作规范》2019 年版等，对标企业实际工作岗位对相关工作人员知识、技能和素养的要求，注重培养学生微生物检验的实际操作能力，为后续课程学习和岗位职业能力培养打下良好的基础。

本教材包括药品微生物检验前准备、药品安全性检查、药品有效性检查 3 个模块，共 13 个项目、29 个任务。本教材由肖海群、王颖担任主编。肖海群负责模块二项目五、模块三项目二的编写，并负责全书的统稿及修改；王颖负责模块一项目一、二、三的编写，并负责模块二项目四至项目八、模块三的审稿；邓永霞负责模块二项目一、项目三任务四的编写，并负责模块二项目四至项目八、模块三的统稿；黄飞负责模块二项目二的编写，并负责模块二项目三的统稿；李嘉文负责模块二项目三任务一、任务三的编写，并负责模块一、模块二项目一和项目二的统稿；张萌负责模块二项目三任务二的编写；杨维祯负责模块二项目三任务五、任务六的编写；熊水莲负责模块二项目四的编写；舒薇薇负责模块二项目六、项目七的编写；王尧负责模块二项目八、模块三项目一的编写。全书由江西省医药技师学院林勇主审。

本教材在编写过程中，参考了近年来林勇等主编的《微生物检验技术》《微生物与寄生虫基础》等，同时得到了各编者所在单位的全力支持，在此表示衷心的感谢。恳请广大师生在使用本教材过程中批评指正。

编者

2024 年 5 月

目 录

模块一 药品微生物检验前准备

模块二 药品安全性检查

模块三　药品有效性检查

模块一

药品微生物检验前准备

药品微生物的检验结果受很多因素的影响，如样品中微生物可能分布不均匀、微生物检验方法的误差较大等。因此，在药品微生物检验中，为保证检验结果的可靠性，必须使用经验证的检测方法并严格按照药品微生物实验室质量管理指导原则要求进行检验。

药品微生物实验室质量管理指导原则包括以下几个方面：人员、培养基、试剂、菌种、设施和环境条件、设备、样品、检验方法、污染废弃物处理、结果有效性的保证、实验记录、结果的判断和检测报告、文件等。

检验前，须从环境条件、实训基础以及安全防护等方面做好准备。

项目一

无菌室的使用

无菌室在医疗、制药、生物技术等领域中是一个重要场所与基本设施。它是微生物无菌操作质量保证的重要物质基础，主要作用是提供无菌环境，防止微生物和其他有害物质的污染。

无菌室的使用要符合规范，操作全过程应严格遵守无菌操作。无菌室相对密闭，空气流通不畅，实验过程中，经常会有培养基溅出及实验用菌飞散，非常容易滋生各种微生物，对后续的实验结果造成一定的影响。因此，无菌室应每日进行清洁，并定期采用不同的方法进行消毒和灭菌。

本项目将对无菌室布局、清洁方法、消毒方法等内容进行介绍。

任务　无菌室的清洁与消毒

知识目标

1. 了解无菌室的布局。
2. 熟悉无菌室的清洁方法。
3. 掌握无菌室的消毒方法及无菌室洁净度的检测方法。

技能目标

1. 能进行无菌室的清洁与消毒。
2. 能进行无菌室洁净度的检测。
3. 能按要求正确使用无菌室。

素质目标

1. 养成良好的学习习惯。

2. 养成良好的职业素养，并在操作中严格遵守无菌操作。

【任务引入】

“刺五加注射液”事件

2008年10月，某医院使用刺五加注射液后出现严重不良事件（共6例，其中3例死亡）。调查和检验发现，该注射液部分药品在流通环节被雨水浸泡受到细菌污染，后又被更换包装标签并销售。在抽取的5批样品中，4批检出多种细菌，包括阴沟肠杆菌，1批样品检出真菌。

微生物污染一直是制药行业用药安全方面最突出的问题，造成染菌的原因很多，如制剂原材料污染及生产环境不洁等。分析此事件中药品染菌的原因，可能为包装材料密封不好。药品染菌危害极大，在进行相关操作时，如有无菌要求，应务必保证。

无菌检查应在无菌条件下进行，即试验环境必须达到无菌检查的要求，检验全过程应严格遵守无菌操作，防止微生物污染，且防止污染的措施不得影响供试品中微生物的检出。

现接到进行药品无菌检测的任务，需要保证试验环境无菌。请对无菌室进行清洁与消毒，并检测洁净度是否达到要求。

如何实现无菌的条件呢?

任务分析

“刺五加注射液”事件是药品染菌导致的，药品生产销售的各个环节务必确保严格按照规定执行。同时，敬业爱岗、实事求是是医药行业从业人员应该具备的一种崇高精神，是做到求真务实、优质服务的前提和基础。医药行业从业人员应热爱本职工作，以出色完成本职工作为神圣职责。如果上述事件中的工作人员能够严格遵守规定，就不会出现如此严重的后果。

无菌是指没有活的微生物存在，防止微生物进入机体或物体的方法称为无菌技术或无菌操作。小规模的无菌操作可以使用无菌接种箱或超净工作台完成；工作量大时则在无菌室内配合使用超净工作台来完成，要求也更严格。

无菌室科学的布局是实现无菌操作的基础保障。无菌室专辟于微生物实验室内，可以用板材和玻璃建造。

相关知识

一、无菌室布局

无菌室通过空气的净化和空间的消毒为微生物检验提供一个相对无菌的工作环境。无菌室通常包括缓冲间和工作间两大部分（见图1－1－1），应具备下列基本条件。

（1）为了便于无菌处理，无菌室的面积不宜过大，以适宜操作为准，一般可为9～12 m^2，按每个操作人员占用面积不少于3 m^2设置为适宜。

（2）无菌室要求严密、避光，隔板采用玻璃为佳。无菌室应有良好的通风条件，为了在使用后排湿通风，应在顶部设立百叶排气窗。窗口加密封盖板，可以启闭，也可在窗口蒙上数层纱布和棉花。无菌室侧面下部应设进气孔，最好能通入过滤的无菌空气。

（3）无菌室设里、外两间。较小的外间为缓冲间，以提高隔离效果。缓冲间与工作间面积的比例可为1∶2，高度约为2.5 m。

（4）无菌室应安装推拉门，以减少空气流动。必要时，在向外一侧的玻璃隔板上安装面积为0.5～0.7 m^2的小型双层玻璃橱窗，便于内外传递物品，橱窗要密封。尽量减少进出无菌室的次数，以防外界的微生物进入。工作间的内门与缓冲间的门力求迂回，避免直接相通导致无菌室内的空气对流，以便保持工作间的无菌环境。

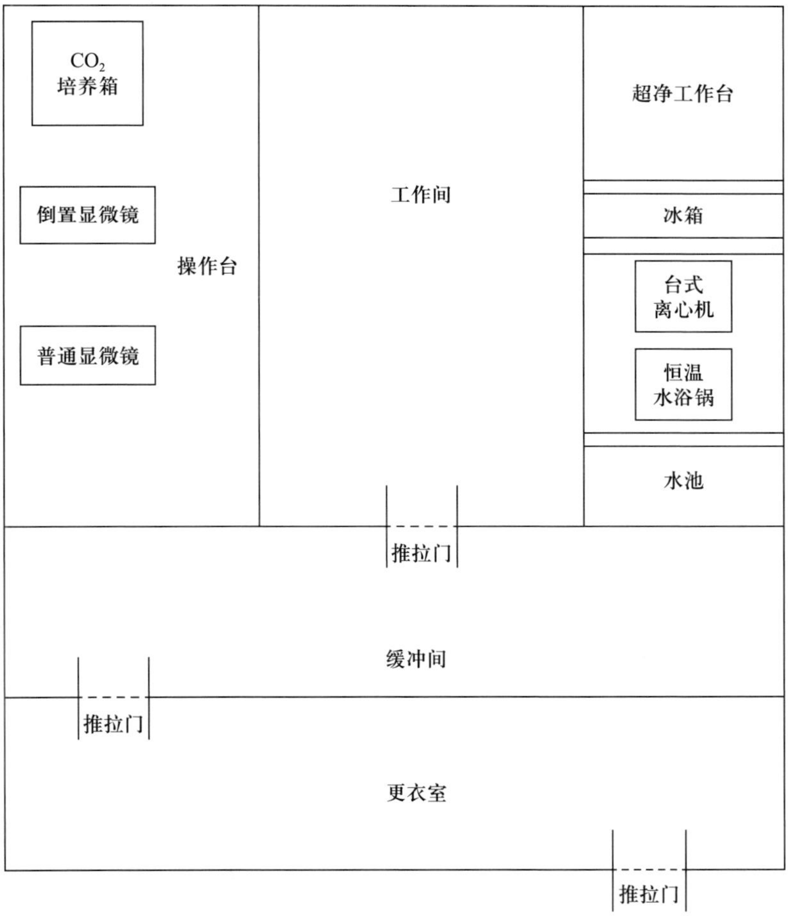

图1－1－1　无菌室布局

（5）无菌室内墙壁应光滑，尽量避免死角，以便于洗刷消毒。

（6）无菌室内应有照明、电热和动力用的电源。里、外两间均应安装日光灯和紫外线灯。紫外线灯常用功率为30 W，吊装在经常工作位置的上方，距地面高度为2.0～2.2 m。

（7）工作间内设有固定的操作台、空气过滤装置及通风装置。如需要在无菌室内安装空调，则应有空气净化过滤装置，以便在进行微生物操作时切实达到无尘、无菌。

（8）操作台台面应抗热、抗腐蚀，便于清洗消毒。可采用橡胶板或塑料板铺盖台面。

（9）无菌室内应有接种用的常用器具，如酒精灯、接种环、接种针、不锈钢刀、剪刀、镊子、酒精棉球瓶、记号笔等。

二、无菌室的使用

1. 无菌室的清洁

（1）清洁形式包括日清洁、周清洁、月清洁。若无菌室长期处于停用状态，可以每周清洁一次。下一次使用前，需进行彻底的清洁。

（2）清洁范围包括无菌室缓冲间、工作间。

（3）清洁工具：清洁布、水桶等。

（4）消毒剂：0.2%①的苯扎溴铵（商品名：新洁尔灭）溶液、75%乙醇（每月轮换使用）等。

（5）清洁效果评价：目测检查，各种物体表面应光洁，物品摆放整齐有序，地面无可见异物、污垢、积水，区域内无废弃物。

（6）清洁程序：按照先里后外、先上后下、先物后地、先净后脏的不可逆顺序依次进行清洁。

2. 无菌室的消毒灭菌方法

（1）甲醛溶液和高锰酸钾溶液混合熏蒸。一般每立方米需40%甲醛溶液10 mL、高锰酸钾5 g进行熏蒸。使用前，先进行无菌室的清洁，之后密闭门窗，进行熏蒸灭菌。将甲醛溶液盛入容器中，然后倒入高锰酸钾，人员随后离开无菌室，关紧房门，熏蒸0.5～2 h后方可打开。在使用无菌室前1～2 h，在一搪瓷盘内加入与所用甲醛溶液等量的氨水，迅速放入室内，使其挥发并中和甲醛，同时打开门窗以放出剩余的刺激性气体。熏蒸结束后再使用消毒剂擦拭操作台台面、门窗、地面、地漏（如有）、设备表面、管道表面、传递窗、墙壁、照明设施和顶棚、风口等。如有地漏，要用消毒液灌封。

操作时注意，甲醛与高锰酸钾混合后会立刻发生剧烈的反应，且混合溶液具有较强的腐蚀性，要远离容器，防止药液溅到眼中或皮肤上。

（2）紫外线杀菌。在使用无菌室前，应首先搞好清洁卫生，再打开紫外线灯，照射20～30 min，就基本可以使室内空气、墙壁和物体表面无菌。为了确保无菌室保持无菌状态，可定期打开紫外线灯进行照射杀菌，最好每隔1～2天照射一次。关闭紫外线灯后，不得马上进入无菌室，否则容易损伤皮肤和角膜。

（3）0.1%氯化汞溶液消毒。使用浸过0.1%氯化汞溶液的纱布或海绵擦拭，或用喷雾器喷雾，使室内的物品沾上氯化汞溶液。喷雾20～30 min后，杂菌随雾滴一起落到地面被

---

① 本书中，溶液的百分比，除另有规定外，系指溶液100 mL中含有溶质若干克。乙醇的百分比，系指在20 ℃时容量的比例。

杀死，室内空气就可变得清洁。

（4）苯酚溶液喷雾。为了加强灭菌效果，打开紫外线灯前，可在无菌室内喷洒3%～5%的苯酚溶液，使空气中附着有微生物的尘埃降落，并可以杀死一部分微生物。喷洒的时候，用手推喷雾器在房间内以由上至下、由里至外的顺序喷雾。苯酚溶液对皮肤有强烈的腐蚀作用，使用时尽量不要使其接触皮肤。

（5）石灰水擦拭。经常使用药物熏蒸，易使无菌室成为酸性环境，特别是用甲醛和高锰酸钾溶液长期熏蒸后，污染会越来越严重。可将各种药物交替使用，并每隔一段时间（约5周）用石灰水擦洗一遍。

3. 无菌室内的设备使用

（1）超净工作台。超净工作台（见图1－1－2）是能将工作区已被污染的空气通过专门的过滤通道人为地控制排放，为工作提供无菌操作环境的设施，可以保护无菌室工作免受外部环境的影响，同时也能防止微生物污染外部环境，是一种安全的微生物专用洁净工作台。

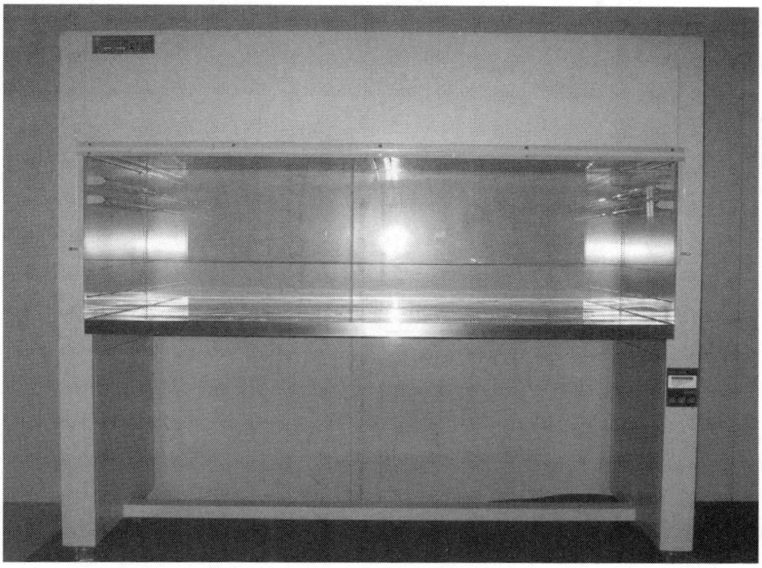

图1－1－2　超净工作台

超净工作台原理：超净工作台的洁净环境是在特定的空间内，通过风机将空气吸入预过滤器，再经静压箱送入高效过滤器过滤，将过滤后的空气以垂直或水平气流的状态送出，洁净空气（过滤空气）按设定的方向流动使操作区域达到所需的洁净度而形成的。

超净工作台的使用规程如下：

1）使用前30～60 min，用75%的乙醇或0.5%的过氧乙酸溶液喷洒擦拭工作台台面，打开紫外线灯照射30 min。

2）使用前10 min将风机启动，调整风量，工作时关闭紫外线灯。

3）使用中，若有机玻璃罩受到污染，严禁用酒精棉球擦拭，以免腐蚀有机玻璃。应用含水棉布擦拭。

4）保持工作台台面整洁、干燥，不要堆积杂物，禁止存放无关的物品，确保工作区的洁净气流不受干扰。

5）禁止在工作台台面上记录书写，工作时应尽量避免做明显干扰气流的动作。

6）禁止在预过滤器进风口部位放置物品，以免挡住进风口造成进风量减小，降低净化能力。

7）使用完毕后，再次用75%乙醇或0.5%过氧乙酸溶液擦拭工作台台面，关闭风机，重新开启紫外线灯照射15 min，最后关闭电源。

（2）生物安全柜。生物安全柜（见图1－1－3）是为操作原代培养物、菌（毒）株以及诊断性标本等具有感染性的试验材料时，保护操作者本人、实验室环境以及试验材料，使其避免暴露于上述操作过程中可能产生的感染性气溶胶和溅出物而设计的。

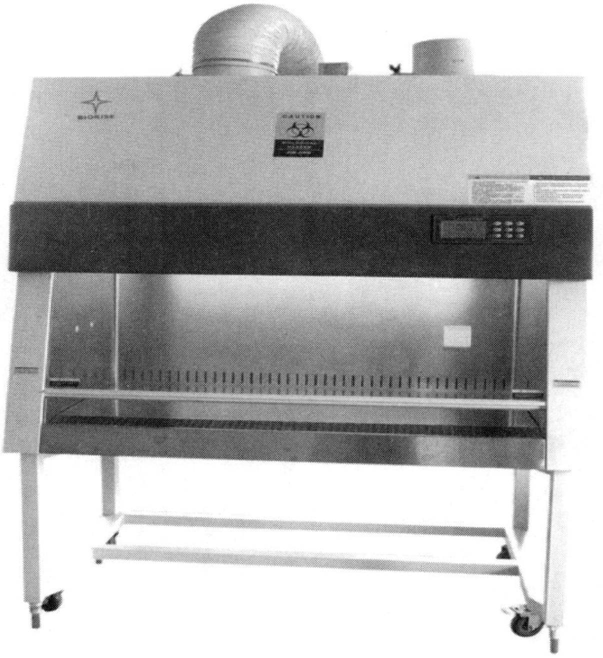

图1－1－3　生物安全柜

生物安全柜使用规程如下：

1）操作前应将所需的全部物品移入生物安全柜，避免双臂频繁穿过气幕破坏气流；并且在移入前用75%乙醇擦拭表面消毒，以去除污染。

2）打开风机5～10 min，待柜内空气净化并气流稳定后，将双臂缓缓伸入生物安全柜内，至少静止1 min，待柜内气流稳定后再进行操作。

3）生物安全柜内不放与操作无关的物品。柜内物品摆放应做到清洁区、半污染区与污染区基本分开，操作过程中物品取用方便，且三区之间无交叉。物品应尽量靠后放置，但不得挡住气道口，以免干扰气流正常流动。

4）操作时应按照从清洁区到污染区的顺序进行，以避免交叉污染。为防可能溅出的液滴，可将用消毒剂浸泡过的毛巾或纱布铺在台面上，但不能覆盖住生物安全柜格栅。

5）在柜内操作期间，严禁使用酒精灯等明火，以避免产生的热量干扰柜内气流流动，且明火可能损坏高效空气过滤器。

6）工作时尽量减少身后人员走动以及开关房门，以防止生物安全柜内气流不稳定。

7）在操作时，不可打开玻璃视窗过高，同时应保证操作者脸部在玻璃视窗之外。在柜内操作时动作应轻柔、舒缓，防止影响柜内气流。

8）柜内使用的物品应消毒后再取出，以防止将病原微生物带出而污染环境。

9）工作完成后，关闭玻璃视窗，保持风机继续运转 10 ~ 15 min，同时打开紫外线灯，照射 30 min。

10）生物安全柜应定期进行清洁消毒，柜内台面污染物可在工作完成且紫外线灯消毒后用 2% 的次氯酸钠消毒液（商品名：84 消毒液）擦拭。柜体外表面则应每天用 1% 的次氯酸钠消毒液擦拭。

超净工作台与生物安全柜不同。超净工作台只能保护在工作台内操作的试剂等不受污染，并不保护操作者；生物安全柜是负压系统，能有效保护操作者。

三、无菌室洁净度的检测

为了检验无菌室灭菌的效果以及在操作过程中空气污染的程度，需要定期在无菌室内进行空气中杂菌的检验。无菌室在消毒处理后、无菌操作前及操作过程中均需检查空气中菌落数，以此来判断无菌室是否达到规定的洁净度。

无菌室应进行日常监测和定期监测。日常监测内容一般包括压差、温度、相对湿度等。定期监测应在风险评估的基础上建立洁净环境监测计划，监测内容包括物理参数、无生物活性的空气悬浮粒子数和有生物活性的微生物监测。其中，微生物监测包括环境浮游菌和沉降菌监测，及关键的检测台面、人员操作服表面及 5 指手套等的表面微生物监测。

浮游菌监测依靠浮游菌采样器收集悬游在空气中的生物性粒子于适宜的培养基表面，经培养后形成可见的菌落并计数，以判定该无菌室的微生物浓度。

浮游菌采样器进入被测区域前应先用消毒房间的消毒剂灭菌，并用消毒剂擦净培养皿的外表面。采样前，先用消毒剂清洗采样器的顶盖、转盘以及罩子的内外面，采样结束后，再用消毒剂轻喷罩子的内壁和转盘。采样口及采样管使用前必须高温灭菌。如用消毒剂对采样管的外壁及内壁进行消毒时，应将管中的残留液倒掉并晾干。采样者应穿戴与被测区域相应的工作服，在转盘上放入或调换培养皿前，双手用消毒剂消毒或戴无菌手套操作。浮游菌采样器经消毒后先不放入培养皿，开启浮游菌采样器，使仪器中的残余消毒剂蒸发，时间不少于 5 min，并检查流量，根据采样量调整设定采样时间。关闭浮游菌采样器，放入培养皿，盖上盖子。置采样口于采样点后，开启浮游菌采样器进行采样。

沉降菌监测通过自然沉降原理收集在空气中的生物粒子于培养基表面，培养形成可见菌落并计数，以判定该无菌室的微生物浓度。

沉降菌监测前应将培养皿严格消毒，随后将已制备好的培养皿按采样点布置图逐个放置，然后从里到外逐个打开培养皿盖，使培养基暴露在空气中。静态测试时，培养皿暴露时间为 30 min 以上；动态测试时，培养皿暴露时间不大于 4 h。全部采样结束后，将培养皿倒置于恒温培养箱中培养。

表面微生物监测方法包括接触碟法和擦拭法。接触碟法是将充满规定的琼脂培养基的接触碟对规则表面或平面进行取样，然后置于合适的温度下培养一定时间并进行菌落计数，每碟取样面积约 25 cm^2，微生物计数结果以 cfu（菌落形成单位）/碟报告；擦拭法是接触碟法的补充，用于不规则表面特别是设备不规则表面的微生物监测。擦拭法的擦拭面积应采用合适尺寸的无菌模板或标尺确定，取样后，将拭子置于合适的缓冲液或培养基中，充分振荡，然后采用适宜的方法进行菌落计数，每个拭子取样面积约为 25 cm^2，微生物计数结果以 cfu/拭子报告。表面微生物测定应在无菌操作结束后进行。

各洁净级别环境微生物监测的动态标准见表 1－1－1。

表 1－1－1　　各洁净级别环境微生物监测的动态标准①

洁净度级别	浮游菌总数/(cfu/m^3)	沉降菌总数（ϕ90 mm）/(cfu/4h②)	表面微生物总数	
			接触（ϕ55 mm）/(cfu/碟)	5 指手套/(cfu/手套)
A 级	<1	<1	<1	<1
B 级	10	5	5	5
C 级	100	50	25	—
D 级	200	100	50	—

注：①表中各数值均为各取样点的测定值。

②单个沉降碟的暴露时间可以少于 4 h，同一位置可使用多个沉降碟连续进行监测并累积计数。

进行微生物检测时应注意以下事项：

（1）环境浮游菌、沉降菌及表面微生物监测所用培养基一般为胰酪大豆胨琼脂培养基（TSA），培养温度为 30～35 ℃，时间为 3～5 天，必要时可加入适宜的中和剂以中和空气中的残留消毒剂。当监测结果有疑似真菌或考虑季节因素影响时，可增加沙氏葡萄糖琼脂培养基（SDA），培养温度为 20～25 ℃，时间为 5～7 天。如需要，应根据环境污染微生物种群特性选择特定的培养条件和培养时间。每批培养基应有对照试验，检验培养基本身是否污染。可每批选定 3 个培养皿作对照培养。

（2）定期（每季度、半年、一年）或当无菌室设施发生重大改变时，要进行洁净再验证，以确保洁净度符合规定。保存验证原始记录，定期归档保存，并将验证结果记录在无菌室使用登记册上，作为试验环境原始依据及趋势分析资料。

（3）定期（至少每年 1 次）更换新的紫外线灯管，以保证紫外线灯的灭菌效果，并在使用登记册上做好更换记录，定期归档保存。至少每 2 年 1 次，或按洁净度验证实际情况，定期更换初效、中效、高效过滤器以确保净化系统的功能持续有效，并在使用登记册上做好更换记录，定期归档保存。

（4）平时无菌室内应尽可能减少人员的走动或活动，面向无菌室的门要关闭或安装自动闭门器使其保持关闭状态。

洁净度不符合规定时应立即停止无菌室的使用，查找原因，彻底清洁，经洁净再验证符合规定后，才能继续使用，同时将情况记录在无菌室使用登记册上，定期归档保存。

任务实施

无菌室的清洁与消毒

一、制订分工计划

根据任务要求，制订合理的工作进度计划，并根据小组成员的特点进行分工，完成表1－1－2。

表1－1－2　分工计划

工作内容	完成时间	成员	负责人
试验前物品准备			
消毒试剂的配制			
无菌室的清洁消毒			

二、试验前准备

按照表1－1－3进行试验前准备。

表1－1－3　试验前准备

设备、器材、试剂、用品	规格	数量	用途
无菌室			操作场所
超净工作台			操作区域
75%乙醇			擦拭消毒
次氯酸钠消毒液			擦拭消毒
清洁布			
水桶			
补充1：			
补充2：			

三、清洁与消毒

按照表1－1－4进行清洁与消毒。

表 1-1-4　　清洁与消毒内容

项目	内容	备注
清洁部位	超净工作台、地面、墙面、天花板、门窗及玻璃、把手等	
清洁频率	操作前、操作后、每两周的最后一个工作日	
清洁工具	水桶、拖布、毛刷、海绵、清洁布、橡胶手套等	
清洁剂	0.2%苯扎溴铵溶液、75%乙醇	每月轮换使用
清洁方法	超净工作台	用湿纱布擦拭后，用消毒剂擦拭消毒
	桌面	用湿纱布擦拭后，用消毒剂擦拭消毒
	地面	用清洁剂溶液擦拭后，用消毒剂擦拭消毒
	空气	打开超净工作台，使其运转，开启超净工作台紫外线灯及无菌室紫外线灯照射消毒 30 min，关闭紫外线灯后，方可进行操作
	清洁工具	用洗涤剂清洗干净，并用消毒剂消毒后，置于指定位置晾干备用

四、无菌室消毒清洁记录

按照表 1-1-5 记录清洁过程。

表 1-1-5　　清洁记录

清洁对象		方法	操作人	日期
工作间	超净工作台、操作台			
	地面、墙面			
	紫外线灯、日光灯			
缓冲间	操作台			
	地面、墙面			
	紫外线灯、日光灯			
过道	地面、墙面			
	紫外线灯、日光灯			
更衣室	地面、墙面			
	紫外线灯、日光灯			

备注：方法用对应符号表示。△——用无菌抹布蘸取 75% 乙醇擦拭，○——用无菌抹布蘸取 0.2% 苯扎溴铵溶液擦拭，√——用甲醛及高锰酸钾熏蒸消毒。

任务测评

按表 1-1-6 所列任务评分标准进行测评，并做好记录。

表 1-1-6　　任务评分标准

考核内容	考核标准	配分	得分
任务分工和准备	体现团队合作精神	5	
	实施前检查各类物品	5	
清洁过程	按照正确顺序清洁	10	
	正确使用清洁工具	10	
消毒过程	按要求正确配制消毒剂	10	
	按规程完成超净工作台清洁消毒	10	
	按规程完成空气、地面等消毒	10	
	经检测符合无菌室使用要求	10	
	完成各项工作记录	10	
任务完成情况	按时完成任务	10	
安全生产	完成过程符合安全规范	10	
合计		100	

思考与练习

简答题

1. 在进入无菌室进行相关操作之前应该做什么？
2. 无菌室应具备的条件有哪些？

项目二

微生物检验实训基础

无菌药品的微生物检验应在无菌条件下进行。《中华人民共和国药典》（以下简称《中国药典》）2020 年版规定，试验环境必须达到无菌检查的要求，检验全过程应严格遵守无菌操作，防止微生物污染，防止污染的措施不得影响供试品中微生物的检出。

微生物检验实训前准备事项如下：

（1）检查酒精灯内乙醇、75% 乙醇浸泡的棉球是否需要补充。

（2）人员。按照七步洗手法洗手（见图 1－2－1），穿白大褂，戴手套、头套和口罩，检验前用 75% 乙醇消毒手部。

（3）物品。准备无菌培养皿、灭菌后的培养基、无菌接种工具、废液缸（灭菌后的烧杯）、剪刀等。

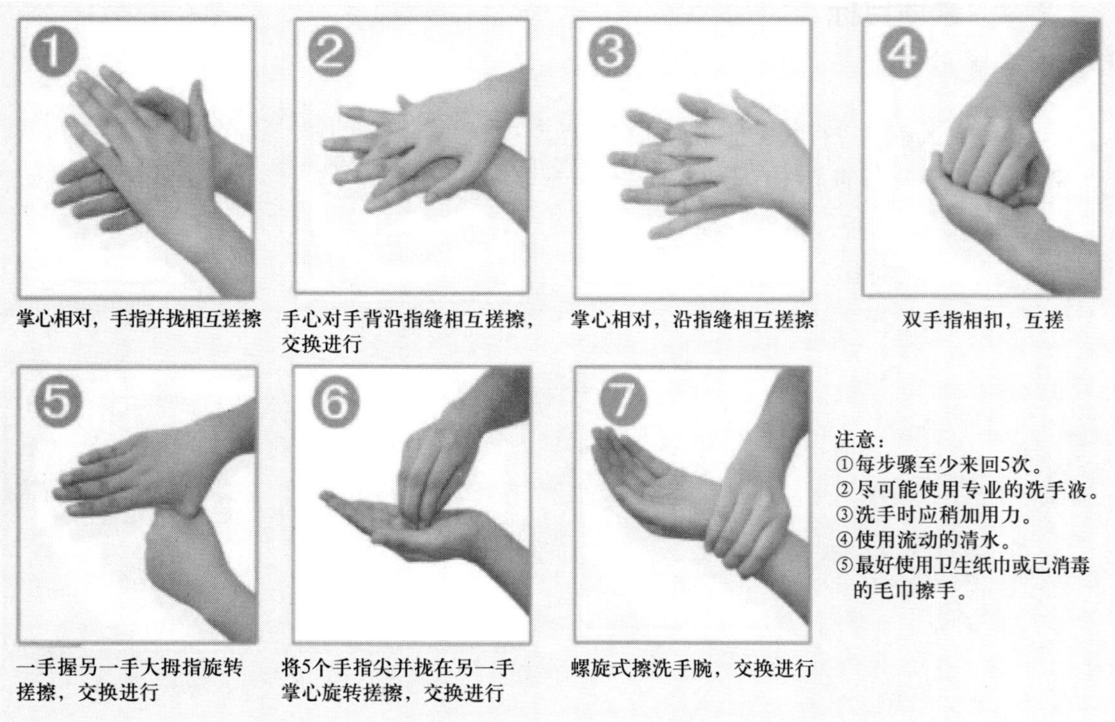

图 1－2－1　七步洗手法洗手

（4）仪器。根据具体检验内容提前做好准备。

（5）消毒工作。打开风机，用75%乙醇浸泡的棉球擦拭超净工作台台面、移液器、电子天平、旋涡混合器，将试管、培养皿和移液器吸头高压蒸汽灭菌后，连同试管架、废液缸再次喷洒75%乙醇消毒。将上述物品放进工作台内，关闭风机，开紫外线灯照射30 min，完毕后，打开风机通风10 min，再进行操作。

任务　常用接种方法的练习

知识目标

1. 掌握常用的接种方法。
2. 掌握无菌操作的基本环节。

技能目标

进行斜面接种、划线接种、涂布接种训练，学会相应的接种技术。

素质目标

1. 养成规范操作的意识。
2. 养成生产安全意识。

【任务引入】

微生物在自然界中呈混杂状态存在，要获得所需菌种，必须把它们分离出来。在保存菌种时，菌种不慎受到污染也应分离纯化。

某实验室大肠埃希菌在保藏过程中，因保藏方法不当而被污染，现在需要进行分离纯化。请同学们在无菌环境下，尝试采用多种方法实施菌种接种，实现大肠埃希菌分离纯化。经培养后观察菌落特征，并记录结果。

任务分析

完成大肠埃希菌的分离及纯化，首先需要掌握微生物分离纯化的基本原理，即将待分离的样品进行一定程度的稀释，使微生物（或孢子）尽量以分散状态存在，然后长成一个个纯种单菌落。上述工作需要依靠接种操作，因此掌握常见的微生物接种方法对获得大肠埃希菌单菌落是非常必要的。

相关知识

一、无菌操作要求

无菌操作是指在无菌室或超净工作台中进行，以防止微生物污染供试菌的操作技术。无菌操作是各种生物试验和生产实践中一项重要的基本操作。无菌操作的要求：操作前将操作空间中的细菌和病毒等微生物杀灭；操作过程中保证操作空间与外界隔离，避免微生物侵入。无菌室控制因素及要求见表 1－2－1。

表 1－2－1　　无菌室控制因素及要求

控制因素	要求
操作环境	（1）具有无菌室或超净工作台 （2）试验前需要打开超净工作台的紫外线灯，照射 30 min 以上 （3）人员进入无菌室前关闭紫外线灯，并打开风机，等待 30 min 以上，使臭氧尽量排放干净 （4）当所有操作完成后，应及时使用消毒液对台面进行清理，擦拭完毕后再开启紫外线灯照射 15 min
操作人员	（1）进入无菌室前应穿好无菌服，帽子应遮住所有头发，口罩遮住口鼻。做到“三不露”：不暴露头发，不暴露口鼻，不暴露躯干皮肤和衣物 （2）双手要修剪指甲，并进行清洗、消毒，戴一次性无菌手套 （3）操作过程中应尽量减少进入无菌室的人员，并尽量减少人员在无菌室内走动
试验用品	（1）试验用品使用前需要进行消毒、灭菌，放入洁净区前需要经传递窗进行紫外线表面消毒 30 min 以上 （2）无菌物品若取离超净工作台则视为已被污染，不得放回再用 （3）无菌液体在取离超净工作台前必须密封其开口；密封的无菌液体容器在放入超净工作台后，开口前须将开口在酒精灯火焰上灼烧 （4）如果在转移任何液态物质的过程中出现滴漏，应立即使用消毒液浸泡的棉球或纱布擦净 （5）拆开任何一次性无菌使用耗材的包装都要在超净工作台内完成，并须保证与细菌直接接触的使用端/面不得与超净工作台内的任何物品发生触碰 （6）使用完毕的耗材应在第一时间内处理，避免堆积在超净工作台内或层流罩上，以防污染

二、微生物常用的接种工具与接种方法

1. 接种工具

实验室常用的接种工具有接种环、接种钩、接种针等。在操作中，应根据需要选取合适的工具，如图 1－2－2 所示。

2. 接种方法

微生物接种常用的方法有斜面接种、液体接种、划线接种、穿刺接种、涂布接种。

（1）斜面接种。斜面接种是指从已生长好的菌种斜面上挑取少量菌种移植至另一新鲜斜面培养基上的接种方法，在固体培养基表面做来回直线形的移动，就可达到接种的作用。接种工具有接种环、接种针等。斜面接种常用于好气性微生物的接种，是最常用的接种方法。

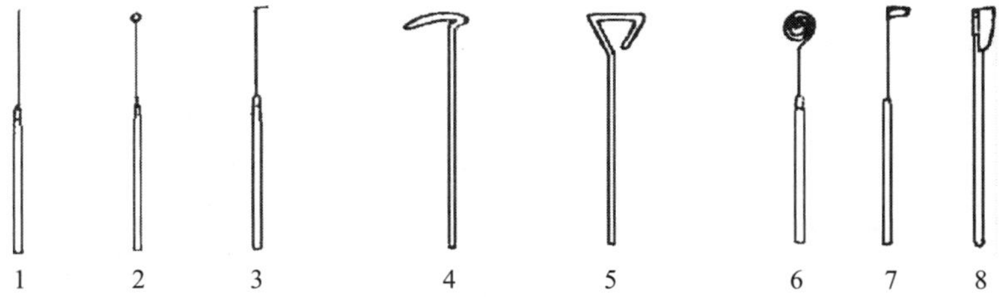

图1－2－2　接种和分离工具

1—接种针　2—接种环　3—接种钩　4、5—玻璃涂棒　6—接种圈　7—接种锄　8—小解剖刀

（2）液体接种。将固体培养基表面的菌种洗下，倒入液体培养基中；或者用移液管将液体培养基中的菌悬液移到另一液体培养基中；或者将液体培养基中的菌悬液移至固体培养基中，都可称为液体接种。接种工具有移液管、滴管或接种环等。

（3）划线接种。划线接种是指用接种环在培养基表面分区划线稀释，使混合的细菌呈单个分散生长，形成单个菌落，以便获得纯菌、活菌计数。

（4）穿刺接种。穿刺接种的接种工具是接种针，培养基一般是半固体培养基。接种时，用接种针蘸取少量的菌种，沿半固体培养基中心向管底作直线穿刺。穿刺接种用于厌气性细菌培养、检查细菌的运动能力（如某细菌具有鞭毛而能运动，则能够在穿刺线周围生长）、保藏菌种。

（5）涂布接种。涂布接种可用于微生物的分离纯化、计数，还可以用于药品抑菌效力检查。接种时需要先稀释菌悬液，再将稀释后的菌悬液加到固体培养基表面，用涂棒将其快速地涂布均匀，使长出单个菌落。

三、培养基

培养基是人工配制的适合微生物生长繁殖或产生代谢产物的营养基质，应含有微生物生长发育所需的水分、碳源、氮源及各种离子、微量元素。此外，培养基还应具有适宜的酸碱度（pH 值）、渗透压和一定的缓冲能力。

1. 培养基的制备过程

一般地，配制培养基的步骤：称取组分—溶解—调 pH 值—过滤—分装—包扎—标记—消毒或灭菌—摆斜面或倒平板。

在配制培养基时，首先按需要设计或选择合适的培养基配方，然后称取各种组分，再逐一加入水中加热溶解，一般先加无机物，后加有机物。难溶解的组分可单独溶解后再加入。易受高温破坏的试剂应单独配制，过滤灭菌后备用。

2. 培养基的制备原则

（1）选择适宜的营养物质。不同营养类型的微生物对营养的需求差异很大，应根据所培养菌种配制适合的培养基。如自养型微生物能利用简单的无机物合成自身需要的糖、脂肪、蛋白质、核酸等复杂的有机物，因而培养自养型微生物的培养基完全可以由简单无机物组成。

（2）营养物质浓度及配比合适。营养物质浓度太低，不能满足微生物生长的需要；浓度太高，又会抑制微生物的生长。如葡萄糖是良好的营养物质，但浓度过高则有抑菌作用。

（3）条件适宜。在微生物生长繁殖和代谢过程中，营养物质的分解和代谢产物的积累会导致培养基的 pH 值发生变化，使微生物生长速度下降。因此，通常在培养基中加入 pH 值缓冲剂以维持 pH 值的相对稳定。

（4）灭菌处理。要获得微生物纯培养，必须避免杂菌污染，因此培养基要进行严格的灭菌。培养基一般采取高压蒸汽灭菌，103.4 kPa、121 ℃条件下维持 15 ~ 30 min 可达到灭菌目的。在高压蒸汽灭菌过程中，长时间高温会使某些不耐热组分遭到破坏，可先将其过滤除菌，再与其他已灭菌的组分混合。高压蒸汽灭菌后，培养基 pH 值会发生改变（一般会降低），可根据所培养微生物的要求，在培养基灭菌前加以调整，一般使用 1 mol/L HCl 溶液或 1 mol/L NaOH 溶液。

3. 培养基的制备原理

固体培养基是在液体培养基中添加凝固剂制成的，常用的凝固剂有琼脂、明胶和硅酸钠，其中以琼脂最为常用，其主要成分为多糖，性质较稳定，一般微生物不能分解。琼脂在 95 ℃的热水中会溶化，溶化后的琼脂冷却到 32 ~ 39 ℃会重新凝固。因此，用琼脂制成的固体培养基在一般微生物的培养温度范围内（20 ~ 37 ℃）保持固体状态。

任务实施

常用接种方法的练习

一、制订工作计划

根据任务要求，制订合理的工作进度计划，并根据小组成员的特点进行分工，完成表 1-2-2。

表 1-2-2　分工计划

工作内容	完成时间	成员	负责人
培养基制备			
培养基灭菌			
菌种准备			
物品准备			
培养及观察			
结果判断			

二、试验前准备

按照表 1-2-3 进行试验前准备。

表 1-2-3　　试验前准备

设备、器材、试剂	规格	数量	用途
无菌室			操作场所
超净工作台			操作区域
酒精灯			局部无菌环境
75% 乙醇			擦拭消毒
大肠埃希菌			供试品
接种环			
接种针			
涂布棒			
已灭菌的牛肉膏蛋白胨琼脂培养基			为微生物提供营养物质
无菌生理盐水			
试管、试管架			
无菌移液管			
恒温培养箱			
摇床			
水浴锅			
记号笔			
标签			
火柴			
补充 1：			
补充 2：			

三、接种

1. 斜面接种

接种前，在标签上写上将要接种的菌种、日期和接种者姓名等，贴在距离牛肉膏蛋白胨斜面试管试管口 2～3 cm 的位置。随后点燃酒精灯，酒精灯火焰周围是无菌区域，所有操作都要在此范围内进行。

（1）操作流程如图 1-2-3 所示。

1）手持试管，灼烧接种环。将菌种试管和待接种的斜面试管用大拇指和食指、中指、无名指握在左手中，并将中指夹在两试管之间。斜面面向操作者，呈水平状态。右手拿接种环，在火焰上进行灼烧灭菌，然后将有可能伸入试管的其余部分灼烧灭菌，重复灼烧 2～3 次，如图 1-2-3a）所示。

2）拔取管塞，灼烧试管口。在火焰边先用右手松动试管塞，再用右手的手掌边缘和小指、小指和无名指分别夹持管塞，将其取出，并迅速烧灼试管口 2～3 次，如图 1-2-3b）、 c）所示。

3）取菌。将灭菌的接种环伸入菌种试管内，先使接种环接触试管内壁或未长菌的培养基，达到冷却的目的，然后挑取少许菌苔。将接种环退出菌种试管，不要使接种环接触管壁或管口，如图 1－2－3d）所示。

4）接种。在火焰旁迅速将沾有菌苔的接种环伸入待接种的斜面试管，用接种环在斜面上自试管底部向上端轻轻地以“Z”字划直线，切勿将培养基划破，如图 1－2－3e）所示。

5）灼烧试管口，塞管塞。将接种环退出斜面试管，再用火焰灼烧试管口，并在火焰边将试管塞塞上，如图 1－2－3f）、g）所示。

6）清洁接种环。将接种环逐渐接近火焰，再灼烧。如果接种环上沾的菌苔较多，应先将接种环在火焰边烤干，然后灼烧，以免未烧死的菌种飞溅出来污染环境，接种病原菌时更要注意此点，如图 1－2－3h）所示。

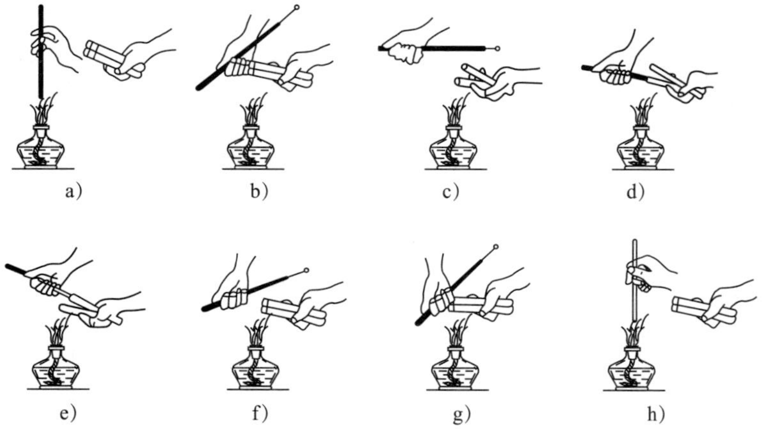

图 1－2－3　斜面接种操作流程

（2）结果记录。将已接种的斜面培养基放置 37 ℃恒温培养箱中，培养 2～3 天后取出，观察结果并按表 1－2－4 进行记录。

表 1－2－4　　斜面接种结果

序号	菌名	划线情况	菌苔特征	是否污染

（3）注意事项如下：

1）接种环要灼烧彻底，以免影响接种效果。

2）取菌时，接种环不要碰试管壁或试管口。

3）接种时，不要划破培养基。

2. 划线接种

（1）操作流程如下：

1）熔化培养基。将牛肉膏蛋白胨琼脂培养基放入水浴锅中加热至熔化。

2）倒平板。待培养基冷却至 50 ℃左右，无菌操作倒平板，每个培养皿中加入 15 ~ 20 mL 的培养基，加盖后轻轻地晃动培养皿，使培养基均匀分布在培养皿底部，然后平置在超净工作台上，等待凝固。

3）分区标记。在培养皿底部用记号笔将整个平板划分为 A、B、C、D 4 个区域，面积从小到大排序为 A、B、C、D，D 区面积最大。A 区与 B 区、B 区与 C 区之间需要有适当的面积重合。

4）划线接种操作如图 1 –2 –4 所示。

①选取平整、圆滑的接种环，按照无菌操作的方法挑取少量菌种。

②划 A 区时，将平板倒置于酒精灯旁，左手取出培养皿，有培养基的一面朝向酒精灯，培养皿盖朝上留在酒精灯边，右手持接种环在 A 区连续划 3 ~4 条平行线，划满 A 区并确保 A 区和 B 区交叉部分有菌。

③划完 A 区后，需要将接种环放在酒精灯火焰上灼烧去除残菌，以免影响后面 B 区的分离效果。左手将培养皿底旋转 60°，等接种环在培养基边缘降温后，在 A 区和 B 区的交叉部位划 3 ~4 次，将部分菌体带入 B 区，随后继续在 B 区划 2 ~ 3 条不进入 A 区的线。重复以上过程，直至 C、D 两区划完。

值得注意的是，D 区的线条比较密，大致与 A 区的线平行，但划线的时候不能接触 A 区和 B 区。划完线后，将培养皿底放入皿盖中，并将接种环在火焰上灼烧灭菌。

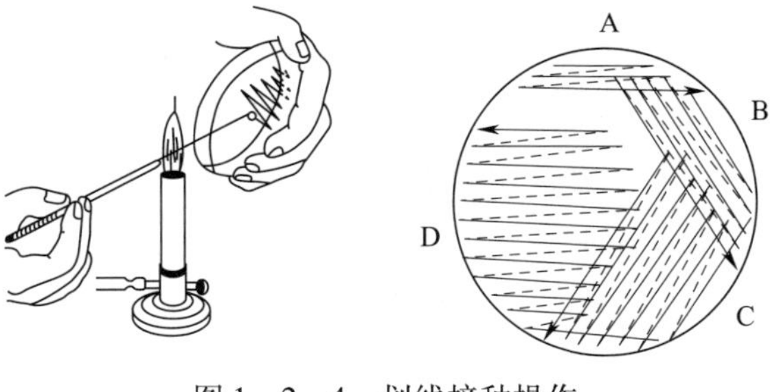

图 1 –2 –4　划线接种操作

5）恒温培养。将划好线的平板倒置在恒温培养箱中，37 ℃培养 24 h 后观察。

6）挑菌落。经过培养后，用显微镜检查菌落是否为单一的微生物，若有杂菌，可以选取菌落进一步划线分离。当划线平板上的菌落形态特征一致时，可以认为得到了纯培养。

7）结果判定。检验所得菌落是否为纯培养，如果不是，请分析原因并重新操作。

8）消毒和清洗。将废弃的微生物培养平板和菌种斜面放置在沸水中，煮 20 min 消毒，培养皿和试管清洗后晾干。

（2）结果记录如下：

1）拍照记录各个平板的划线分离结果，如果分离结果不理想，试分析原因，并重新操作。

2）大肠埃希菌在__________℃、__________培养基上培养__________天，菌落形状为__________，直径为__________mm，__________色，表面__________（光滑或粗糙），__________（湿润或干燥），__________（扁平或中央隆起、中央凹陷），边缘__________（整齐或不整齐）。

（3）注意事项如下：

1）整个操作都要在无菌条件下进行。

2）划线时，接种环应与平板表面成30°角左右。不要使接种环碰到培养皿边缘，也不要将培养基划破。

3）取菌种前灼烧接种环的目的是消灭接种环上的微生物。除A区外，其余区域划线前都要灼烧接种环，其目的是消灭接种环上残留的菌种；取菌种和划线前都要待接种环冷却后进行，其目的是防止高温杀死菌种；最后灼烧接种环的目的是防止细菌污染环境和操作者。

3. 涂布接种

（1）操作流程如下：

1）熔化培养基。将牛肉膏蛋白胨琼脂培养基放入水浴锅中加热至熔化。

2）倒平板。待培养基冷却至50 ℃左右，无菌操作倒平板，每个培养皿中加入15～20 mL的培养基，加盖后轻轻地晃动培养皿，使培养基均匀分布在培养皿底部，然后平置在超净工作台上，等待凝固。

3）制备混合菌悬液。取大肠埃希菌斜面，加入3 mL无菌生理盐水，用接种环刮取菌苔，制备成菌悬液，收集于装有47 mL生理盐水的无菌三角瓶中，用手或者置于摇床上振荡20 min，使微生物细胞分散，静置15 min。

4）标记。取6支无菌三角瓶或试管，依次编号为10^{-1}、10^{-2}、10^{-3}、10^{-4}、10^{-5}、10^{-6}。另取6个牛肉膏蛋白胨琼脂培养基平板，用记号笔在皿盖上标记10^{-4}、10^{-5}、10^{-6}，各2皿。

5）稀释菌悬液。采用十倍稀释法稀释菌悬液（见图1－2－5）。在6支无菌三角瓶或试管中分别加入无菌生理盐水4.5 mL，用1 mL无菌移液管取菌悬液0.5 mL，加入10^{-1}瓶（管）中，避免移液管碰触瓶（管）中液体。轻摇或振荡混匀10^{-1}瓶（管）中的菌悬液。用另一支无菌移液管取10^{-1}瓶（管）的菌液0.5 mL，加入10^{-2}瓶（管）中，同样混匀。依此类推，逐级稀释至10^{-6}。注意取每一个样品之前都应该重新摇匀，并用移液管吹吸数次。

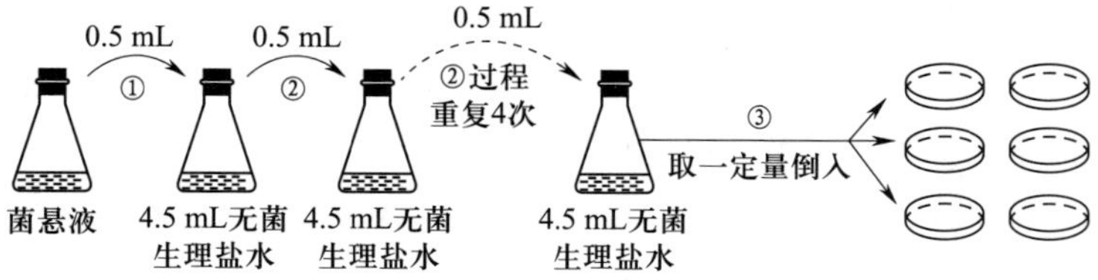

图1－2－5　稀释菌悬液

6）涂布菌悬液。从10^{-6}瓶（管）中取出0.1 mL菌悬液加入相应编号的平板中央，马上涂布均匀，否则菌体沉降不易涂匀。涂布时，左手持平板，在火焰旁的无菌操作区内打开培养皿盖，右手持无菌涂布棒把菌悬液均匀涂布在整个平板上，注意平板上每一个位置至少应该涂布 3 次。依此类推，将 10^{-5}以及 10^{-4}管中的菌悬液取 0.1 mL 涂布到相应编号的平板表面。

7）培养。涂布结束后，将平板放入 37 ℃恒温箱中倒置培养 48 h。

8）结果判定。将培养后得到的单个大肠埃希菌菌落再次接种至牛肉膏蛋白胨培养基的斜面上，然后置于 37 ℃的恒温箱中培养 2～3 天，检查菌苔，判断是否为纯培养。如果有杂菌，就再一次进行分离纯化，直至得到大肠埃希菌的纯培养。

9）消毒和清洗。将废弃的微生物培养平板和菌种斜面放置在沸水中，煮 20 min 消毒，培养皿和试管清洗后晾干。

（2）结果记录如下：

1）拍照记录各梯度平板上大肠埃希菌的分离情况，并分析原因。

2）大肠埃希菌在______℃、______培养基上培养______天，菌落形状为______，直径为______ mm，______色，表面__________（光滑或粗糙），______（湿润或干燥），______（扁平或中央隆起、中央凹陷），边缘__________（整齐或不整齐）。

（3）注意事项如下：

1）整个操作都要在无菌条件下进行。

2）在使用十倍稀释法稀释菌悬液的时候，每配制一个浓度梯度，要更换一次移液管。

3）涂布时，先沿一个方向轻轻地来回推动，使菌液分布均匀，再沿其垂直方向来回推动，边缘部分可以沿弧线推动。

任务测评

按表 1－2－5 所列任务评分标准进行测评，并做好记录。

表 1－2－5　　任务评分标准

考核内容	考核标准	配分	得分
准备工作	无菌室及超净工作台完好可用	5	
	所需工具、试剂齐全	5	
斜面接种法	能在酒精灯周围完成无菌操作	5	
	能使用接种工具取菌	5	
	能正确完成划线操作	10	
划线接种法	能熔化培养基并倒平板	10	
	能完成划线操作	10	
	能判断所得菌落是否为单菌落	5	
涂布接种法	能制备菌悬液	10	
	能用无菌操作技术完成接种	10	
	能正确判断菌种是否实现纯培养	5	

续表

考核内容	考核标准	配分	得分
培养物处理、无菌室清洁	能正确完成培养物处理	5	
	能正确完成无菌室清洁	5	
素质要求	能够熟练规范操作	5	
	操作过程中具有安全意识	5	
合计		100	

思考与练习

一、选择题

1. 下列有关划线接种的说法中，正确的是（　　）。

A. 取多量标本接种

B. 于平板 1/2 处密集涂布

C. 局部密集涂布后，来回作曲线连续划线

D. 线与线间应有交叉

2. 图 1－2－6 所示是微生物划线接种，划线的顺序为 1、2、3、4、5。下列说法正确的是（　　）。

A. 操作前要将接种环放在火焰边灼烧灭菌

B. 划线操作须在火焰上进行

C. 在 5 区域中才可以得到所需菌落

D. 在 1、2、3、4、5 区域中划线前后都要对接种环灭菌

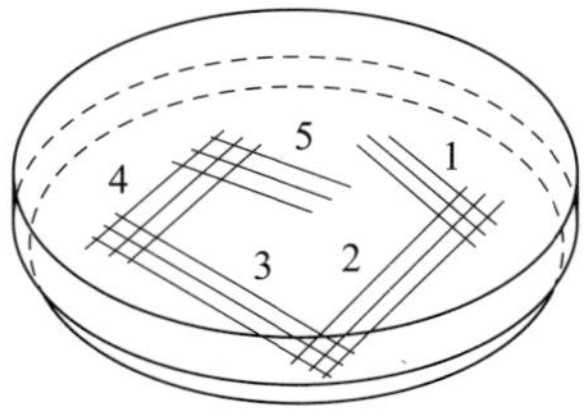

图 1－2－6　微生物划线接种

3. 分离培养细菌一般需要（　　）。

A. 4～8 h　　B. 8～12 h

C. 16～20 h　　D. 2～3 天

二、简答题

1. 划线接种的主要目的是什么？

2. 无菌物品的管理原则有哪些？

项目三

微生物检验安全

在药品微生物检验中，积极有效地采取个人防护措施，可以有效降低事故的发生率，保障检验人员的安全。发生事故的原因，大多是检验人员自身安全防护意识差、实验室管理制度落后、实验室的清洁与消毒工作落实不到位等。事故的发生对检验人员的生命安全构成了严重威胁，同时也阻碍了实验室生物安全防护工作的顺利进行。因此，采取积极有效的个人防护措施，对于微生物检验工作是十分重要的。

《中国药典》2020 年版规定，实验人员应经过实验室生物安全方面的培训，熟悉生物安全操作知识和消毒灭菌知识，保障自身安全，防止微生物在实验室内部污染。

任务　微生物检验的安全防护

知识目标

1. 了解实验室水、电、气的安全处理方法。
2. 掌握个体防护装备的使用及常用实验动物的捉拿方法。
3. 掌握微生物培养物的无害化处理。

技能目标

1. 能安全使用实验室的水、电、气。
2. 能学会个体防护装备的使用及常用实验动物的捉拿。
3. 能做好微生物培养物的无害化处理。

素质目标

1. 养成、提高安全意识。

2. 养成工作规范操作的意识。

【任务引入】

最美的“大白”和“小蓝”

在抗击新型冠状病毒感染疫情这场战役中，防疫人员的身影处处可见，人们亲切地称他们为“大白”“小蓝”。他们不分日夜地做好流调溯源、人员转运、样本采集、核酸检测、环境消杀、医疗救治……如果说他们是无畏的战士，那么防护服便是战士的“生命铠甲”！

防疫人员需要近距离接触陌生人和样本，感染风险较大。病毒在抗水的物体如不锈钢、塑料、玻璃表面存活时间较长，有时可超过 7 天；在透气性材料如布料、纸巾上，有的只能存活几分钟；在人的皮肤上，有的病毒只能存活几分钟，有的可长达 1 h。防护服采用不光滑的透气性材料（聚丙烯之类的化学合成材料）制作，可以阻止可能携带病原体的分泌物、喷溅物、颗粒物等接触人体，有效保护防疫人员的健康，使防疫人员穿着时减少自身感染与病毒扩散的风险。

在药品微生物检验中，应按要求做好安全防护。在操作过程中，应正确穿戴防护服、手套和口罩，安全使用实验室中的水、电、气；采用正确方法捉拿实验动物，防止动物意外损伤，禁止对动物采取粗暴动作。若操作对象是致病微生物，为防止其感染操作人员或污染实验室及周围的环境，培养物及菌种的无害化处理尤为重要。

当前无菌室的工作台、培养箱中有微生物培养物和菌种，现需要对它们以及试验中使用过的工具、容器等进行无害化处理，请大家学习相关知识，在老师的指导下，一起完成本项目任务。

相关知识

一、实验室水、电、气的安全处理方法

1. 用电安全

（1）实验室供电线路安装布局要合理、方便，每一实验室都有电源总开关。结束工作后，必须关闭电源总开关。

（2）实验室固定电源插座未经允许不得拆装、改线，不得乱接、乱拉电线，不得使用闸刀开关、木质配电板和花线。

（3）实验室内应使用空气开关并配备必要的漏电保护器；电气设备的用电功率应与线路相适宜，不得超负荷用电；电气设备和大型仪器须接地良好，对电线老化等隐患要定期检查并及时排除。

（4）严禁使用湿布擦拭正在通电的设备、开关、插座、电线等，严禁将水洒在电子设备和线路上。

（5）空调、计算机、电热器、饮水机等不得在无人的情况下开机过夜；高真空、超低

温等大型仪器确实需要开机过夜的，必须做好安全防范和应急措施；手机充电器、电吹风等使用完毕必须断开电源。

（6）实验室如有电器失火，应立即切断电源，用灭火器或沙子灭火。在未切断电源前，切忌用水或泡沫灭火器灭火。

（7）如果发生触电事故，要立即用不导电的物体把电线从触电者身上挪开，并将触电者转移到空气新鲜的地方进行急救，同时迅速与医疗机构联系。

2. 用水安全

（1）实验室的上、下水道必须保持通畅。了解实验楼自来水总阀的位置，当发生水患时，立即关闭总阀。

（2）实验室要杜绝自来水水龙头打开而无人监管的现象，要定期检查上下水管路、化学冷却冷凝系统的橡胶管等，避免因管路老化等造成漏水事故。

（3）冬季做好水管的保暖和放空工作，防止水管受冻爆裂。

3. 用气安全

（1）压力气瓶必须做好标识和固定工作，分类分处存放，严禁可燃性气体气瓶和助燃性气体气瓶混放。实验室不得堆放大量气瓶。

（2）气瓶应存放在阴凉、干燥、远离热源的地方，与明火的距离应大于 10 m（确难达到时，可采取隔离等有效措施）。

（3）易燃、易爆、有毒的危险气体应安装危险气体报警装置；气体连接管路必须使用金属管，其中乙炔气的连接管路不得使用铜管；对于存在多条管路或外接气源的实验室，必须画出气体管路布置图，并对气路进行标识。

（4）瓶内气体不得用尽，必须保留剩余压力，永久气体（-50 ℃时加压后完全是气态的气体）气瓶的剩余压力应不小于 0.05 MPa；液化气体气瓶应留有不小于 1% 规定充装量的剩余气体。

（5）各种气瓶必须定期进行技术检查。气瓶有缺陷、安全附件不全或已损坏、不能保障安全使用的，应及时处理。

二、个体防护装备

1. 实验室个体防护装备

个体防护装备是指保护实验室工作人员免受化学、生物与物理等有害因素伤害的器材和用品。在生物安全实验室中，个体防护装备主要用于保护实验室工作人员免于暴露在气溶胶、喷溅物等生物危害物质中，并作为微生物接种、对感染动物实施手术及解剖等危险操作时的一道物理屏障。

实验室工作人员应明确树立安全意识，清晰地认识自己的工作环境和所从事工作的性质、在操作过程中可能发生的事故及如何防范和避免事故的发生。在开展相关工作之前，应对所涉及的病原微生物进行风险评估，并根据国家有关标准和个体防护要求以及风险评估的结果，制定全面、细致的标准操作规程和程序文件。有必要对操作过程中关键的危险步骤设计出安全可行的防护措施。应参照生产厂家产品说明书中的各技术参数及适用范围选用个体防护装备。

2. 个体防护装备的种类

个人防护装备所涉及的防护部位主要包括面部、头部、躯体、手、足、耳（听力）以及呼吸道，其装备包括护目镜、口罩、面罩、防毒面具、隔离帽、防护衣（实验服、隔离衣、围裙）、手套、鞋套以及听力保护器等。

3. 个体防护装备的使用

个体防护装备应符合国家标准的规定，使用前应仔细检查，不使用标志不清、破损的防护装备和“三无”产品。在风险评估的基础上，按不同级别的防护要求选择适当的个体防护装备及类型。同时，工作人员应充分了解其实验工作的性质和特点，经演练培训后正确使用个体防护装备。

三、病原微生物实验室分级与个体防护

根据实验室对病原微生物的生物安全防护水平，并依照实验室生物安全国家标准的规定，将病原微生物实验室分为一级（BSL-1）、二级（BSL-2）、三级（BSL-3）、四级（BSL-4）。

生物安全防护水平为一级的实验室适用于操作在通常情况下不会引起人类或者动物疾病的微生物；生物安全防护水平为二级的实验室适用于操作能够引起人类或者动物疾病，但一般情况下对人、动物或者环境不构成严重危害，传播风险有限，实验室感染后很少引起严重疾病，并且具备有效治疗和预防措施的微生物；生物安全防护水平为三级的实验室适用于操作能够引起人类或者动物严重疾病，比较容易直接或者间接在人与人、动物与人、动物与动物间传播的微生物；生物安全防护水平为四级的实验室适用于操作能够引起人类或者动物非常严重疾病的微生物、我国尚未发现或者已经宣布消灭的微生物。

1. 一级防护

穿工作服、工作鞋→手清洗或手消毒→戴一次性隔离帽→戴防护口罩→穿一次性隔离衣→戴一次性乳胶手套。

2. 二级防护

穿分体式衣和拖鞋→手清洗或手消毒→戴一次性隔离帽→戴防护口罩→穿防护服→戴一次性乳胶手套→换隔离鞋→穿一次性鞋套，此时可在半污染区工作；进入污染区，需要再穿一次性隔离衣→戴一次性乳胶手套→穿鞋套；对病原菌实施近距离操作时，需戴防护眼镜。

3. 三级防护

在二级防护着装基础上加戴全面型呼吸防护器。

4. 四级防护

防护服应为正压防护服。

四、培养物的无害处理

微生物检验的操作对象若是致病微生物，为了保障实验室的生物安全，必须及时对操作

过程中产生的废液、废气和固体废弃物进行处理，防止其感染检验人员或污染实验室及周围的环境。

实验室废弃物的处理和处置管理应符合法律、法规、标准的要求，征询相关主管部门的意见和建议。实验室废弃物的管理目的是将操作、收集、运输、处理及处置废弃物的风险降为零，将废弃物对环境的危害降为零。一般情况下，高压灭菌过的废弃物可以在指定垃圾场掩埋处理，或在其他地方焚烧后处理。焚烧炉内的灰烬可以作为普通家庭废弃物处理并由地方有关部门运走。

1. 废液的处理

微生物实验室的废液来自微生物培养物、洗涤水以及其他诊断检测样品等，应尽快消毒灭菌，严防污染扩散，并加强污染源管理。

废液处理方法有化学药剂法、热力灭菌法和混合处理法。根据不同的处理对象和处理要求采用不同的方法对废液进行处理。

（1）化学药剂法。化学消毒药剂按其杀菌能力由强到弱可分为灭菌剂、消毒剂、抑菌剂。使用化学药剂法最好采用相关发生器投药、虹吸投药或高位槽投药，也可以在废液入口处直接投药。

（2）热力灭菌法。热力灭菌法处理废液是通过加热的方式对废液进行灭菌，使废液在尽可能短的时间内得到处理，避免引起污染扩散。热力灭菌法可分为干热灭菌法与湿热灭菌法，二者对比见表 1－3－1。

表 1－3－1　　干热灭菌法与湿热灭菌法对比

方法	原理及条件	适用范围
干热灭菌法	160～170 ℃保持 90～120 min，利用高热杀死细菌和芽孢，达到灭菌目的	适用于耐高温但不宜用湿热灭菌法灭菌的玻璃器皿、金属器械、纤维制品、液状石蜡等物品灭菌
湿热灭菌法	利用蒸汽形成的高温高压使菌体蛋白质凝固变性而使微生物死亡，蒸汽温度一般调整为 121 ℃，在 103.4 kPa 下维持 20～30 min 即可达到灭菌效果	适合于无菌衣、各种器皿、金属器械、胶塞、蒸馏水、棉塞、纸和某些培养液的灭菌

（3）混合处理法。微生物实验室内所涉及的相关操作对象种类较多，需要对废液进行不同的处理，适合采用化学药剂和热力灭菌混合法处理系统。该系统将热力灭菌系统与化学药剂处理装置相结合，对废液进行热力灭菌处理和化学药剂处理，还可对灭菌系统内管道进行化学消毒。

2. 废气的处理

微生物实验室以及仪器设备（生物安全柜、通风柜等）排气时可能会带有致病微生物，这种废气如果直接排放到实验室外，可能感染人群及动物，引起流行病暴发，严重威胁人类生命健康。因此，实验室产生的废气经过严格消毒处理后方可排放。

外部排风口应远离送风口，并设置在主导风的下风向，应至少高于所在建筑物屋面 2 m 以上，并有不影响气体直接向上空排放的防雨、防鼠、防虫设计。在送风和排风总管处应安装密封阀，必要时可完全关闭以进行室内或风管化学熏蒸或循环消毒灭菌。

3. 固体废弃物的处理

固体废弃物是指人类在生产、建设、日常生活和其他活动中产生的，对所有者已不再具有使用价值而被废弃的固态或半固态物质。

微生物实验室的固体废弃物来源于废弃的实验器材、含有传染性生物因子的样本和培养物、动物的组织和尸体、实验室空气净化材料等。微生物实验室产生的固体废弃物属于危险废弃物，不能回收利用，必须经灭菌处理后丢弃或焚烧处置后填埋。固体废弃物如果不适当地处理、储存、运输、处置或存在管理上的疏忽，会对人体健康或环境造成显著的威胁，应按照《中华人民共和国固体废物污染环境防治法》的规定进行收集、运输、储存。

所有弃置的样本、培养物和其他生物性材料应弃置于专门设计并有标记的专用于处置危险废弃物的容器内，集中存放在指定地点。在从实验室取走之前，应通过高压蒸汽灭菌、化学消毒或其他被认可的技术进行处理，然后置于密封的容器中，分类做上标记，由专人安全运出实验室。生物废弃物容器的填充量不能超过其设计容量，利器（包括针头、小刀、金属和玻璃等）应直接弃置于耐扎容器内，培养物必须经 121 ℃、30 min 高压蒸汽灭菌。

活菌标本应装于密闭容器中进行高压蒸汽灭菌，或经 3% 煤酚皂溶液或 5% 苯酚溶液浸泡 24 h 后方可丢弃。染菌的吸管使用后放入 5% 煤酚皂溶液或苯酚溶液中，最少浸泡 24 h（消毒液体液面高度不得低于废弃物的高度）再经 121 ℃、30 min 高压蒸汽灭菌。涂片染色时冲洗染色片的液体，一般可直接冲入下水道，致病菌染色片的冲洗液须冲在烧杯中，经高压蒸汽灭菌后方可倒入下水道。做凝集试验用的玻片或平皿，必须经高压蒸汽灭菌后才能洗涤。若打碎培养物，应立即用 5% 煤酚皂溶液或苯酚溶液浸泡被污染部位 30 min 后再擦拭干净。被污染的工作服或进行致病菌检测时所穿的工作服、非一次性的隔离帽和口罩等应放入专用消毒袋内，经高压蒸汽灭菌后方能洗涤。

五、常用实验动物的捉拿方法

正确地捉拿实验动物，是为了不损害动物健康，不影响观察指标，并防止被动物咬伤，保证后续操作顺利进行。捉拿动物的方法根据动物种类而定。捉拿动物前，必须对各种动物的一般习性有所了解，捉拿时既要小心仔细，不能粗暴，又要大胆敏捷，达到正确捉拿动物的目的。

1. 小鼠的捉拿方法

小鼠温顺，一般不会咬人，抓取时先用右手抓取鼠尾将其提起，置于鼠笼盖或操作台上向后拉，在其向前爬行时，用左手拇指和食指抓住小鼠的头颈部皮肤，将鼠体置于左手心中，把后肢拉直，以小指按住鼠尾即可。有经验者直接用左手小指钩起鼠尾，迅速以拇指和食指、中指捏住其头颈部皮肤也可以，如图 1-3-1 所示。

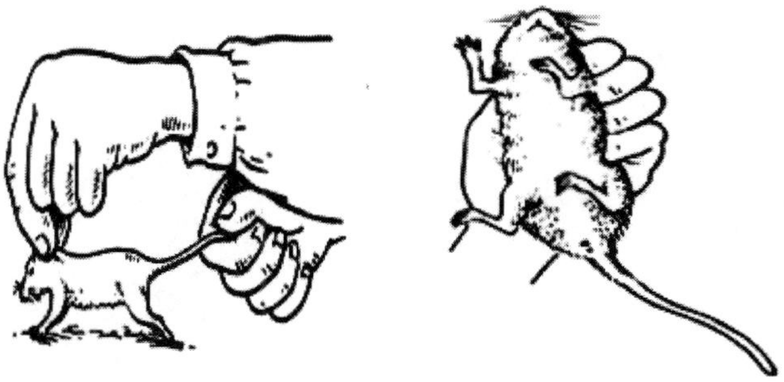

图 1－3－1　小鼠捉拿方法

2. 大鼠的捉拿方法

大鼠的捉拿方法与小鼠基本相同，只不过大鼠比小鼠牙尖性猛，不应用袭击方式抓取，否则会被咬伤手指。捉拿时为避免被大鼠咬伤，可戴上厚手套。如果进行腹腔、肌内、皮下等注射和灌胃，同样可采用左手固定法，只是用拇指和食指捏住鼠耳后皮肤，余下三指紧捏鼠背部皮肤，置于左掌心中，这样右手即可进行各种实验操作。也可伸开左手的虎口，敏捷地从后一把抓住。

3. 豚鼠的捉拿方法

豚鼠较为胆小且易惊，不宜受到强烈刺激和惊吓，所以在抓取时，必须稳、准和迅速。一般先用手掌迅速扣住鼠背，抓住其肩胛上方，以拇指和食指环握颈部，另一只手托住臀部。

4. 兔的捉拿方法

实验家兔多数单只饲养在笼内，所以捉拿较为方便，一般以右手抓住兔颈部的毛皮提起，然后左手托其臀部或腹部，让其体重的大部分集中在左手上，如图 1－3－2 所示。不能采用抓双耳或抓提腹部的方法，这样容易损伤动物。

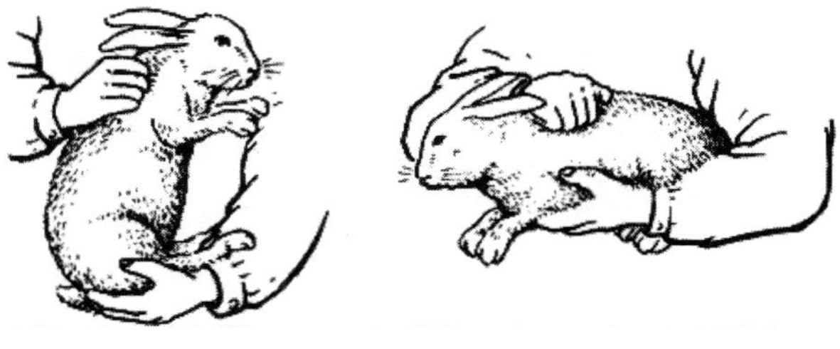

图 1－3－2　兔的捉拿方法

5. 狗的捉拿方法

未经训练的狗性凶恶，能咬人，因此捉拿时第一个步骤就是绑住狗嘴。绑嘴时可从侧面靠近轻轻抚摸其颈背部皮毛，然后迅速用布带缚住其嘴，方法是用布带迅速兜住狗的下颌，绕到上颌打一个结，再绕回下颌下打第二个结，然后将布带引至头后颈项部打第三个结，并多系一个活结（以备麻醉后解脱），注意捆绑松紧度要适宜。倘若绑嘴操作失败，应用狗头钳夹住其颈部，将狗按倒在地，再进行绑嘴。需要静脉麻醉时，可将狗麻醉后再移去狗头钳，解去绑嘴带，把狗放在操作台上，然后先固定头部，再固定四肢。

任务实施

微生物培养物和菌种的无害化处理

一、制订工作计划

根据任务要求，制订合理的工作进度计划，并根据小组成员的特点进行分工，完成表1－3－2。

表1－3－2　　分工计划

工作内容	完成时间	成员	负责人
无菌室灭菌			
培养皿灭菌			
器具、器械灭菌			
方法适用性试验			

二、试验前准备

按照表1－3－3进行试验前准备。

表1－3－3　　试验前准备

设备、器材、试剂	规格	数量	用途
无菌室			操作场所
高压蒸汽灭菌器			灭菌设备
防护服			隔离微生物
手套			隔离微生物
口罩			隔离微生物
补充1：			
补充2：			
补充3：			

三、处理方法选择

1. 无菌室灭菌

培养、观察微生物或更换培养液时，必须从各方面防止任何污染物进入培养液或容器，所以无菌室的灭菌是至关重要的。无菌室的污染来源主要是空气中的细菌和真菌孢子，因此长期停用后的无菌室应使用高锰酸钾＋甲醛进行熏蒸灭菌。经常使用的无菌室，每次使用前都应进行地面卫生清洁，并用紫外线灯照射 30 min 进行空气灭菌。超净工作台每次操作前用紫外线灯照射 30 min，然后用 75% 乙醇擦拭。

2. 培养皿灭菌

使用高压蒸汽灭菌器灭菌时，将有培养物和菌种的培养皿集中于玻璃容器内，放入底部有一定量（淹没加热管）凉水的高压蒸汽灭菌器内，经一定程度的加压排净灭菌器内冷空气，使蒸汽到达各个部位，保证彻底灭菌。然后继续加压加热，当压力表读数达到 103～104 kPa、温度为 121 ℃时，保持 15～40 min 即可。

灭菌的效果取决于温度而不是压力，121 ℃的蒸汽温度可以很快杀死各种细菌及高度耐热的芽孢杆菌，因此灭菌压力、温度一般保持在 103～104 kPa、121 ℃。灭菌时间与需要灭菌的物品体积密切相关，高压蒸汽灭菌所必需的最少时间见表 1－3－4，时间不足将达不到灭菌效果。

表 1－3－4　高压蒸汽灭菌所必需的最少时间

容器容积/mL	在 121 ℃下所需的最少灭菌时间/min	容器容积/mL	在 121 ℃下所需的最少灭菌时间/min
20～50	15	1 000	30
75	20	1 500	35
250～500	25	2 000	40

3. 玻璃器皿、塑料器皿和器械

玻璃器皿可进行干热灭菌或高压蒸汽灭菌，但在蒸汽灭菌后最好及时烘干水分。对不能进行高压蒸汽灭菌的塑料器皿可用 75% 乙醇浸泡，在无菌操作台面上晾干的同时，用紫外线重复杀菌。还可以用环氧乙烷灭菌袋对塑料器皿进行处理。

常用物品无害化处理方法选择见表 1－3－5。

表 1－3－5　常用物品无害化处理方法选择

物品	高压蒸汽灭菌法	干热灭菌法	过滤除菌法	紫外线灭菌法	化学气体灭菌法	化学药剂法
无菌室、工作台				+	+	+
玻璃制品	+	+				
金属器械	+	+				
塑料制品					+	+
橡胶制品	+				+	+
棉、布类	+	+				
培养物和菌种	+					

注：“＋”表示可选用该处理方法。

任务测评

按表 1－3－6 所列任务评分标准进行测评，并做好记录。

表 1－3－6　任务评分标准

考核内容	考核标准	配分	得分
人员防护	能正确穿脱个体防护装备	10	
	能正确处理使用过的防护装备	10	
方法选择	能正确选择适合的灭菌方法	10	
无害化处理	能正确操作高压蒸汽灭菌器	15	
	能正确完成高压蒸汽灭菌	15	
	了解相关物品的无害化处理方法	10	
记录填写	能正确客观填写过程及结果记录	10	
素质要求	能熟练规范操作	10	
	操作过程中具有安全意识	10	
合计		100	

思考与练习

一、选择题

1. 下列关于高压蒸汽灭菌法的说法中，不正确的是（　　）。

A. 适用于对耐高温和耐湿物品的灭菌

B. 可杀灭细菌、芽孢

C. 通常灭菌压力为 205 kPa

D. 通常灭菌温度为 121 ℃

2. （　　）适用于不耐高热的物品灭菌。

A. 火焰灭菌法　　B. 干热灭菌法　　C. 高压蒸汽灭菌法　　D. 化学药剂法

二、简答题

1. 简述高压蒸汽灭菌法的原理和步骤。

2. 微生物检验的安全防护包括哪些方面？

模块二

药品安全性检查

药物的安全性是保障用药安全、有效的重要指标。因药品安全性检查不到位所造成的不良事故数不胜数，如国外沙利度胺（反应停）导致胎儿畸形事件，氨基比林导致白细胞减少事件等，再如国内“刺五加注射液”事件等。当今社会对药品安全性检查的高标准也推动了对药品质量检验人员的高要求。本模块主要介绍药物安全性检查中的无菌检查、微生物限度检查、控制菌检查、热原检查、细菌内毒素检查。

项目一

无菌检查

由于用药方法及用药部位的特殊性，《中国药典》2020 年版规定，注射剂、眼用制剂、植入剂、冲洗剂等制剂，外科用敷料、缝合线等医疗器械，生物制品原液及半成品等应不存在任何活的微生物（即无菌）。将这些样品接种至适宜的培养基上，并在适宜条件下加以培养，如果其中有活的微生物，就能看到培养基的混浊现象；如果各类培养基都显示澄清，或虽显混浊但经确证无菌生长，说明样品符合无菌规定。为了保证检测结果有效、可靠，要同时进行阳性和阴性对照试验，以保证提供的条件是各类微生物可以正常生长的条件。

无菌检查法系用于检查《中国药典》2020 年版要求无菌的药品、生物制品、医疗器具、原料、辅料及其他品种是否无菌的一种方法。若供试品符合无菌检查法的规定，仅表明供试品在该检验条件下未发现微生物污染。无菌检查法包括直接接种法和薄膜过滤法。

任务一　氯化钠注射液无菌检查——直接接种法

知识目标

1. 理解无菌检查的意义。
2. 熟悉无菌检查的原理。

技能目标

1. 能根据培养基配方完成培养基制备。
2. 能理解培养基适用性检查、直接接种法方法适用性试验的意义。
3. 能独立设计阴性对照、阳性对照，完成直接接种法操作。
4. 能根据检查结果做出正确分析。

素质目标

1. 选用生活中常见的氯化钠注射液作为任务对象，提高对日常用药安全的认识。
2. 通过自主查阅用药安全相关事例，提高公众用药安全意识。
3. 按照标准客观公正地完成定性结果判断。
4. 通过培养物处理、操作区域清洁，养成勤于劳动的习惯。

【任务引入】

氯化钠注射液的主要作用是补充电解质，调节体内的水、电解质平衡。很多药物需要溶解在氯化钠注射液中，才能进行肌内注射或者静脉注射，并进入血液循环。

2006 年，部分患者使用某公司生产的克林霉素磷酸酯葡萄糖注射液（欣弗注射液）后，出现心悸、寒战、肾区疼痛、腹痛腹泻、呕吐、过敏性休克、肝肾功能损害等临床症状。全国共报告“欣弗”病例 93 例，死亡 11 人。

导致这起不良事件的主要原因是该公司 2006 年 6 月至 7 月生产的欣弗注射液未按批准的工艺参数灭菌，降低灭菌温度，缩短灭菌时间，增加灭菌柜装载量，影响了灭菌效果。中国药品生物制品检定所对相关样品进行检验，结果表明，无菌检查和热原检查不符合规定。因此，在注射液应用于市场前，微生检验工作者要对药品进行无菌检查，保证注射液中不含任何活的微生物。

注射液中微生物污染严重时，一般可通过肉眼看到有混浊物出现；若微生物污染不严重，因单个微生物肉眼不可见，不能直观做出判断，此时需要借助培养基对微生物进行接种、培养。

现有一批氯化钠注射液，请按照抽样标准抽取一定数量并对这一批抽检品是否无菌进行判断。

任务分析

（1）微生物包括细菌、真菌、病毒及小型原生生物等，氯化钠注射液中可能存在的微生物有细菌和真菌。细菌和真菌生长时所需的营养成分及生长环境都有差别，因此，选择适宜的培养基很重要。氯化钠注射液的无菌检查为定性检查，应选择液体培养基，通过观察培养后的液体培养基是否混浊判断注射液中是否无菌。

（2）按照培养基配方完成培养基制备，对培养基进行无菌检查、灵敏度检查，确认培养基适用后，该培养基才能被采用。

（3）直接接种法采用无菌操作技术将供试品直接接种至相应培养基中，需要进行方法适用性试验，以确认该方法适用于氯化钠注射液的无菌检查。

（4）按照《中国药典》2020 年版的规定，确定氯化钠注射液的检验数量、检验量，保证供试品抽样的客观性，在无菌室中完成供试品检查。将培养基置于相应培养箱中培养，通过观察培养基是混浊还是澄清来判断供试品是否合格。

本次任务的工作内容及要求见表 2－1－1。

表 2－1－1　　工作内容及要求

工作内容	工作要求	关键点
培养基制备	选择正确的培养基完成制备	计算、称量、调节 pH 值、分装、灭菌
培养基无菌检查	抽检培养基并置于相应培养箱	定期观察
培养基灵敏度检查	菌液制备、菌液接种、培养观察	移液器使用、灵敏度判断
方法适用性试验	供试组、对照组设置	方法适用性判断
供试品接种	供试品抽样、接种	正确抽样、试管口无菌操作、无菌环境维持
对照实验	阳性对照、阴性对照操作	对照设计
培养及观察	培养、观察、记录	需氧菌、厌氧菌、真菌的培养条件
结果判断	正确进行结果判断	有效结果、检品合格结果

相关知识

一、无菌检查法

1. 检查对象

无菌检查法的检查对象是《中国药典》2020 年版要求无菌的药品、生物制品、医疗器械、原料、辅料及其他品种。《中国药典》2020 年版制剂通则、品种项下要求无菌的制剂和原辅料以及用于手术、严重烧伤、严重创伤的局部给药制剂应符合无菌检查法规定。

2. 检查环境

无菌检查应在无菌条件下进行，试验环境必须达到无菌检查的要求，检验全过程应严格遵守无菌操作，防止微生物污染，防止污染的措施不得影响供试品中微生物的检出。单向流空气区域、工作台面及受控环境应定期按医药工业洁净室（区）悬浮粒子、浮游菌和沉降菌的测试方法的现行国家标准进行洁净度确认。隔离系统应定期按相关的要求进行验证，其内部环境的洁净度须符合无菌检查的要求。日常检验应对试验环境进行监测。

3. 检查意义

无菌检查可以确保药品的质量，间接反映药品生产企业的生产条件、工艺方法和管理水平，反映药物不同产地、不同批次之间的质量差异。

二、直接接种法

本次任务所用的方法是直接接种法，即通过无菌操作技术将供试品直接接种至相应培养基上，给予供试品中细菌、真菌充分的营养物质与适宜的生长环境，使微生物从单个状态培养成肉眼可见的菌群。直接接种法适用于无法用薄膜过滤法进行无菌检查的供试品，取规定量供试品分别等量接种至硫乙醇酸盐流体培养基和胰酪大豆胨液体培养基中。

三、检查用培养基

（1）硫乙醇酸盐流体培养基主要用于厌氧菌的培养，也可用于需氧菌的培养；胰酪大豆胨液体培养基用于真菌和需氧菌的培养。

（2）本次任务的目的是检查氯化钠注射液中是否存在微生物，选用液体培养基培养供试品，通过观察培养基状态为混浊或者澄清判断结果。

四、操作环节重难点

直接接种法操作环节中的重难点见表2－1－2。

表2－1－2　直接接种法操作环节中的重难点

操作环节	重难点
培养基的制备	根据所需培养基用量计算培养基各组分用量
	培养基加热溶解后补足挥发体积
	培养基灭菌
无菌环境的创造与维持	操作前后对超净工作台进行75%乙醇擦拭灭菌，穿好防护服，避免染菌操作，定期清洁无菌室
移液器的无菌操作	取液时吸头内不出现气泡，勤于更换吸头
试管的无菌操作	取试管塞不碰试管口，手握试管下端以便看清试管内液面，倾斜45°以便管口靠近外焰，管口、管塞勤灭菌
培养过程	定期观察培养基试管澄清或混浊

任务实施

氯化钠注射液的无菌检查

一、制订工作计划

根据任务要求，制订合理的工作进度计划，并根据小组成员的特点进行分工，完成表2－1－3。

表2－1－3　分工计划

工作内容	完成时间	成员	负责人
培养基制备			
培养基无菌检查			
培养基灵敏度检查			
方法适用性试验			
供试品接种			
对照实验			
培养及观察			

续表

工作内容	完成时间	成员	负责人
结果判断			

二、试验前准备

按照表 2－1－4 进行试验前准备。

表 2－1－4　　试验前准备

设备、器材、试剂	规格	数量	用途
无菌室			操作场所
超净工作台			操作区域
酒精灯			局部无菌环境
75% 乙醇			擦拭消毒
氯化钠注射液			供试品
硫乙醇酸盐流体培养基、胰酪大豆胨液体培养基			为微生物提供营养物质
移液器			定量移取供试品
试管、试管架			容器、支架
培养箱			微生物培养
菌种			灵敏度检查、阳性对照
补充 1：			
补充 2：			

三、培养基的制备

按照硫乙醇酸盐流体培养基、胰酪大豆胨液体培养基配方，计算实际所需培养基用量，根据培养基制备方式完成培养基制备，完成表 2－1－5。

表 2－1－5　　培养基制备记录

培养基名称	配方	制备 1 000 mL	实际制备____ mL	制备方式
		用量	计算用量	
硫乙醇酸盐流体培养基	胰酪胨	15.0 g		除葡萄糖和刃天青溶液外，取上述成分混合，微温溶解，调节 pH 值为弱碱性，煮沸，滤清，加入葡萄糖和刃天青溶液，摇匀，调节 pH 值，使灭菌后在 25 ℃的 pH 值为 7.1 ±0.2。分装至适宜的容器中，其装量与容器高度的比例应符合培养结束后培养基氧化层（粉红色）不超过培养基深度的 1/2。灭菌
	酵母浸出粉	5.0 g		
	葡萄糖/无水葡萄糖	5.5 g/5.0 g		
	L－胱氨酸	0.5 g		
	氯化钠	2.5 g		
	硫乙醇酸钠（或硫乙醇酸）	0.5 g（0.3 mL）		
	氯化钠	2.5 g		
	新配制的 0.1% 刃天青溶液	1.0 mL		
	琼脂	0.75 g		
	水	1 000 mL		

续表

培养基名称	配方	制备 1 000 mL	实际制备____ mL	制备方式
		用量	计算用量	
胰酪大豆胨液体培养基	胰酪胨	17.0 g		除葡萄糖外，取上述成分，混合，微温溶解，滤过，调节 pH 值使灭菌后在 25 ℃的 pH 值为 7.3 ± 0.2，加入葡萄糖，分装，灭菌
	大豆木瓜蛋白酶水解物	3.0 g		
	葡萄糖/无水葡萄糖	2.5 g/2.3 g		
	氯化钠	5.0 g		
	磷酸氢二钾	2.5 g		
	水	1 000 mL		

四、培养基的适用性检查

1. 培养基的无菌检查

制备好的培养基每批随机取不少于 5 支（瓶），放至相应培养箱中培养 14 天，观察培养基状态。如果培养基混浊，则表明培养基有菌，不能用；如果培养基澄清，则表明培养基无菌，符合培养基无菌检查标准。

2. 培养基灵敏度检查

培养基灵敏度是指培养基对相应菌种的敏感程度，即相应菌种是否能在培养基上生长良好。

（1）菌悬液制备。因传代次数越多，菌种产生突变的概率就越高，发生衰退的机会也越多，故培养基灵敏度检查所用的菌株传代次数不得超过 5 代（从菌种保存中心获得的干燥菌种为第 0 代），并采用适宜的菌种保藏技术进行保存和确认，以保证试验菌株的生物学特性。

不同菌种的菌悬液的制备方式见表 2－1－6。

表 2－1－6　不同菌种的菌悬液制备方式

菌种	培养基	培养时间	制备方式
金黄色葡萄球菌、铜绿假单胞菌、枯草芽孢杆菌	接种其新鲜培养物至胰酪大豆胨液体培养基中或胰酪大豆胨琼脂培养基上	30～35 ℃培养 18～24 h	培养物用 pH7.0 无菌氯化钠－蛋白胨缓冲液或 0.9% 无菌氯化钠溶液制成适宜浓度菌悬液
生孢梭菌	接种其新鲜培养物至硫乙醇酸盐流体培养基中		
白色念珠菌	接种其新鲜培养物至沙氏葡萄糖液体培养基中或沙氏葡萄糖琼脂培养基上	20～25 ℃培养 2～3 天	
黑曲霉	接种至沙氏葡萄糖琼脂斜面培养基或马铃薯葡萄糖琼脂培养基上	20～25 ℃培养 5～7 天或直到获得丰富的孢子	加入适量含 0.05%（体积分数）聚山梨酯 80 的 pH7.0 无菌氯化钠－蛋白胨缓冲液或含 0.05%（体积分数）聚山梨酯 80 的 0.9% 无菌氯化钠溶液将孢子洗脱。采用适宜的方法吸出孢子悬液至无菌试管内，用上述冲洗液制成适宜浓度的孢子悬液

菌悬液若在室温下放置，一般应在 2 h 内使用；若保存在 2 ~ 8 ℃可在 24 h 内使用。黑曲霉孢子悬液可保存在 2 ~ 8 ℃，在验证过的贮存期内使用。

pH7.0 无菌氯化钠 – 蛋白胨缓冲液制备方法：取磷酸二氢钾 3.56 g，无水磷酸氢二钠 5.77 g，氯化钠 4.30 g，蛋白胨 1.00 g，加水 1 000 mL，微温溶解，必要时过滤，分装，灭菌。

（2）培养基灵敏度检查操作方案见表 2 – 1 – 7。

表 2 – 1 – 7　培养基灵敏度检查操作方案

培养基名称	接种菌种	试管数	空白对照	培养时间	结果判断
硫乙醇酸盐流体培养基（30 ~ 35 ℃培养）	不大于 100 cfu 的金黄色葡萄球菌、铜绿假单胞菌、生孢梭菌	每种菌种各 2 支	1 支不接种菌种的硫乙醇酸盐流体培养基	接种细菌的培养基管培养时间不超过 3 天，接种真菌的培养基管培养时间不超过 5 天	空白对照管应无菌生长。 若加菌的培养基管均生长良好，判该培养基的灵敏度检查符合规定。如果加菌培养基管有无菌生长的现象，则培养基的灵敏度检查不符合规定，不能使用
胰酪大豆胨液体培养基（20 ~ 25 ℃培养）	不大于 100 cfu 的枯草芽孢杆菌、白色念珠菌、黑曲霉	每种菌种各 2 支	1 支不接种菌种的胰酪大豆胨液体培养基		

五、直接接种法方法适用性试验

1. 方法适用性试验的意义

进行产品无菌检查时，应进行方法适用性试验，以确认所采用的方法适合于该产品的无菌检查。若检验程序或产品发生变化可能影响检验结果时，应重新进行方法适用性试验。对每一试验菌应逐一进行方法确认。

2. 直接接种法方法适用性试验操作方案见表 2 – 1 – 8。

表 2 – 1 – 8　直接接种法方法适用性试验

培养基名称	接种菌种	接种方法	培养
硫乙醇酸盐流体培养基	不大于 100 cfu 的金黄色葡萄球菌、大肠埃希菌、生孢梭菌	每种菌种各 2 管，其中 1 管接入每支培养基规定的供试品接种量，另 1 管作为对照	置于 30 ~ 35 ℃培养箱，其中生孢梭菌需置于厌氧培养箱中，培养时间不得超过 5 天
胰酪大豆胨液体培养基	不大于 100 cfu 的枯草芽孢杆菌、白色念珠菌、黑曲霉		置于 20 ~ 25 ℃培养箱，培养时间不得超过 5 天
结果判断	1. 与对照管比较，如含供试品各容器中的试验菌均生长良好，则说明供试品的该检验量在该检查条件下无抑菌作用或其抑菌作用可以忽略不计，可照此检查方法和检查条件进行供试品的无菌检查 2. 如含供试品的任一容器中试验菌生长微弱、缓慢或不生长，则说明供试品的该检验量在该检查条件下有抑菌作用，应采用增加培养基用量、使用中和剂或灭活剂等方法，消除供试品的抑菌作用，并重新进行方法适用性试验		

注：金黄色葡萄球菌、枯草芽孢杆菌、生孢梭菌、白色念珠菌、黑曲霉的菌株及菌液的制备同培养基灵敏度检查。大肠埃希菌的菌液制备同金黄色葡萄球菌。

六、供试品的取样

1. 检验数量

检验数量指一次试验所用供试品最小包装容器的数量。除另有规定外，出厂产品及上市产品按《中国药典》2020 年版最少检验数量规定进行抽样。

2. 检验量

检验量指供试品每个最小包装接种至每份培养基的最小量（g、mL 或 cm^2）。若每支（瓶）供试品的装量按规定足够接种两种培养基，则应分别接种至硫乙醇酸盐流体培养基和胰酪大豆胨液体培养基。

具体的最少检验数量和检验量见表 2－1－9～表 2－1－11。

表 2－1－9　　批出厂产品（注射剂）的最少检验数量

供试品	批产量 N/个	接种每种培养基的最少检验数量
注射剂	$N \leq 100$	10% 或 4 个（取较多者）
	$100 < N \leq 500$	10 个
	$N > 500$	2% 或 20 个（取较少者） 20 个（生物制品）
大体积注射剂（>100 mL）		2% 或 10 个（取较少者） 20 个（生物制品）

注：若供试品每个容器内的装量不够接种两种培养基，那么表中的最少检验数量应增加相应倍数。最少检验数量不包括阳性对照试验的供试品用量。

表 2－1－10　　上市抽验样品（液体制剂）的最少检验数量

供试品	供试品最少检验数量/（瓶或支）
液体制剂	10

注：若供试品每个容器内的装量不够接种两种培养基，那么表中的最少检验数量应增加相应倍数。最少检验数量不包括阳性对照试验的供试品用量。

表 2－1－11　　供试品（液体制剂）的最少检验量

供试品装量	每支供试品接入每份培养基的最少量
$V < 1$ mL	全量
1 mL $\leq V \leq$ 40 mL	半量，但不得少于 1 mL
40 mL $< V \leq$ 100 mL	20 mL
$V > 100$ mL	10%，但不得少于 20 mL

3. 供试品的采集

供试品的采集应遵循随机抽样的原则，由经过培训的人员在受控条件下进行，并防止污染。如果发现异常或者可疑样品，应抽取有疑问的样品。抽样量应为检查用量的 3～5 倍，以备留样观察。

从外观已经发现生霉、长螨、虫蛀或变质的样品，直接判为不合格，不必抽样检查，无菌检验抽样要求如下。

（1）须采用无菌操作技术在具有无菌条件的特定区域中进行取样，防止样品受到微生物污染而出现假阳性的结果。

（2）应监测抽样环境并记录，同时记录采样时间。

（3）抽样的任何消毒过程（如抽样点的消毒）不能影响样品中微生物的检出。

（4）所抽样品应有清晰标识，注明样品名称、批号、抽样日期、采样容器、抽样人等信息。

七、供试品的处理与接种

除生物制品外，一般样品无菌检查时两种培养基接种的瓶或支数相等；生物制品无菌检查时硫乙醇酸盐流体培养基和胰酪大豆胨液体培养基接种的瓶或支数为 2∶1。除另有规定外，每个容器中培养基接种的供试品体积不得大于培养基体积的 10%，同时，硫乙醇酸盐流体培养基每管装量不少于 15 mL，胰酪大豆胨液体培养基每管装量不少于 10 mL。供试品检查时，培养基的用量和高度同方法适用性试验。

阳性对照应根据供试品特性选择阳性对照菌。无抑菌作用及抗革兰阳性菌为主的供试品，以金黄色葡萄球菌为对照菌；抗革兰阴性菌为主的供试品，以大肠埃希菌为对照菌；抗厌氧菌的供试品，以生孢梭菌为对照菌；抗真菌的供试品，以白色念珠菌为对照菌。本任务所选的供试品氯化钠注射液无抑菌作用，因此选择金黄色葡萄球菌为阳性对照。

氯化钠注射液的接种操作方法见表 2－1－12。

表 2－1－12　　氯化钠注射液接种操作方法

培养基	供试品	阳性对照	阴性对照	培养条件
硫乙醇酸盐流体培养基	氯化钠注射液	接种与供试品等量的金黄色葡萄球菌（不大于 100 cfu）至培养基中	未接种的培养基	30～35 ℃培养 14 天（阳性对照管不超过 5 天）
胰酪大豆胨液体培养基				20～25 ℃培养 14 天（阳性对照管不超过 5 天）

其他性质供试品的处理及接种方法见表 2－1－13。

表 2－1－13　　其他性质供试品处理及接种方法

供试品	处理方法	接种方法
混悬液等非澄清水溶性液体供试品	无	取规定量，等量接种至各管培养基中
固体供试品	取规定量，加入适宜的溶剂溶解或按标签说明复溶	等量接种至各管培养基中
非水溶性供试品	取规定量，混合加入适量的聚山梨酯 80 或其他适宜的乳化剂及稀释剂使其乳化	乳化后等量接种至各管培养基中，或直接等量接种至含聚山梨酯 80 或其他适宜乳化剂的各管培养基中

续表

供试品	处理方法	接种方法
敷料供试品	取规定数量，以无菌操作拆开每个包装，于不同部位剪取约 100 mg 或 1 cm × 3 cm 的供试品	等量接种于各管足以浸没供试品的适量培养基中
肠线、缝合线等供试品	按规定量取最小包装，无菌拆开包装	等量接种于各管足以浸没供试品的适量培养基中
灭菌医用器械供试品	除另有规定外，取规定量，必要时应将其拆散或切成小碎段	等量接种于各管足以浸没供试品的适量培养基中
放射性药品	无	取供试品 1 瓶（支），等量接种于装量为 7.5 mL 的硫乙醇酸盐流体培养基和胰酪大豆胨液体培养基中，每管接种量为 0.2 mL

八、结果观察及判断

培养期间应定期观察，并记录是否有菌生长。若在加入供试品后或在培养过程中，培养基出现混浊，培养 14 天后，不能从外观上判断有无微生物生长，可取该培养液不少于 1 mL 转种至同种新鲜培养基中，将原始培养物和新接种的培养基继续培养不少于 4 天，观察接种的同种新鲜培养基是否再出现混浊；或取培养液涂片，染色，镜检，判断是否有菌，必要时做菌种鉴定。阳性对照管所接种菌应生长良好，阴性对照管不得有菌生长。否则试验无效。

若供试品管均澄清，或虽显混浊但经确证无菌生长，判供试品符合规定；若供试品管中任何一管显混浊并确证有菌生长，判供试品不符合规定，除非能充分证明试验结果无效，即生长的微生物非供试品所含。只有符合下列至少一个条件时，方可认为试验无效：

（1）无菌检查试验所用的设备及环境的微生物监控结果不符合无菌检查法的要求。

（2）回顾无菌试验过程，发现有可能引起微生物污染的因素。

（3）在阴性对照中观察到微生物生长。

（4）供试品管中生长的微生物经鉴定后，确证是无菌试验中所使用的物品和（或）无菌操作技术不当引起的。

试验若经评估确认无效后，应重试。重试时，重新取同量供试品，依法检查，若无菌生长，判供试品符合规定；若有菌生长，判供试品不符合规定。

九、无菌检查原始记录（直接接种法）

供试品无菌检查过程中，按表 2－1－14 记录操作过程。

表 2－1－14　　直接接种法原始记录

年　月　日

样品编号		样品名称	
批号		规格	

续表

<table>
<tr><td colspan="2">生产厂家名称</td><td colspan="6"></td><td colspan="3">供样单位</td><td colspan="5"></td></tr>
<tr><td colspan="2">检验依据</td><td colspan="14">《中国药典》2020 年版____部</td></tr>
<tr><td colspan="2">试验环境</td><td colspan="14">无菌室室温：____℃　相对湿度：____%
无菌室洁净度是否符合标准：是 □　否 □</td></tr>
<tr><td colspan="2">供试液制备</td><td colspan="14">供试品____瓶（支）[______mL（g）/瓶（支）]</td></tr>
<tr><td colspan="2" rowspan="3">培养基</td><td colspan="6">培养基无菌检查结果</td><td colspan="8"></td></tr>
<tr><td colspan="6">培养基灵敏度检查结果</td><td colspan="8"></td></tr>
<tr><td colspan="14">硫乙醇酸盐流体培养基______支，每支____mL
胰酪大豆胨液体培养基______支，每支____mL</td></tr>
<tr><td colspan="2">方法适用性检查结果</td><td colspan="14"></td></tr>
<tr><td colspan="2">对照试验</td><td colspan="14">阴性对照：
阳性对照：</td></tr>
<tr><td colspan="2">培养时间/天</td><td>1</td><td>2</td><td>3</td><td>4</td><td>5</td><td>6</td><td>7</td><td>8</td><td>9</td><td>10</td><td>11</td><td>12</td><td>13</td><td>14</td></tr>
<tr><td rowspan="7">硫乙醇酸盐流体培养基</td><td>1</td><td></td><td></td><td></td><td></td><td></td><td></td><td></td><td></td><td></td><td></td><td></td><td></td><td></td><td></td></tr>
<tr><td>2</td><td></td><td></td><td></td><td></td><td></td><td></td><td></td><td></td><td></td><td></td><td></td><td></td><td></td><td></td></tr>
<tr><td>3</td><td></td><td></td><td></td><td></td><td></td><td></td><td></td><td></td><td></td><td></td><td></td><td></td><td></td><td></td></tr>
<tr><td>4</td><td></td><td></td><td></td><td></td><td></td><td></td><td></td><td></td><td></td><td></td><td></td><td></td><td></td><td></td></tr>
<tr><td>5</td><td></td><td></td><td></td><td></td><td></td><td></td><td></td><td></td><td></td><td></td><td></td><td></td><td></td><td></td></tr>
<tr><td>6</td><td></td><td></td><td></td><td></td><td></td><td></td><td></td><td></td><td></td><td></td><td></td><td></td><td></td><td></td></tr>
<tr><td>7</td><td></td><td></td><td></td><td></td><td></td><td></td><td></td><td></td><td></td><td></td><td></td><td></td><td></td><td></td></tr>
<tr><td rowspan="7">胰酪大豆胨液体培养基</td><td>1</td><td></td><td></td><td></td><td></td><td></td><td></td><td></td><td></td><td></td><td></td><td></td><td></td><td></td><td></td></tr>
<tr><td>2</td><td></td><td></td><td></td><td></td><td></td><td></td><td></td><td></td><td></td><td></td><td></td><td></td><td></td><td></td></tr>
<tr><td>3</td><td></td><td></td><td></td><td></td><td></td><td></td><td></td><td></td><td></td><td></td><td></td><td></td><td></td><td></td></tr>
<tr><td>4</td><td></td><td></td><td></td><td></td><td></td><td></td><td></td><td></td><td></td><td></td><td></td><td></td><td></td><td></td></tr>
<tr><td>5</td><td></td><td></td><td></td><td></td><td></td><td></td><td></td><td></td><td></td><td></td><td></td><td></td><td></td><td></td></tr>
<tr><td>6</td><td></td><td></td><td></td><td></td><td></td><td></td><td></td><td></td><td></td><td></td><td></td><td></td><td></td><td></td></tr>
<tr><td>7</td><td></td><td></td><td></td><td></td><td></td><td></td><td></td><td></td><td></td><td></td><td></td><td></td><td></td><td></td></tr>
<tr><td colspan="2">供试品检查结果</td><td colspan="14"></td></tr>
<tr><td colspan="2">检验人员</td><td colspan="6"></td><td colspan="3">复核人员</td><td colspan="5"></td></tr>
</table>

【操作提示】

（1）进入无菌室之前，开启紫外线灯 30 min，对无菌室空气及物体表面灭菌后，关闭紫外线灯，进入无菌室。

(2) 正确使用移液器，若移液器吸头被污染，应及时更换。
(3) 规范无菌操作意识，全程操作应在距酒精灯外焰 10 cm 范围内进行。
(4) 无菌操作时，操作前后应对试管口进行灭菌处理。
(5) 培养期间应定期观察，并记录是否有菌生长。
(6) 定期对无菌室进行全面消毒。

任务测评

按表 2－1－15 所列任务评分标准进行测评，并做好记录。

表 2－1－15　　任务评分标准

考核内容	考核标准	配分	得分
培养基制备	能正确计算培养基各组分用量	5	
	能正确配制培养基	10	
	能完成培养基灭菌操作	5	
培养基的无菌检查	能将不同培养基放至相应培养箱中	5	
	能正确判断培养基是否无菌	5	
培养基的灵敏度检查	能制备各菌种的菌液	5	
	能将菌液接种至相应培养基中	10	
	能正确完成培养基灵敏度判断	5	
直接接种法方法适用性试验	能判断供试品中有无抑菌作用	5	
	能说出抑菌作用消除办法	5	
供试品接种、培养、判断	能用无菌操作技术完成供试品接种	10	
	能正确观察供试品培养变化	5	
	能正确判断供试品是否合格	10	
培养物处理、无菌室清洁	能正确完成废弃物、培养物处理	10	
	能正确完成无菌室清洁	5	
合计		100	

【知识拓展】

样品的储存和运输

待检样品应在合适的条件下贮藏并保证其完整性，尽量减少污染的微生物发生变化。样品在运输过程中，应保持原有（规定）的储存条件或采取必要的措施（如冷藏或冷冻）。应明确规定和记录样品的贮藏和运输条件。在检查之前，样品应保持原有包装的状态，严禁开启。包装已经开启的样品不能作为供试品进行检查。

思考与练习

一、选择题

1. 无菌药物是指（　　）。

A. 不含任何细菌的药物

B. 不含任何热原性物质的药物

C. 不含任何活的微生物的药物

D. 有一定数量的微生物存在，但未检出控制菌的药物

2. （　　）不需要进行无菌检查。

A. 注射剂

B. 大面积烧伤创面外用制剂

C. 口服制剂

D. 一次性注射器

3. 在进行培养基的无菌检查时，每批培养基随机抽取不少于（　　）支（瓶）。

A. 3　　B. 5

C. 10　　D. 15

4. 有关培养基的灵敏度检查，下面叙述中错误的是（　　）。

A. 在进行培养基灵敏度检查时，菌液组往培养基中接种菌悬液 1 mL，供试品组往培养基中接种供试品和菌悬液各 1 mL

B. 接种细菌的培养基管培养时间不超过 3 天

C. 接种真菌的培养基管培养时间不超过 5 天

D. 若空白对照管无菌生长，加菌的培养基管均生长良好，判该培养基的灵敏度检查符合规定

5. 下列关于直接接种法的说法中，不正确的是（　　）。

A. 操作前后对超净工作台台面进行消毒

B. 试管口操作前后应灭菌处理

C. 待双手 75% 乙醇挥发后才能开始试验

D. 移液器吸头被污染可不做更换

二、简答题

1. 叙述直接接种法结果判断标准。

2. 列出直接接种法的操作注意事项。

任务二　喜炎平注射液无菌检查——薄膜过滤法

知识目标

1. 理解薄膜过滤法检查的意义。
2. 识记集菌仪的操作流程。

技能目标

1. 能用无菌操作技术完成集菌仪的操作。
2. 能理解薄膜过滤法方法适用性试验的意义，按要求完成供试品的处理。
3. 能按要求完成供试品的检查操作，根据试验结果做出正确分析及判断。

素质目标

1. 增强用药安全意识。
2. 提高分析问题和解决问题的能力。

【任务引入】

喜炎平注射液是直接输入静脉的液体灭菌制剂，通常包装于玻璃瓶、塑料瓶或软袋中，使用时通过输液器持续滴注输入静脉。

喜炎平注射液成分中有穿心莲内酯磺化物，穿心莲内酯能清热解毒、消炎止痛，具有一定的抑菌作用。

现有一批喜炎平注射液，请按照抽样标准抽取一定数量并对这一批抽检品是否无菌进行判断。

任务分析

（1）喜炎平注射液中可能存在的微生物包括细菌、真菌。硫乙醇酸盐流体培养基主要用于厌氧菌的培养，也可用于需氧菌的培养；胰酪大豆胨液体培养基用于真菌和需氧菌的培养。

（2）按照培养基配方完成培养基制备，对培养基进行无菌检查、灵敏度检查，确认培养基适用于该试验后，该培养基才能被采用。

（3）直接接种法与薄膜过滤法的优、缺点比较见表 2－1－16。

表 2－1－16　　直接接种法与薄膜过滤法优、缺点比较

方法	优点	缺点
直接接种法	供试品用量较少	不能有效除去供试品中的抑菌成分，易出现假阴性结果
薄膜过滤法	操作环境相对封闭，可以有效减少外部环境的影响；能有效消除抑菌成分的影响，适用于含抑菌成分的供试品检查	供试品用量较多

综上所述，只要供试品允许，无菌检查应采用薄膜过滤法。供试品无菌检查所采用的检查方法和检验条件应与方法适用性试验确认的方法相同。

（4）薄膜过滤法采用无菌操作技术将供试品通过集菌仪过滤后再加入相应培养基培养、观察，需要进行方法适用性试验，以确认该方法适用于喜炎平注射液的无菌检查。

（5）按照《中国药典》2020 年版规定，确定喜炎平注射液的检验数量、检验量，保证供试品抽样的客观性，在无菌室中完成供试品检查。放置相应培养箱培养，通过观察培养基是混浊还是澄清来判断供试品是否合格。

本次任务的工作内容及要求同任务一（见表 2－1－1）。

相关知识

一、薄膜过滤法

薄膜过滤法一般采用封闭式薄膜过滤器，根据供试品及其溶剂的特性选择滤膜材质。无菌检查用的滤膜孔径应不大于 0.45 μm，滤膜直径约为 50 mm。若使用其他尺寸的滤膜，应对稀释液和冲洗液体积进行调整，并重新验证。使用时，应保证滤膜在过滤前后的完整性。采用无菌操作技术将供试液通过集菌仪的进样管道连续注入集菌培养器中，并通过 0.45 μm 孔径的滤膜，此时供试品中可能存在的微生物被截留收集在滤膜上，通过冲洗液冲洗滤膜除去供试品中的抑菌成分。把所需培养基通过进样管道直接注入集菌培养器中，放置规定的培养箱中培养、观察，以检验供试品是否无菌。此方法具有全封闭、预灭菌、操作过程不易受到污染等特点。

二、集菌仪的使用

集菌仪是检验供试品是否无菌的仪器，配套集菌培养器使用。

1. 集菌仪使用前的准备工作

（1）将仪器置于平稳的操作台面上，其工作环境应避免震动和化学腐蚀。

（2）将悬杆、排液槽安装在指定的部位。

（3）插上电源，打开仪器电源开关，调整旋钮到预定的转速（一般为 60～120 r/min）。

2. 无菌检查操作过程

（1）取出一次性培养器，确认包装完好后在超净工作台内打开无菌包装。

（2）将一次性培养器逐个插放在不锈钢排液槽上。

（3）将一次性培养器的弹性软管装入集菌仪的蠕动泵头，要求定位准确，软管走势顺畅。

（4）将进样针插入样品中，启动集菌仪，过滤集菌。若样品中含有抑菌物质，应用适量冲洗液冲洗滤膜，方法与集菌过程相同。

（5）完成集菌后，开启已灭菌的培养基，插入针头。

（6）摘下一次性培养器顶部空气滤器开口的胶塞，套在一次性培养器的底口上，泵入相应的培养基。

（7）用夹子夹闭与一次性培养器连接的软管，留出 5 ~ 6 cm，剪除其余部分，并将开口端插在空气滤器的开口上。

（8）将培养器置于培养箱中培养并观察。

3. 集菌仪使用注意事项

（1）在集菌仪泵头扣紧之前，严禁启动开关，否则可能导致手部受伤。

（2）若无菌室采用化学消毒剂消毒，应将仪器移至封闭罩内或搬出无菌室，以免损坏电子部件和仪器表面。

（3）在进样针插入瓶装流体样品前应先开机，然后倒置容器瓶，以保持进样针上的过滤膜干燥，气流畅通，正常进液。

（4）若进液管内出现过多的气泡，应将泵速降低，并检查进气滤膜是否被浸泡，若不能进液，则检查进样针是否畅通。

4. 集菌仪的特点

（1）集菌仪采用不锈钢机箱，便于消毒。

（2）无极调速，操作控制方便。

（3）采用涡轮减速系统，降低机器工作噪声，增大扭矩，保障运转安全。

（4）涡轮减速系统的动力系统额定功率高，可对高黏度样品进行试验。

三、操作环节重难点

薄膜过滤法操作环节中的重难点见表 2 – 1 – 17。

表 2 – 1 – 17　薄膜过滤法操作环节中的重难点

操作环节	重难点
供试品的处理	对供试品容器表面进行彻底消毒
过滤	用少量冲洗液润湿滤膜
冲洗	用 100 mL 冲洗液冲洗滤膜不少于 3 次，总冲洗量一般不超过 500 mL
接种培养	1 份滤器中加入 100 mL 硫乙醇酸盐流体培养基，1 份滤器中加入 100 mL 胰酪大豆胨液体培养基

续表

操作环节	重难点
观察、记录	培养期间定期观察并记录是否有菌生长

任务实施

喜炎平注射液的无菌检查

一、制订工作计划

根据任务要求，制订合理的工作进度计划，并根据小组成员的特点进行分工，完成表 2－1－18。

表 2－1－18　分工计划

工作内容	完成时间	成员	负责人
培养基制备			
培养基无菌检查			
培养基灵敏度检查			
方法适用性试验			
供试品集菌			
对照实验			
培养及观察			
结果判断			

二、试验前准备

按照表 2－1－19 进行试验前准备。

表 2－1－19　试验前准备

设备、器材、试剂	规格	数量	用途
无菌室			操作场所
超净工作台			操作区域
酒精灯			局部无菌环境
75% 乙醇			擦拭消毒
喜炎平注射液			供试品
硫乙醇酸盐流体培养基、胰酪大豆胨液体培养基			为微生物提供营养物质
pH7.0 氯化钠－蛋白胨缓冲液			冲洗滤膜

续表

设备、器材、试剂	规格	数量	用途
集菌仪			截留样品中的微生物
细菌培养箱、真菌培养箱			微生物培养
菌种			灵敏度检查、阳性对照
补充 1：			
补充 2：			

三、培养基的制备

硫乙醇酸盐流体培养基、胰酪大豆胨液体培养基配方与制备方式同直接接种法。

四、培养基的适应性检查

培养基的无菌检查及灵敏度检查同直接接种法。

五、薄膜过滤法方法适用性试验

薄膜过滤法方法适用性试验操作方案见表 2－1－20。

表 2－1－20　　薄膜过滤法方法适用性试验操作方案

<table>
<tr><th>培养基名称</th><th>接种菌种</th><th>接种方法</th><th>培养</th></tr>
<tr><td>硫乙醇酸盐流体培养基</td><td>不大于 100 cfu 的金黄色葡萄球菌、大肠埃希菌、生孢梭菌</td><td rowspan="2">取每种培养基规定接种的供试品总量，采用薄膜过滤法过滤，冲洗，在最后一次的冲洗液中加入不大于 100 cfu 的试验菌，过滤，加入相应的培养基。另取一装有同体积培养基的容器，加入等量试验菌作为对照</td><td>置于 30～35 ℃培养箱中，其中生孢梭菌需置于厌氧培养箱中，培养时间不得超过 5 天</td></tr>
<tr><td>胰酪大豆胨液体培养基</td><td>不大于 100 cfu 的枯草芽孢杆菌、白色念珠菌、黑曲霉</td><td>置于 20～25 ℃培养箱中，培养时间不得超过 5 天</td></tr>
<tr><td>结果判断</td><td colspan="3">（1）与对照管比较，如含供试品各容器中的试验菌均生长良好，则说明供试品的该检验量在该检查条件下无抑菌作用或其抑菌作用可以忽略不计，照此检查方法和检查条件进行供试品的无菌检查
（2）如含供试品的任一容器中试验菌生长微弱、缓慢或不生长，则说明供试品的该检验量在该检查条件下有抑菌作用，应采用增加冲洗量、增加培养基用量、使用中和剂或灭活剂、更换滤膜品种等方法，消除供试品的抑菌作用，并重新进行方法适用性试验</td></tr>
</table>

六、供试品的取样

供试品的取样同直接接种法。

七、供试品的处理及接种

水溶性供试液过滤前，一般先使用少量的冲洗液过滤，以润湿滤膜。对于油类供试品，其滤膜和过滤器在使用前应充分干燥。为发挥滤膜的最大过滤效率，应注意保持供试品溶液及冲洗液覆盖整个滤膜表面。供试液经薄膜过滤后，若需要用冲洗液冲洗滤膜，每张滤膜每次冲洗量一般为 100 mL，总冲洗量一般不超过 500 mL，最高不得超过 1 000 mL，以避免滤膜上的微生物受损伤。

喜炎平注射液为水溶性液体供试品，取规定量，直接过滤；或混合至含不少于 100 mL 适宜稀释液的无菌容器中，混匀，立即过滤。用冲洗液冲洗滤膜，冲洗次数一般不少于 3 次，以便除去抑菌成分。喜炎平注射液对革兰阳性菌与革兰阴性菌均有抑制作用，故选择金黄色葡萄球菌、大肠埃希菌为阳性对照菌。喜炎平注射液接种操作方法见表 2 – 1 – 21。

表 2 – 1 – 21　　喜炎平注射液接种操作方法

培养基	供试品	接种原则	阳性对照	阴性对照	培养条件
硫乙醇酸盐流体培养基	喜炎平注射液	冲洗后，1 份滤器中加入 100 mL 硫乙醇酸盐流体培养基，1 份滤器中加入 100 mL 胰酪大豆胨液体培养基	分别过滤与供试品等量的金黄色葡萄球菌、大肠埃希菌（不大于 100 cfu）至培养基中	用等量处理供试液的冲洗液代替供试品过滤至培养基中	30 ~ 35 ℃培养 14 天（阳性对照不超过 5 天）
胰酪大豆胨液体培养基					20 ~ 25 ℃培养 14 天（阳性对照不超过 5 天）

其他性质供试品的处理及接种方法见表 2 – 1 – 22。

表 2 – 1 – 22　　其他性质供试品处理及接种方法

供试品	处理方法	接种方法
水溶性固体和半固体供试品	取规定量，加适宜的稀释液溶解或按标签说明复溶	照水溶性液体供试品的方法接种
非水溶性供试品	取规定量，直接过滤；或混合溶于适量含聚山梨酯 80 或其他适宜乳化剂的稀释液中，充分混合，立即过滤。用含 0.1% ~1% 聚山梨酯 80 的冲洗液冲洗滤膜至少 3 次。加入含或不含聚山梨酯 80 的培养基	照水溶性液体供试品的方法接种
可溶于十四烷酸异丙酯的膏剂和黏性油剂供试品	取规定量，混合至适量的无菌十四烷酸异丙酯中，剧烈振摇，使供试品充分溶解，如果需要可适当加热，加热温度一般不超过 40 ℃，最高不得超过 44 ℃，趁热迅速过滤。对仍然无法过滤的供试品，于含有适量的无菌十四烷酸异丙酯的供试液中加入不少于 100 mL 的适宜稀释液，充分振摇萃取，静置，取下层水相作为供试液过滤	过滤后滤膜冲洗及接种培养基照非水溶性制剂供试品的方法操作

续表

供试品	处理方法	接种方法
无菌气雾剂供试品	取规定量，采用专用设备将供试品转移至封闭式薄膜过滤器中。或将各容器置于 -20 ℃或其他适宜温度冷冻约1 h，取出，迅速消毒供试品开启部位或阀门，正置容器，用无菌钢锥或针样设备以无菌操作迅速在与容器阀门结构相匹配的适宜位置钻一小孔，不同容器钻孔大小和深度应保持基本一致，钻孔后应无明显抛射剂抛出，轻轻转动容器，使抛射剂缓缓释出，释放抛射剂后再无菌开启容器，并将供试液转移至无菌容器中混合，必要时用冲洗液冲洗容器内壁。供试品亦可采用其他适宜的方法取出	照水溶性液体供试品或非水溶性供试品的方法操作
装有药物的注射器供试品	取规定量，将注射器中的内容物（若需要可吸入稀释液或标签所示的溶剂溶解）直接过滤，或混合至含适宜稀释液的无菌容器中	照水溶性液体或非水溶性供试品的方法操作。同时应采用适宜的方法对包装中所配带的针头等要求无菌的部件进行无菌检查
具有导管的医疗器械（输血、输液袋等）供试品	除另有规定外，取规定量，每个最小包装用适量（通常50~100 mL）的冲洗液分别冲洗内壁，收集冲洗液于无菌容器中	照水溶性液体供试品的方法操作。同时应采用适宜的方法对包装中所配带的针头等要求无菌的部件进行无菌检查

八、结果观察及判断

薄膜过滤法培养期间的观察及结果判断同直接接种法。

九、无菌检查原始记录（薄膜过滤法）

供试品无菌检查过程中，按表2-1-23记录操作过程。

表2-1-23　　薄膜过滤法原始记录

年　　月　　日

样品编号		样品名称	
批号		规格	
生产厂家名称		供样单位	
检验依据	《中国药典》2020年版____部		
试验环境	无菌室室温：____℃　　相对湿度：____% 无菌室洁净度是否符合标准：　是 □　　否 □		
供试液制备	供试品______瓶（支）[____mL（g）/瓶（支）]		
培养基	培养基无菌检查结果		
	培养基灵敏度检查结果		
	硫乙醇酸盐流体培养基____支，每支____mL 胰酪大豆胨液体培养基____支，每支____mL		

续表

<table>
<tr><td colspan="2">方法适用性检查结果</td><td colspan="14"></td></tr>
<tr><td colspan="2">对照试验</td><td colspan="14">阴性对照：
阳性对照：</td></tr>
<tr><td colspan="2">培养时间/天</td><td>1</td><td>2</td><td>3</td><td>4</td><td>5</td><td>6</td><td>7</td><td>8</td><td>9</td><td>10</td><td>11</td><td>12</td><td>13</td><td>14</td></tr>
<tr><td rowspan="7">硫乙醇酸盐
流体培养基</td><td>1</td><td></td><td></td><td></td><td></td><td></td><td></td><td></td><td></td><td></td><td></td><td></td><td></td><td></td><td></td></tr>
<tr><td>2</td><td></td><td></td><td></td><td></td><td></td><td></td><td></td><td></td><td></td><td></td><td></td><td></td><td></td><td></td></tr>
<tr><td>3</td><td></td><td></td><td></td><td></td><td></td><td></td><td></td><td></td><td></td><td></td><td></td><td></td><td></td><td></td></tr>
<tr><td>4</td><td></td><td></td><td></td><td></td><td></td><td></td><td></td><td></td><td></td><td></td><td></td><td></td><td></td><td></td></tr>
<tr><td>5</td><td></td><td></td><td></td><td></td><td></td><td></td><td></td><td></td><td></td><td></td><td></td><td></td><td></td><td></td></tr>
<tr><td>6</td><td></td><td></td><td></td><td></td><td></td><td></td><td></td><td></td><td></td><td></td><td></td><td></td><td></td><td></td></tr>
<tr><td>7</td><td></td><td></td><td></td><td></td><td></td><td></td><td></td><td></td><td></td><td></td><td></td><td></td><td></td><td></td></tr>
<tr><td rowspan="7">胰酪大豆胨
液体培养基</td><td>1</td><td></td><td></td><td></td><td></td><td></td><td></td><td></td><td></td><td></td><td></td><td></td><td></td><td></td><td></td></tr>
<tr><td>2</td><td></td><td></td><td></td><td></td><td></td><td></td><td></td><td></td><td></td><td></td><td></td><td></td><td></td><td></td></tr>
<tr><td>3</td><td></td><td></td><td></td><td></td><td></td><td></td><td></td><td></td><td></td><td></td><td></td><td></td><td></td><td></td></tr>
<tr><td>4</td><td></td><td></td><td></td><td></td><td></td><td></td><td></td><td></td><td></td><td></td><td></td><td></td><td></td><td></td></tr>
<tr><td>5</td><td></td><td></td><td></td><td></td><td></td><td></td><td></td><td></td><td></td><td></td><td></td><td></td><td></td><td></td></tr>
<tr><td>6</td><td></td><td></td><td></td><td></td><td></td><td></td><td></td><td></td><td></td><td></td><td></td><td></td><td></td><td></td></tr>
<tr><td>7</td><td></td><td></td><td></td><td></td><td></td><td></td><td></td><td></td><td></td><td></td><td></td><td></td><td></td><td></td></tr>
<tr><td colspan="2">供试品检查结果</td><td colspan="14"></td></tr>
<tr><td colspan="2">检验人员</td><td colspan="5"></td><td colspan="3">复核人员</td><td colspan="6"></td></tr>
</table>

【操作提示】

（1）进入无菌室之前，开启紫外线灯 30 min，对无菌室空气及物体表面灭菌后，关闭紫外线灯，进入无菌室。

（2）正确使用集菌仪，规范操作，养成爱护仪器的习惯。

（3）冲洗滤膜时冲洗总量不宜超过 1 000 mL，防止滤膜破裂。

（4）正确处理废弃滤膜，养成良好的职业素养，增强保护环境意识。

（5）培养期间应定期观察，并记录是否有菌生长。

（6）定期对无菌室进行全面消毒。

任务测评

按表 2－1－24 所列任务评分标准进行测评，并做好记录。

表 2－1－24　　任务评分标准

考核内容	考核标准	配分	得分
培养基制备	能正确计算培养基各组分用量	5	
	能正确配制培养基	10	
	能完成培养基灭菌操作	5	
培养基的无菌检查	能将不同培养基放至相应培养箱中	5	
	能正确判断培养基是否无菌	5	
培养基的灵敏度检查	能制备各菌种的菌液	5	
	能将菌液接种至相应的培养基中	10	
	能正确完成培养基灵敏度判断	5	
薄膜过滤法方法适用性试验	能正确使用集菌仪	15	
	能说出方法适用性试验原理	5	
	能正确判断方法适用性试验结果	5	
供试品处理、培养、判断	能正确处理供试品	5	
	能正确观察供试品培养期间变化	5	
	能正确判断供试品是否合格	5	
培养物处理、无菌室清洁	能正确完成废弃物、培养物处理	5	
	能正确完成无菌室清洁	5	
合计		100	

【知识拓展】

除去药品中抑菌成分的方法

为了增加药品的稳定性，抑制微生物生长繁殖，药品中常加入抑菌剂；一些药品的有效成分也具有一定的抑菌作用。为了保障无菌检查结果有效、可靠，需要除去药品中的抑菌成分，具体方法如下。

（1）稀释法：用稀释液和培养基将样品稀释到一定浓度，使其抑菌成分的浓度降低到无抑菌作用的程度，再进行检验。

（2）薄膜过滤法：利用微孔滤膜将供试液过滤，过滤后用冲洗液冲洗滤膜再培养。

（3）中和法：在供试液或培养基中加入中和剂，以中和抑菌成分的抑菌效果。药品种类不同，所用的中和剂亦不同。

应遵循实践到认知再到实践的规律，根据具体情况选择最优方法，再通过实践验证。

思考与练习

一、选择题

1. 下列关于薄膜过滤法操作流程的说法中，正确的是（　　）。

A. 供试品的处理→过滤→冲洗→接种培养→阳性对照→阴性对照→定期观察→结果判断

B. 供试品的处理→冲洗→过滤→接种培养→阳性对照→阴性对照→定期观察→结果判断

C. 供试品的处理→过滤→冲洗→接种培养→定期观察→阴性对照→阳性对照→结果判断

D. 供试品的处理→冲洗→接种培养→过滤→定期观察→阴性对照→阳性对照→结果判断

2. 冲洗滤膜的冲洗液总量不得超过（　　）mL。

A. 500　　B. 800　　C. 1 000　　D. 1 500

3. 过滤含抑菌成分的药品后，滤膜应用冲洗液冲洗不少于（　　）次。

A. 1　　B. 2　　C. 3　　D. 4

4. 无菌检查法试验结果有效的条件是（　　）。

A. 阳性对照有菌生长　　B. 阳性对照无菌生长

C. 阴性对照有菌生长　　D. 阴性对照无菌生长

二、简答题

1. 为什么无菌检查用的滤膜孔径应不大于0.45 μm?

2. 列出至少5条薄膜过滤法的操作注意事项。

3. 请为某药厂生产的丹参酮注射液无菌检查设计操作方案。

项目二

微生物总数检查

药品在生产、运输和储存过程中非常容易受到微生物污染，导致变质，影响质量。微生物总数检查是检测非无菌制剂及其原、辅料等受微生物污染程度的方法，也是对生产企业的设备器具、工艺流程、生产环境和操作者的卫生状况进行卫生学评价的综合依据之一。药品微生物总数检查包括需氧菌数、霉菌数和酵母菌数的检查，是对单位质量（或体积）所含活菌数量的检查。

每一个活菌在适宜的培养条件下培养一定时间，均可在固体培养基上长出一个肉眼可见的菌落；反之，根据加入药物样品溶液后无菌培养皿中生长的菌落数目，可以推算出药物样品溶液中活菌数量，从而检出被检药品中需氧菌、霉菌和酵母菌的总数。

需进行检查的产品为《中国药典》2020 年版制剂通则项下有微生物限度要求的制剂（如口服给药制剂、口腔黏膜给药制剂、耳用制剂、皮肤给药制剂、呼吸道吸入给药制剂、阴道给药制剂、尿道给药制剂、直肠给药制剂等）。对于只有原则性要求的制剂（如部分化学药品的丸剂、口服片剂、胶囊剂、颗粒剂），应对其被微生物污染的风险进行评估，可不进行批批检验，但必须保证每批最终产品均符合微生物限度标准规定。

任务一　葡萄糖酸钙口服溶液的微生物总数检查——平皿法

知识目标

1. 掌握平皿法进行微生物计数的方法和步骤。
2. 熟悉微生物计数法的使用范围、菌落计数报告规则。
3. 了解非无菌药品微生物限度标准。

技能目标

1. 能查阅非无菌药品微生物限度检查的标准。

2. 能对平皿法进行培养基适用性检查和计数方法适用性试验。
3. 能按照平皿法操作步骤进行药品微生物计数。
4. 能根据平皿法菌落报告规则进行结果判断。

素质目标

1. 提高团队协作能力，树立无菌观念和产品质量意识。
2. 养成实事求是、认真细致的学习和工作态度。

【任务引入】

葡萄糖酸钙口服溶液用于预防和治疗钙缺乏症，如骨质疏松、手足抽搐症、骨发育不全、佝偻病，以及儿童、妊娠和哺乳期妇女、绝经期妇女、老年人钙的补充。某企业生产了一批葡萄糖酸钙口服溶液，根据《中国药典》2020 年版要求需要进行微生物限度检查。

请按照供试品取样要求抽取一定数量的葡萄糖酸钙口服溶液，并按照规定确定检验数量、检验量。查询《中国药典》2020 年版四部通则 1105（非无菌产品微生物限度检查：微生物计数法），选择平皿法，进行微生物计数，判断被检药品是否符合微生物限度规定。

任务分析

（1）非无菌产品一般不要求绝对无菌，但必须控制微生物的数量在一定的范围内，并保证不含有特定的控制（致病）菌。《中国药典》2020 年版规定的微生物计数方法包括平皿法、薄膜过滤法和最可能数法（简称 MPN 法）。本任务以葡萄糖酸钙口服溶液为材料，选择平皿法进行微生物计数。

（2）对微生物计数需要制备适合微生物生长的培养基，并将微生物培养成肉眼可见的菌落。因此，应按照培养基配方完成培养基制备及其适用性检查。

（3）平皿法是《中国药典》2020 年版规定的微生物计数方法之一。待测样品经适当稀释之后，其中的微生物充分分散成单个细胞，取一定量稀释后的样品溶液涂布到平板上，经过培养，每个单细胞生长繁殖形成肉眼可见的菌落，即一个单菌落应代表原样品中的一个单细胞；统计菌落数，根据其稀释倍数和取样接种量即可换算出样品含菌数。对于所选择的计数方法还需要进行计数方法适用性试验。

（4）按照《中国药典》2020 年版规定，确定葡萄糖酸钙口服溶液的检验数量、检验量，保证供试品抽样的客观性，采用无菌操作完成供试品检查。按照规定进行菌落计数并完成检验报告。

本任务的工作内容及要求见表 2-2-1。

表 2-2-1　　本任务的工作内容及要求

工作内容	工作要求	关键点
供试液的制备	采取适宜方法制备供试液	稀释比例
菌液制备	选取规定菌株培养，制备菌液	菌株选择、培养及菌液制备
培养基制备	正确选择培养基，完成制备	计算、称量、调节 pH 值、分装、灭菌
培养基适用性检查	接种培养、计数判定	培养、结果判定
培养基无菌检查	抽检培养基放置于相应培养箱中	定期观察
计数方法适用性试验	试验组、供试品对照组、菌液对照组设置	方法适用性判断
供试品接种	供试品抽样、接种	无菌操作
阴性对照	阴性对照操作	对照设计
培养及观察	培养、观察、记录	细菌、真菌培养条件
结果判断	菌落计数、报告	有效结果、检品合格结果

相关知识

非无菌产品的微生物限度检查涉及的主要内容包括微生物计数法、控制菌检查法及药品微生物限度标准，可用于判断非无菌制剂及原料、辅料、中药饮片等是否符合规定。

以下主要介绍微生物计数法及非无菌药品微生物限度标准。

一、微生物计数法

1. 微生物计数法的概念及要求

微生物计数法系用于能在有氧条件下生长的嗜温细菌和真菌的计数。微生物计数法用于检查非无菌制剂及其原、辅料等是否符合规定的微生物限度标准时，应按《中国药典》2020 年版规定进行检验，包括样品的取样量和结果的判断等。除另有规定外，微生物计数法不适用于活菌制剂的检查。

微生物计数试验环境应符合微生物限度检查的要求。检验全过程必须严格遵守无菌操作，防止再污染，防止污染的措施不得影响供试品中微生物的检出。洁净空气区域、工作台面及环境应定期进行监测。

2. 计数方法

供试品检查时，应根据供试品理化特性和微生物限度标准等因素选择计数方法，检测的样品量应能保证所获得的试验结果能够判断供试品是否符合规定。

3. 计数培养基适用性检查和供试品计数方法适用性试验

供试品微生物计数中所使用的培养基应进行适用性检查；计数方法应进行方法适用性试验，以确认所采用的方法适合于该产品的微生物计数。当检验程序或产品发生变化可能影响检验结果时，计数方法应重新进行适用性试验。

二、非无菌药品微生物限度标准

非无菌药品的微生物限度标准是基于药品的给药途径和对患者健康潜在的危害以及药品的特殊性而制订的，不同药品的微生物限度标准见表 2－2－2 至表 2－2－5。药品生产、贮存、销售过程中的检验，药用原料、辅料、中药提取物及中药饮片的检验，新药标准制订，进口药品标准复核，考察药品质量及仲裁等，除另有规定外，其微生物限度均以此标准为依据。

表 2－2－2　非无菌化学药品制剂、生物制品制剂、不含药材原粉的中药制剂的微生物限度标准

给药途径	需氧菌总数/（cfu/g、cfu/mL 或 cfu/10 cm^2）	霉菌和酵母菌总数/（cfu/g、cfu/mL 或 cfu/10 cm^2）
口服给药		
固体制剂	10^3	10^2
液体及半固体制剂	10^2	10^1
口腔黏膜给药制剂 　齿龈给药制剂 　鼻用制剂	10^2	10^1
耳用制剂	10^2	10^1
皮肤给药制剂	10^2	10^1
呼吸道吸入给药制剂	10^2	10^1
阴道、尿道给药制剂	10^2	10^1
直肠给药		
固体及半固体制剂	10^3	10^2
液体制剂	10^2	10^2
其他局部给药制剂	10^2	10^2

表 2－2－3　非无菌含药材原粉的中药制剂的微生物限度标准

给药途径	需氧菌总数/（cfu/g、cfu/mL 或 cfu/10 cm^2）	霉菌和酵母菌总数/（cfu/g、cfu/mL 或 cfu/10 cm^2）
固体口服给药制剂		
不含豆豉、神曲等发酵原粉	10^4（丸剂 3×10^4）	10^2
含豆豉、神曲等发酵原粉	10^5	5×10^2
液体及半固体口服给药制剂		
不含豆豉、神曲等发酵原粉	5×10^2	10^2
含豆豉、神曲等发酵原粉	10^3	10^2
固体局部给药制剂		
用于表皮或黏膜不完整	10^3	10^2
用于表皮或黏膜完整	10^4	10^2
液体及半固体局部给药制剂		
用于表皮或黏膜不完整	10^2	10^2
用于表皮或黏膜完整	10^2	10^2

表 2－2－4　非无菌药用原料及辅料的微生物限度标准

	需氧菌总数/（cfu/g 或 cfu/mL）	霉菌和酵母菌总数/（cfu/g 或 cfu/mL）
药用原料及辅料	10^3	10^2

表 2－2－5　中药提取物及中药饮片的微生物限度标准

	需氧菌总数/（cfu/g 或 cfu/mL）	霉菌和酵母菌总数/（cfu/g 或 cfu/mL）
中药提取物	10^3	10^2
直接口服及泡服饮片	10^5	10^3

微生物限度标准解释如下。

10 cfu：可接受的最大菌数为 20。

10^2 cfu：可接受的最大菌数为 200。

10^3 cfu：可接受的最大菌数为 2 000，依此类推。

任务实施

葡萄糖酸钙口服溶液的微生物总数检查——平皿法

一、制订工作计划

根据任务要求，制订合理的工作进度计划，并根据小组成员的特点进行分工，完成表 2－2－6。

表 2－2－6　分工计划

工作内容	完成时间	成员	负责人
查询标准			
培养基制备			
培养基无菌检查			
培养基适用性检查			
供试液制备			
菌液制备			
方法适用性试验			
供试液接种			
培养及观察			
结果判断			

二、试验前准备

按照表 2－2－7 进行试验前准备。

表 2-2-7　　试验前准备

设备、器材、试剂	规格	数量	用途
无菌室			操作场所
超净工作台			操作区域
酒精灯			局部无菌环境
75%乙醇			擦拭消毒
pH7.0 无菌氯化钠-蛋白胨缓冲液			制备供试液
胰酪大豆胨琼脂培养基、沙氏葡萄糖琼脂培养基			为微生物提供营养物质
移液器			定量移取供试液
试管、试管架			容器、支架
培养皿			微生物培养
培养箱			微生物培养
试验菌株			培养基适用性检查、方法适用性试验
补充 1：			
补充 2：			

三、培养基的制备

按照胰酪大豆胨琼脂培养基、沙氏葡萄糖琼脂培养基配方，计算实际所需培养基用量，根据培养基制备方式完成培养基制备，完成表 2-2-8。

表 2-2-8　　培养基制备记录

培养基名称	配方	制备 1 000 mL	实际制备____ mL	制备方式
		用量	计算用量	
胰酪大豆胨琼脂培养基	胰酪胨	15.0 g		除琼脂外，取上述成分，混合，微温溶解，调节 pH 值使灭菌后在 25 ℃的 pH 值为 7.3±0.2，加入琼脂，加热溶化后，摇匀，分装，灭菌
	大豆木瓜蛋白酶水解物	5.0 g		
	氯化钠	5.0 g		
	琼脂	15.0 g		
	水	1 000 mL		
沙氏葡萄糖琼脂培养基	动物组织胃蛋白酶水解物和胰酪胨等量混合物	10.0 g		除葡萄糖、琼脂外，取上述成分，混合，微温溶解，调节 pH 值使灭菌后在 25 ℃的 pH 值为 5.6±0.2，加入琼脂，加热溶化后，再加入葡萄糖，摇匀，分装，灭菌
	琼脂	15.0 g		
	葡萄糖	40.0 g		
	水	1 000 mL		

四、培养基适用性检查

培养基适用性检查需采用规定试验菌株配制成试验菌液，采用适当的计数方法检查需氧菌总数和霉菌及酵母菌总数。

1. 菌种

试验菌株的传代次数不超过5代（从菌种保藏中心获得的干燥菌种为第0代），并采用适宜的菌种保藏技术进行保存，以保证试验菌株的生物学特性。

2. 菌液制备

按表2-2-9规定程序培养试验菌株。取金黄色葡萄球菌、铜绿假单胞菌、枯草芽孢杆菌、白色念珠菌的新鲜培养物，用pH7.0无菌氯化钠-蛋白胨缓冲液或0.9%无菌氯化钠溶液制成适宜浓度的菌悬液。取黑曲霉的新鲜培养物加入适量含0.05%（体积分数）聚山梨酯80的pH7.0无菌氯化钠-蛋白胨缓冲液或含0.05%（体积分数）聚山梨酯80的0.9%无菌氯化钠溶液，将孢子洗脱。采用适宜的方法吸出孢子悬液至无菌试管内，用含0.05%（体积分数）聚山梨酯80的pH7.0无菌氯化钠-蛋白胨缓冲液或含0.05%（体积分数）聚山梨酯80的0.9%无菌氯化钠溶液制成适宜浓度的黑曲霉孢子悬液。菌液制备后若在室温下放置，应在2 h内使用；若保存在2~8 ℃，可在24 h内使用。黑曲霉孢子悬液可保存在2~8 ℃，在验证过的储存期内使用。

3. 阴性对照

为确认试验条件是否符合要求，应进行阴性对照试验。阴性对照试验应无菌生长，若有菌生长，应进行偏差调查。

4. 培养基适用性检查

按表2-2-9规定，接种不大于100 cfu的菌液至胰酪大豆胨液体培养基管或胰酪大豆胨琼脂培养基平板或沙氏葡萄糖琼脂培养基平板，置规定条件下培养。每一试验菌株平行制备2管或2个平板。同时，用相应的对照培养基（按培养基处方特别制备、质量优良的培养基，由中国食品药品检定研究院研制及分发）替代被检培养基进行上述试验。

被检固体培养基上的菌落平均数与对照培养基上的菌落平均数的比值应为0.5~2，且菌落形态大小应与对照培养基上的菌落一致；被检液体培养基管与对照培养基管比较，试验菌应生长良好。

表2-2-9　菌液制备和培养基适用性检查培养条件

试验菌株	试验菌液制备	计数培养基适用性检查	
		需氧菌总数计数	霉菌和酵母菌总数计数
金黄色葡萄球菌、铜绿假单胞菌、枯草芽孢杆菌	接种至胰酪大豆胨琼脂培养基或胰酪大豆胨液体培养基，培养温度为30~35 ℃，培养时间为18~24 h	胰酪大豆胨琼脂培养基和胰酪大豆胨液体培养基，培养温度为30~35 ℃，培养时间不超过3天，接种量不大于100 cfu	—
白色念珠菌	接种至沙氏葡萄糖琼脂培养基或沙氏葡萄糖液体培养基，培养温度为20~25 ℃，培养时间为2~3天	胰酪大豆胨琼脂培养基，培养温度为30~35 ℃，培养时间不超过5天，接种量不大于100 cfu	沙氏葡萄糖琼脂培养基，培养温度为20~25 ℃，培养时间不超过5天，接种量不大于100 cfu

续表

试验菌株	试验菌液制备	计数培养基适用性检查	
		需氧菌总数计数	霉菌和酵母菌总数计数
黑曲霉	接种至沙氏葡萄糖琼脂培养基，培养温度为20～25 ℃，培养时间为5～7天，或直到获得丰富的孢子	胰酪大豆胨琼脂培养基，培养温度为30～35 ℃，培养时间不超过5天，接种量不大于100 cfu	沙氏葡萄糖琼脂培养基，培养温度为20～25 ℃，培养时间不超过5天，接种量不大于100 cfu

按照表2－2－10对培养基适用性检查过程进行记录。

表2－2－10　　培养基适用性检查操作记录

步骤	操作内容
配制稀释液	pH7.0无菌氯化钠－蛋白胨缓冲液的配制
配制培养基	按规定程序配制所需要的培养基：__________、__________ 灭菌后备用
制备菌液	（1）取__________、__________、__________、白色念珠菌的新鲜培养物，用pH7.0无菌氯化钠－蛋白胨缓冲液制成适宜浓度的菌悬液 （2）取__________的新鲜培养物加入适量含0.05%（体积分数）聚山梨酯80的pH7.0无菌氯化钠－蛋白胨缓冲液，将孢子洗脱。然后，采用适宜的方法吸出孢子悬液至无菌试管内，用含0.05%（体积分数）聚山梨酯80的pH7.0无菌氯化钠－蛋白胨缓冲液制成适宜浓度的黑曲霉孢子悬液
接种培养	（1）取11个无菌平皿，分别接种金黄色葡萄球菌、铜绿假单胞菌、枯草芽孢杆菌、白色念珠菌、黑曲霉各______皿，每皿接种量不大于______，最后一皿作为阴性对照。倾倒胰酪大豆胨琼脂培养基（被检培养基）混匀凝固后按规定条件培养，观察计数（需氧菌总数）。对照培养基同法操作。 （2）取5个无菌平皿，分别接种______、______各2皿，每皿接种量不大于______，最后一皿作为阴性对照。倾倒沙氏葡萄糖琼脂培养基（被检培养基）混匀凝固后按规定条件培养，观察计数（霉菌和酵母菌总数）。对照培养基同法操作
阴性对照	取______接种培养基后培养，作为阴性对照，阴性对照应______
定期观察记录	（1）胰酪大豆胨琼脂培养基平板，培养温度______，培养时间不超过______天 （2）沙氏葡萄糖琼脂培养基平板，培养温度______，培养时间不超过______天 观察菌落生长情况，点计平板上生长的菌落数，菌落蔓延生长成片的平板，不宜计数。点计菌落数后，计算各稀释级供试液的平均菌落数
结果判断	______的菌落平均数与______的菌落平均数的比值应为______，且菌落形态大小应与对照培养基上的菌落一致；阴性对照______，则被检培养基适用性检查符合规定

五、计数方法适用性试验

1. 供试液的制备

根据供试品的理化特性与生物学特性，采取适宜的方法制备供试液。供试液制备若需加温，应均匀加热，且温度应不超过 45 ℃。供试液从制备至加入检验用培养基，不得超过 1 h。本任务中，葡萄糖酸钙口服溶液为水溶性供试品，用 pH7.0 无菌氯化钠－蛋白胨缓冲液，或 pH7.2 磷酸盐缓冲液，或胰酪大豆胨液体培养基稀释制成 1∶10 供试液。若需要，调节供试液 pH 值至 6～8。必要时，用同一稀释液将供试液进一步 10 倍系列稀释。也可用混合的供试品原液作为供试液。

2. 接种和稀释

按培养基适用性检查的条件及下列要求进行供试液的接种和稀释，制备微生物回收试验用供试液。所加菌液的体积应不超过供试液体积的 1%。为确认供试品中的微生物能被充分检出，应首先选择最低稀释级的供试液进行计数方法适用性试验。

（1）试验组。取上述制备好的供试液，加入试验菌液，混匀，使每 1 mL 供试液中含菌量不大于 100 cfu。

（2）供试品对照组。取制备好的供试液，以稀释液代替菌液同试验组操作。

（3）菌液对照组。取不含中和剂及灭活剂的相应稀释液替代供试液，按试验组操作加入试验菌液并进行微生物回收试验。

3. 抗菌活性的去除或灭活

供试液接种后，按规定的方法进行微生物计数。若试验组菌落数减去供试品对照组菌落数的值小于菌液对照组菌落数值的 50%，可采用下述方法消除供试品的抑菌活性。

（1）增加稀释液或培养基体积。

（2）加入适宜的中和剂或灭活剂。中和剂或灭活剂可用于消除干扰物的抑菌活性，最好在稀释液或培养基灭菌前加入。若使用中和剂或灭活剂，试验中应设中和剂或灭活剂对照组，即取相应量含中和剂或灭活剂的稀释液替代供试品同试验组操作，以确认其有效性和对微生物无毒性。中和剂或灭活剂对照组的菌落数与菌液对照组的菌落数的比值应为 0.5～2。

（3）采用薄膜过滤法。

（4）上述几种方法联合使用。

4. 供试品中微生物的回收

计数方法适用性试验用的各试验菌应逐一进行微生物回收试验。本任务采用平皿法进行微生物的回收。平皿法包括倾注法和涂布法，表 2－2－9 中每株试验菌每种培养基至少制备 2 个平皿，以算术平均值作为计数结果。

（1）倾注法。取供试液 1 mL，置于直径为 90 mm 的无菌平皿中，注入 15～20 mL 温度不超过 45 ℃熔化的胰酪大豆胨琼脂或沙氏葡萄糖琼脂培养基，混匀，凝固，倒置培养。同表 2－2－9 规定条件培养、计数。同法测定供试品对照组及菌液对照组菌数。计算各试验组的平均菌落数。

（2）涂布法。取适量（通常为 15～20 mL）温度不超过 45 ℃的胰酪大豆胨琼脂或沙氏葡萄糖琼脂培养基，注入直径为 90 mm 的无菌平皿中，凝固，制成平板，采用适宜的方法使培养基表面干燥。每一平板表面接种供试液不少于 0.1 mL，同表 2－2－9 规定条件培养、计数。同法测定供试品对照组及菌液对照组菌数。计算各试验组的平均菌落数。

在方法适用性试验中，供试品可能生长的菌落数未知，可用同一稀释液将供试液进一步 10 倍系列稀释，以找到合适的稀释倍数。

5. 结果判断

采用平皿法计数时，试验组菌落数减去供试品对照组菌落数的值与菌液对照组菌落数的比值应为 0.5～2。若各试验菌的回收试验均符合要求，照所用的供试液制备方法及计数方法进行该供试品的需氧菌总数、霉菌和酵母菌总数计数。

在进行方法适用性试验时，若存在一株或多株试验菌的回收达不到要求，那么选择回收最接近要求的方法和试验条件进行供试品的检查。

六、供试品检查

本任务使用平皿法对葡萄糖酸钙口服溶液进行微生物总数检查。

1. 检验量

检验量即一次试验所用的供试品量（g、mL 或 cm^2）。一般应随机抽取不少于 2 个最小包装的供试品，混合，取规定量供试品进行检验。

除另有规定外，一般供试品的检验量为 10 g 或 10 mL；膜剂、贴剂和贴膏剂为 100 cm^2。检验时，应从 2 个以上最小包装单位中抽取供试品，大蜜丸不得少于 4 丸，膜剂、贴剂和贴膏剂不得少于 4 片。

贵重药品、微量包装药品的检验量可以酌减。若供试品处方中每一剂量单位（如片剂、胶囊剂）活性物质含量小于或等于 1 mg，或每 1 g 或每 1 mL（指制剂）活性物质含量低于 1 mg，检验量应不少于 10 个剂量单位或 10 g 或 10 mL 供试品；对于样品量有限或批产量极小（如小于 1 000 mL 或 1 000 g）的活性物质供试品，除另有规定外，其检验量最少为批产量的 1%，检验量更少时需要进行风险评估；对于批产量少于 200 的供试品，检验量可减少至 2 个单位；对于批产量少于 100 的供试品，检验量可减少至 1 个单位。

2. 阴性对照试验

以稀释液代替供试液进行阴性对照试验，阴性对照试验应无菌生长。如果阴性对照试验有菌生长，应进行偏差调查。

3. 供试品检查

除另有规定外，取规定量供试品，按方法适用性试验确认的方法进行供试液制备和菌数测定，每稀释级每种培养基至少制备 2 个平板。

胰酪大豆胨琼脂培养基平板在 30～35 ℃培养 3～5 天，沙氏葡萄糖琼脂培养基平板在 20～25 ℃培养 5～7 天，观察菌落生长情况，点计平板上生长的所有菌落数，计数并报告。菌落蔓延生长成片的平板不宜计数。点计菌落数后，计算各稀释级供试液的平均菌落数，按菌数报告规则报告菌数。若同稀释级两个平板的菌落数平均值不小于 15，则两个平板的菌落数不能相差 1 倍或以上。

4. 菌数报告规则

需氧菌总数测定宜选取平均菌落数小于 300 cfu 的稀释级，霉菌和酵母菌总数测定宜选取平均菌落数小于 100 cfu 的稀释级，作为菌数报告的依据。取最高的平均菌落数，计算 1 g、1 mL 或 10 cm^2供试品中所含的微生物数，取两位有效数字报告。当各稀释级的平板均无菌落生长，或仅最低稀释级的平板有菌落生长，但平均菌落数小于 1 时，以 <1 乘以最低稀释倍数的值报告菌数。

5. 结果判断

需氧菌总数是指胰酪大豆胨琼脂培养基上生长的总菌落数（包括真菌菌落数），霉菌和酵母菌总数是指沙氏葡萄糖琼脂培养基上生长的总菌落数（包括细菌菌落数），若因沙氏葡萄糖琼脂培养基上生长的细菌使霉菌和酵母菌的计数结果不符合微生物限度要求，可使用含抗生素（如氯霉素、庆大霉素）的沙氏葡萄糖琼脂培养基或其他选择性培养基（如玫瑰红钠琼脂培养基）进行霉菌和酵母菌总数测定。使用选择性培养基时，应进行培养基适用性检查。

若供试品的需氧菌总数、霉菌和酵母菌总数的检查结果均符合规定，判供试品符合规定；若其中任何一项不符合规定，判供试品不符合规定。

按照表 2 -2 -11，对供试品检查过程进行记录。

表 2 -2 -11　　供试品检查操作记录

步骤	操作内容
配制稀释液	pH7.0 无菌氯化钠 - 蛋白胨缓冲液的配制
制备培养基	________培养基用于测定需氧菌总数，________用于测定霉菌和酵母菌总数
制备供试液	取供试品 10 mL，加入______的______缓冲液配制成 1∶10 的供试液。取 1∶10 供试液________加入含 9 mL ________缓冲液的试管中制成 1∶10^2 的供试液，再取 1∶10^2 的供试液 1 mL 加入另一支含 9 mL________缓冲液的试管中，制成 1∶10^3 稀释级的供试液
吸样注皿	分别取 3 个稀释级别的供试液检验，每级稀释液取 1 mL，置于直径为 90 mm 的无菌平皿中，注入 15 ~20 mL 温度不超过 45 ℃熔化的胰酪大豆胨琼脂或沙氏葡萄糖琼脂培养基，每稀释级每种培养基至少制备________个平皿
阴性对照	吸取稀释液（pH7.0 无菌氯化钠 - 蛋白胨缓冲液）1 mL，置于直径为 90 mm 的无菌平皿中，注入 15 ~20 mL温度不超过 45 ℃熔化的胰酪大豆胨琼脂或沙氏葡萄糖琼脂培养基
定期观察记录	胰酪大豆胨琼脂培养基平板，培养温度________，培养时间不超过________天 沙氏葡萄糖琼脂培养基平板，培养温度________，培养时间不超过________天 观察菌落生长情况，点计平板上生长的菌落数，菌落蔓延生长成片的平板，不宜计数。点计菌落数后，计算各稀释级供试液的平均菌落数
结果判断	阴性对照应________，否则试验无效。若供试品的需氧菌总数、霉菌和酵母菌总数的检查结果均符合规定，判供试品符合规定；若其中任何一项不符合规定，判供试品不符合规定

七、微生物总数检查原始记录（平皿法）

使用平皿法对供试品进行微生物计数的过程中，按照表 2 -2 -12 记录操作过程。

表 2－2－12　　微生物总数检查原始记录（平皿法）

年　　月　　日

<table>
<tr><td>样品编号</td><td colspan="3"></td><td colspan="2">样品名称</td><td colspan="4"></td></tr>
<tr><td>批号</td><td colspan="3"></td><td colspan="2">规格</td><td colspan="4"></td></tr>
<tr><td>生产厂家名称</td><td colspan="3"></td><td colspan="2">供样单位</td><td colspan="4"></td></tr>
<tr><td>检验依据</td><td colspan="9">《中国药典》2020 年版____部</td></tr>
<tr><td>试验环境</td><td colspan="9">无菌室室温：____ ℃　　相对湿度：____%
无菌室洁净度是否符合标准：是□　　否□</td></tr>
<tr><td>供试品</td><td colspan="9"></td></tr>
<tr><td>计数方法</td><td colspan="9"></td></tr>
<tr><td rowspan="2">培养基</td><td colspan="3">无菌检查结果</td><td colspan="6"></td></tr>
<tr><td colspan="3">适用性检查结果</td><td colspan="6"></td></tr>
<tr><td>计数方法适用性检查结果</td><td colspan="9"></td></tr>
<tr><td>供试品/（g/mL）</td><td colspan="3"></td><td colspan="2">缓冲液/mL</td><td colspan="4"></td></tr>
<tr><td colspan="10">供试品检查</td></tr>
<tr><td rowspan="2">平板数</td><td colspan="4">需氧菌数（胰酪大豆胨琼脂培养基 30～35 ℃培养不超过 3 天）</td><td colspan="4">霉菌、酵母菌数（沙氏葡萄糖琼脂培养基 20～25 ℃培养不超过 5 天）</td><td>备注</td></tr>
<tr><td>原液</td><td>1∶10</td><td>1∶10²</td><td>1∶10³</td><td>原液</td><td>1∶10</td><td>1∶10²</td><td>1∶10³</td><td></td></tr>
<tr><td>1</td><td></td><td></td><td></td><td></td><td></td><td></td><td></td><td></td><td></td></tr>
<tr><td>2</td><td></td><td></td><td></td><td></td><td></td><td></td><td></td><td></td><td></td></tr>
<tr><td>3</td><td></td><td></td><td></td><td></td><td></td><td></td><td></td><td></td><td></td></tr>
<tr><td>平均值</td><td></td><td></td><td></td><td></td><td></td><td></td><td></td><td></td><td></td></tr>
<tr><td>菌落数/（个/mL）</td><td></td><td></td><td></td><td></td><td></td><td></td><td></td><td></td><td></td></tr>
<tr><td>供试品检查结果</td><td colspan="9">□（均）符合规定　　　　□（均）不符合规定</td></tr>
<tr><td>检验人员</td><td colspan="4"></td><td>复核人员</td><td colspan="4"></td></tr>
</table>

【操作提示】

（1）检验全过程要严格遵守无菌操作规定。

（2）正确使用移液器，如移液器吸头被污染应及时更换。

（3）供试液从制备到加入培养基不能超过 1 h。

（4）倾注培养基时，温度不能太高，否则会杀死供试液中的微生物。

（5）培养期间应定期观察并记录。

任务测评

按表 2－2－13 所列任务评分标准进行测评，并做好记录。

表 2-2-13　任务评分标准

考核内容	考核标准	配分	得分
培养基制备	能正确计算培养基各组分用量	5	
	能正确配制培养基	10	
	能完成培养基灭菌操作	5	
培养基的无菌检查	能将不同培养基放至相应的培养箱中	5	
	能正确判断培养基是否无菌	5	
培养基适用性检查	能制备各菌种的菌液	5	
	能将菌液接种至相应的培养基中	10	
	能正确完成培养基适用性检查	5	
计数方法适用性试验	能正确设置验证试验	5	
	能正确进行结果判断	5	
供试品接种、培养、结果判断	能用无菌操作技术完成供试品接种	10	
	能正确观察供试品培养变化	5	
	能正确判断供试品是否合格	10	
培养物处理、无菌室清洁	能正确完成培养物处理	10	
	能正确完成无菌室清洁	5	
合计		100	

思考与练习

一、选择题

1. 计数检查时，试验用菌株的传代次数不得超过（　　）代。

A. 5　　B. 4　　C. 3　　D. 6

2. 微生物计数方法具体包括（　　）。

A. 平皿法　　B. 薄膜过滤法　　C. 直接接种法　　D. 最可能数法

二、简答题

1. 进行微生物计数时，为什么要设置阴性对照？
2. 简述采用平皿法进行微生物计数时倾注法的操作步骤。

任务二　葡萄糖酸钙口服溶液的微生物总数检查——薄膜过滤法

知识目标

1. 掌握薄膜过滤法进行微生物计数的方法和步骤。
2. 熟悉微生物计数法的使用范围、菌落计数报告规则。
3. 了解非无菌药品微生物限度标准。

技能目标

1. 能正确进行供试液的制备。
2. 能对薄膜过滤法进行培养基适用性检查和计数方法适用性试验。
3. 能根据薄膜过滤法菌落报告规则进行结果判断。

素质目标

1. 提高团队协作能力，树立无菌观念和产品质量意识。
2. 养成实事求是、认真细致的学习和工作态度。

【任务引入】

任务一介绍了微生物计数方法中的平皿法，如何使用薄膜过滤法进行葡萄糖酸钙口服溶液的微生物总数检查呢?

请按照供试品取样要求抽取一定数量的葡萄糖酸钙口服溶液，并按照规定确定检验量，查询《中国药典》2020 年版四部通则 1105（非无菌产品微生物限度检查：微生物计数法），选择薄膜过滤法，进行微生物计数，判断被检药品是否符合微生物限度规定。

任务分析

（1）本任务以葡萄糖酸钙口服溶液为材料，选择薄膜过滤法进行微生物计数。

（2）薄膜过滤法是《中国药典》2020 年版规定的微生物计数方法之一。薄膜过滤法可以富集样品中的微生物，分离去除样品中对微生物生长产生干扰的因素，有效地提高检验结果的灵敏度和可靠性，是近年来微生物检查领域应用广泛的一种计数手段。

（3）按照《中国药典》2020 年版的规定，确定葡萄糖酸钙口服溶液的检验数量、检验量，保证供试品抽样的客观性，采用无菌操作完成供试品检查。按照规定进行菌落计数并完成检验报告。

本任务的工作内容及要求同任务一（见表 2－1－1）。

相关知识

薄膜过滤法所采用的滤膜孔径应不大于 0.45 μm，直径一般为 50 mm，若采用其他直径的滤膜，冲洗量应进行相应的调整。供试品及其溶剂应不影响滤膜材质对微生物的截留。滤器及滤膜使用前应采用适宜的方法灭菌。使用时，应保证滤膜在过滤前后的完整性。

水溶性供试液过滤前，先过滤少量的冲洗液以润湿滤膜；对于油类供试品，其滤膜和滤器在使用前应充分干燥。为发挥滤膜的最大过滤效率，应注意保持供试品溶液及冲洗液覆盖整个滤膜表面。供试液经薄膜过滤后，若需要用冲洗液冲洗滤膜，每张滤膜每次冲洗量一般为 100 mL，总冲洗量一般不超过 500 mL，最多不得超过 1 000 mL，以避免滤膜上的微生物受到损伤。

任务实施

葡萄糖酸钙口服溶液的微生物总数检查——薄膜过滤法

一、制订工作计划

根据任务要求，制订合理的工作进度计划，并根据小组成员的特点进行分工，完成表 2－2－14。

表 2－2－14　　分工计划

工作内容	完成时间	成员	负责人
查询标准			
培养基制备			
培养基无菌检查			
培养基适用性检查			
供试液制备			
菌液制备			
计数方法适用性试验			
供试液接种			
培养及观察			
结果判断			

二、试验前准备

按照表 2－2－15 进行试验前准备。

表 2-2-15　　试验前准备

设备、器材、试剂	规格	数量	用途
无菌室			操作场所
超净工作台			操作区域
酒精灯			局部无菌环境
75%乙醇			擦拭消毒
pH7.0 无菌氯化钠-蛋白胨缓冲液			制备供试液、冲洗滤膜
胰酪大豆胨琼脂培养基、沙氏葡萄糖琼脂培养基			为微生物提供营养物质
移液器			定量移取供试液
试管、试管架			容器、支架
培养皿			微生物培养
培养箱			微生物培养
试验菌株			培养基适用性检查、方法适用性试验
滤膜及薄膜过滤器			富集微生物
补充1：			
补充2：			

三、培养基的制备

胰酪大豆胨琼脂培养基、沙氏葡萄糖琼脂培养基配方与制备方法同平皿法（见表2-2-8）。

四、培养基适用性检查

薄膜过滤法培养基适用性检查操作同平皿法，按表2-2-16对检查过程进行记录。

表 2-2-16　　培养基适用性检查操作记录

步骤	操作内容
配制稀释液	pH7.0 无菌氯化钠-蛋白胨缓冲液的配制
配制培养基	按规定程序配制所需要的培养基：______、______ 灭菌后备用
制备菌液	（1）取______、______、______、白色念珠菌的新鲜培养物，用pH7.0 无菌氯化钠-蛋白胨缓冲液制成适宜浓度的菌悬液 （2）取______的新鲜培养物加入适量含0.05%（体积分数）聚山梨酯80的pH7.0无菌氯化钠-蛋白胨缓冲液，将孢子洗脱。采用适宜的方法吸出孢子悬液至无菌试管内，用含0.05%（体积分数）聚山梨酯80的pH7.0无菌氯化钠-蛋白胨缓冲液制成适宜浓度的黑曲霉孢子悬液
接种培养	（1）取11个无菌平皿，分别接种金黄色葡萄球菌、铜绿假单胞菌、枯草芽孢杆菌、白色念珠菌、黑曲霉各____皿，每皿接种量不大于____，最后一皿作为阴性对照。倾倒胰酪大豆胨琼脂培养基（被检培养基）混匀凝固后按规定条件培养，观察计数（需氧菌总数）。对照培养基同法操作 （2）取5个无菌平皿，分别接种____、____各2皿，每皿接种量不大于____，最后一皿作为阴性对照。倾倒沙氏葡萄糖琼脂培养基（被检培养基）混匀凝固后按规定条件培养，观察计数（霉菌和酵母菌总数）。对照培养基同法操作

续表

步骤	操作内容
阴性对照	取________接种培养基后培养，作为阴性对照，阴性对照应________
定期观察记录	胰酪大豆胨琼脂培养基平板，培养温度________，培养时间不超过________天 沙氏葡萄糖琼脂培养基平板，培养温度________，培养时间不超过________天 观察菌落生长情况，点计平板上生长的菌落数，菌落蔓延生长成片的平板，不宜计数。点计菌落数后，计算各稀释级供试液的平均菌落数
结果判断	________的菌落平均数与________的菌落平均数的比值应为________，且菌落形态大小应与对照培养基上的菌落一致；阴性对照________，则被检培养基适用性检查符合规定

五、计数方法适用性试验

薄膜过滤法供试液的制备、接种和稀释及抗菌活性的去除或灭活同平皿法。

本任务采用薄膜过滤法进行供试品中微生物的回收。取制备的供试液适量（一般取相当于 1 g、1 mL 或 10 cm^2的供试品），加至适量的稀释液中，混匀，过滤。用适量的冲洗液冲洗滤膜。

若测定需氧菌总数，转移滤膜菌面朝上贴于胰酪大豆胨琼脂培养基平板上；若测定霉菌和酵母菌总数，转移滤膜菌面朝上贴于沙氏葡萄糖琼脂培养基平板上。按培养基适用性检查相同条件培养、计数。每株试验菌每种培养基至少制备一张滤膜。同法测定供试品对照组及菌液对照组菌数。

采用薄膜过滤法计数时，试验组菌落数减去供试品对照组菌落数的值与菌液对照组菌落数的比值应为 0.5 ~ 2。若各试验菌的回收试验均符合要求，照所用的供试液制备方法及计数方法进行该供试品的需氧菌总数、霉菌和酵母菌总数计数。

在进行方法适用性试验时，若一株或多株试验菌的回收达不到要求，那么选择回收最接近要求的方法和试验条件进行供试品的检查。

六、供试品检查

取相当于 1g、1 mL 或 10 cm^2供试品的供试液，若供试品所含的菌数较多，可取适宜稀释级的供试液，按照方法适用性试验确认的方法加至适量稀释液中，立即过滤，冲洗，冲洗后取出滤膜，菌面朝上贴于胰酪大豆胨琼脂培养基或沙氏葡萄糖琼脂培养基上培养。培养条件和计数方法同平皿法，每张滤膜上的菌落数应不超过 100 cfu。

以相当于 1 g、1 mL 或 10 cm^2供试品的菌落数报告菌数；若滤膜上无菌落生长，以 <1 报告菌数（每张滤膜过滤 1 g、1 mL 或 10 cm^2供试品），或 <1 乘以最低稀释倍数的值报告菌数。

按照表 2 - 2 - 17，对供试品检查过程进行记录。

表 2 - 2 - 17　　供试品检查操作记录

步骤	操作内容
配制稀释液	pH7.0 无菌氯化钠 - 蛋白胨缓冲液的配制

续表

步骤	操作内容
制备培养基	______培养基用于测定需氧菌总数，______培养基用于测定霉菌和酵母菌总数
制备供试液	按平皿法制备 1∶10 的供试液______ mL
装膜	将装有滤膜的薄膜过滤器安装在带有真空装置的支架上
润膜	薄膜过滤器中倒入 pH7.0 无菌氯化钠 – 蛋白胨缓冲液 50 mL，打开真空阀润洗滤膜，润洗一次
样品过膜	将适量 pH7.0 无菌氯化钠 – 蛋白胨缓冲液倒入薄膜过滤器，移取 10 mL 供试液至缓冲液中，打开真空阀过滤样品
冲洗	将约 100 mL pH7.0 无菌氯化钠 – 蛋白胨缓冲液倒入薄膜过滤器中，打开真空阀冲洗滤膜，冲洗不少于 3 次
贴膜	用镊子轻轻取出过滤膜，菌面朝上贴于胰酪大豆胨琼脂培养基中心
阴性对照	取相应稀释液过滤、冲洗，作为阴性对照
培养	将贴有滤膜的平板倒置放入培养箱中
结果判断	若滤膜上有菌落生长，进行菌落计数，以相当于 1 g、1 mL 或 10 cm^2 供试品的菌落数报告菌数

七、微生物总数检查原始记录（薄膜过滤法）

使用薄膜过滤法对供试品进行微生物计数的过程中，按照表 2 – 2 – 18 记录操作过程。

表 2 – 2 – 18　　微生物总数检查原始记录（薄膜过滤法）

年　　月　　日

样品编号		样品名称	
批号		规格	
生产厂家名称		供样单位	
检验依据	《中国药典》2020 年版____部		
试验环境	无菌室室温：____ ℃　　相对湿度：____% 无菌室洁净度是否符合标准：是 □　　否 □		
供试品			
计数方法			
培养基	无菌检查结果		
	适用性检查结果		
计数方法适用性检查结果			
供试品检查结果	□（均）符合规定		□（均）不符合规定
检验人员		复核人员	

任务测评

按表 2－2－19 所列任务评分标准进行测评，并做好记录。

表 2－2－19　　任务评分标准

考核内容	考核标准	配分	得分
培养基制备	能正确计算培养基各组分用量	5	
	能正确配制培养基	10	
	能完成培养基灭菌操作	5	
培养基的无菌检查	能将不同培养基放至相应的培养箱中	5	
	能正确判断培养基是否无菌	5	
培养基适用性检查	能制备各菌种的菌液	5	
	能将菌液接种至相应的培养基中	10	
	能正确完成培养基适用性检查	5	
计数方法适用性试验	能正确设置验证试验	5	
	能正确进行结果判断	5	
供试品接种、培养、结果判断	能用无菌操作技术完成供试品接种	10	
	能正确观察供试品培养变化	5	
	能正确判断供试品是否合格	10	
培养物处理、无菌室清洁	能正确完成培养物处理	10	
	能正确完成无菌室清洁	5	
合计		100	

思考与练习

一、选择题

1. 进行微生物总数检查时，检查需氧菌用（　　）。

A. 胰酪大豆胨琼脂培养基　　B. 沙氏葡萄糖琼脂培养基

C. 肉汤琼脂培养基　　D. 硫乙醇酸盐流体培养基

2. 进行微生物总数检查时，检查霉菌用（　　）。

A. 胰酪大豆胨琼脂培养基　　B. 沙氏葡萄糖琼脂培养基

C. 肉汤琼脂培养基　　D. 硫乙醇酸盐流体培养基

3. 供试液经滤膜过滤后，若需要用冲洗液冲洗滤膜，每张滤膜每次冲洗量一般为(　　)mL。

A. 50　　B. 100　　C. 150　　D. 200

4. 进行微生物总数检查时，(　　)，检查结果才成立。

A. 阳性对照有菌生长　　B. 阴性对照无菌生长

C. 阳性对照无菌生长　　D. 阴性对照有菌生长

二、简答题

1. 简述采用薄膜过滤法进行微生物计数的主要操作步骤。
2. 微生物计数时，为什么要做培养基适用性检查？

任务三　葡萄糖酸钙口服溶液的微生物总数检查——最可能数法

知识目标

1. 掌握最可能数法进行微生物计数的方法和步骤。
2. 熟悉微生物计数法的使用范围、菌落计数报告规则。
3. 了解非无菌药品微生物限度标准。

技能目标

1. 能正确进行供试液的制备、接种和稀释。
2. 能根据培养条件对接种管进行培养、观察。
3. 能根据微生物生长的管数报告供试品中需氧菌总数的最可能数。

素质目标

1. 提高团队协作能力，树立无菌观念和产品质量意识。
2. 养成实事求是、认真细致的学习和工作态度。

【任务引入】

任务一与任务二分别介绍了微生物计数方法中的平皿法和薄膜过滤法，如何使用最可能数法进行葡萄糖酸钙口服溶液的微生物总数检查呢？

请按照供试品取样要求抽取一定数量的葡萄糖酸钙口服溶液，并按照规定确定检验量，查询《中国药典》2020年版四部通则1105（非无菌产品微生物限度检查：微生物计数法)，选择最可能数法，进行微生物计数，判断被检药品是否符合微生物限度规定。

任务分析

（1）本任务以葡萄糖酸钙口服溶液为材料，选择最可能数法进行微生物计数。

（2）按照《中国药典》2020年版规定，确定葡萄糖酸钙口服溶液的检验数量、检验量，保证供试品抽样的客观性，采用无菌操作完成供试品检查。按照规定进行菌落计数并完成检验报告。

本任务的工作内容及要求同任务一（见表2-1-1）。

相关知识

最可能数法（MPN法）用于微生物计数时精密度和准确度不及薄膜过滤法和平皿法，但对于某些微生物污染量很小的供试品，最可能数法可能是更适合的方法，仅在供试品需氧菌总数没有适宜计数方法的情况下使用。最可能数法不适用于霉菌计数。

任务实施

葡萄糖酸钙口服溶液的微生物总数检查——最可能数法

一、制订工作计划

根据任务要求，制订合理的工作进度计划，并根据小组成员的特点进行分工，完成表2-2-20。

表2-2-20　分工计划

工作内容	完成时间	成员	负责人
查询标准			
培养基制备			
培养基无菌检查			
培养基适用性检查			
供试液制备			
菌液制备			
计数方法适用性试验			
供试液接种			
培养及观察			
结果判断			

二、试验前准备

按照表 2－2－21 进行试验前准备。

表 2－2－21　　试验前准备

设备、器材、试剂	规格	数量	用途
无菌室			操作场所
超净工作台			操作区域
酒精灯			局部无菌环境
75% 乙醇			擦拭消毒
pH7.0 无菌氯化钠－蛋白胨缓冲液			制备供试液
胰酪大豆胨液体培养基			为微生物提供营养物质
移液器			定量移取供试液
试管、试管架			容器、支架
培养箱			微生物培养
试验菌株			培养基适用性检查、方法适用性试验
补充 1：			
补充 2：			

三、培养基的制备

最可能数法仅在供试品需氧菌总数没有适宜计数方法的情况下使用，不适用于霉菌计数，因此使用最可能数法进行微生物计数时，只需配制胰酪大豆胨液体培养基。根据要求计算实际所需培养基用量，完成培养基制备。

四、培养基适用性检查

最可能数法培养基适用性检查操作同平皿法，按表 2－2－22 对检查过程进行记录。

表 2－2－22　　培养基适用性检查操作记录

步骤	操作内容
配制稀释液	pH7.0 无菌氯化钠－蛋白胨缓冲液的配制
配制培养基	按规定程序新鲜配制所需要的培养基：________。灭菌后备用
制备菌液	取________、________、________用 pH7.0 无菌氯化钠－蛋白胨缓冲液制成适宜浓度的菌悬液
接种培养	取______支无菌试管，分别接种金黄色葡萄球菌、铜绿假单胞菌、枯草芽孢杆菌各________管，每管接种不大于________的菌液，最后一管作为阴性对照。按规定条件培养，观察计数（需氧菌总数）。对照培养管同法操作
阴性对照	取________接种培养基后培养，作为阴性对照，阴性对照应________

续表

步骤	操作内容
定期观察记录	（1）胰酪大豆胨液体培养基管，培养温度________，培养时间不超过________天 （2）观察菌落生长情况
结果判断	阴性对照________；被检液体培养基管与对照培养基管比较，试验菌应__________

五、计数方法适用性试验

最可能数法供试液的制备、接种和稀释及抗菌活性的去除或灭活同平皿法。

本任务采用最可能数法进行供试品中微生物的回收。取供试液至少 3 个连续稀释级，每一稀释级取 3 份 1 mL 分别接种至 3 管装有 9～10 mL 胰酪大豆胨液体培养基的试管中。必要时可在培养基中加入表面活性剂、中和剂或灭活剂。

试验组接种管置于 30～35 ℃培养不超过 3 天，逐日观察各管微生物生长情况。如果由于供试品的原因难以判断结果，可将该管培养物转种至胰酪大豆胨液体培养基或胰酪大豆胨琼脂培养基，在相同条件下培养 1～2 天，观察是否有微生物生长。根据微生物生长的管数从表 2－2－23 查被测供试品 1 g、1 mL 或 10 cm^2 中需氧菌总数的最可能数。同法测定菌液对照组菌数。

表 2－2－23　微生物最可能数检索

生长管数			需氧菌总数最可能数	95%置信限	
每管含样品的 g、mL 或 10 cm^2 数			MPN/g、mL 或 10 cm^2	下限	上限
0.1	0.01	0.001			
0	0	0	<3	0	9.4
0	0	1	3	0.1	9.5
0	1	0	3	0.1	10
0	1	1	6.1	1.2	17
0	2	0	6.2	1.2	17
0	3	0	9.4	3.5	35
1	0	0	3.6	0.2	17
1	0	1	7.2	1.2	17
1	0	2	11	4	35
1	1	0	7.4	1.3	20
1	1	1	11	4	35
1	2	0	11	4	35
1	2	1	15	5	38
1	3	0	16	5	38
2	0	0	9.2	1.5	35
2	0	1	14	4	35
2	0	2	20	5	38

续表

生长管数			需氧菌总数最可能数	95% 置信限	
每管含样品的 g、mL 或 10 cm^2 数			MPN/g、mL 或 10 cm^2	下限	上限
0.1	0.01	0.001			
2	1	0	15	4	38
2	1	1	20	5	38
2	1	2	27	9	94
2	2	0	21	5	40
2	2	1	28	9	94
2	2	2	35	9	94
2	3	0	29	9	94
2	3	1	36	9	94
3	0	0	23	5	94
3	0	1	38	9	104
3	0	2	64	16	181
3	1	0	43	9	181
3	1	1	75	17	199
3	1	2	120	30	360
3	1	3	160	30	380
3	2	0	93	18	360
3	2	1	150	30	380
3	2	2	210	30	400
3	2	3	290	90	990
3	3	0	240	40	990
3	3	1	460	90	1 980
3	3	2	1 100	200	4 000
3	3	3	>1 100		

注：表内所列检验量若改用 1 g（或 mL、10 cm^2）、0.1 g（或 mL、10 cm^2）和 0.01 g（或 mL、10 cm^2），表内数字相应降至原数字的 1/10；若改用 0.01 g（或 mL、10 cm^2）、0.001 g（或 mL、10 cm^2）和 0.000 1 g（或 mL、10 cm^2），表内数字相应增至原数字的 10 倍，其余类推。

采用最可能数法时，试验组菌数应在菌液对照组菌数的 95% 置信限内。若各试验菌的回收试验均符合要求，照所用的供试液制备方法及计数方法进行该供试品的需氧菌总数计数。

在进行计数方法适用性试验时，若采用上述方法存在一株或多株试验菌的回收达不到要求的情况，那么选择回收最接近要求的方法和试验条件进行供试品的检查。

六、供试品检查

取规定量供试品，按计数方法适用性试验确认的方法进行供试液制备和供试品接种，所有试验管在 30～35 ℃下培养 3～5 天，如果需要确认是否有微生物生长，按方法适用性试验确定的方法进行。记录每一稀释级微生物生长的管数，从表 2－2－23 查每 1 g、1 mL 或

10 cm^2供试品中需氧菌总数的最可能数。

按照表 2－2－24 对供试品检查过程进行记录。

表 2－2－24　　供试品检查操作记录

步骤	操作内容
配制稀释液	pH7.0 无菌氯化钠－蛋白胨缓冲液的配制
制备培养基	按计数方法适用性试验确认的计数方法进行供试品中______的测定 ______培养基用于测定需氧菌总数
制备供试液	制备 1∶10 的供试液______mL
稀释	用______进行 10 倍系列稀释，至少 3 个连续稀释级
接种	每一稀释级取 3 份______mL 分别接种至 3 管装有______mL 胰酪大豆胨液体培养基的试管中
阴性对照	取______接种培养基后培养，作为阴性对照
培养	接种管置______℃培养______天，逐日观察各管微生物的生长情况
结果判断	根据微生物生长的管数从表 2－2－23 中查供试品 1 g、1 mL 或 10 cm^2 中需氧菌总数的最可能数

七、微生物总数检查原始记录（最可能数法）

在使用最可能数法对供试品进行微生物计数的过程中，按照表 2－2－25 记录操作过程。

表 2－2－25　　微生物总数检查原始记录（最可能数法）

年　月　日

样品编号			样品名称	
批号			规格	
生产厂家名称			供样单位	
检验依据	《中国药典》2020 年版____部			
试验环境	无菌室室温：____℃　相对湿度：____% 无菌室洁净度是否符合标准：是 □　否 □			
供试品				
计数方法				
培养基	无菌检查结果			
	适用性检查结果			
计数方法适用性检查结果				
供试品/（g/mL）			缓冲液体积/mL	

需氧菌数检查				
管数	需氧菌数 （胰酪大豆胨液体培养基 30～35 ℃培养 3～5 天）			备注
	1∶10	1∶10^2	1∶10^3	
1				
2				

续表

管数	需氧菌数 （胰酪大豆胨液体培养基 30 ~ 35 ℃培养 3 ~ 5 天）			备注
	1:10	1:10^2	1:10^3	
3				
平均值				
菌落数/（个/mL）				
供试品检查结果	□（均）符合规定		□（均）不符合规定	
检验人员		复核人员		

【操作提示】

（1）吸取供试液时要先摇匀，供试液从制备到加入培养基不能超过 1 h。

（2）定期观察各管微生物的生长情况。

（3）检验全过程要严格遵守无菌操作规程。

任务测评

按表 2 -2 -26 所列任务评分标准进行测评，并做好记录。

表 2 -2 -26　　任务评分标准

考核内容	考核标准	配分	得分
培养基制备	能正确计算培养基各组分用量	5	
	能正确配制培养基	10	
	能完成培养基灭菌操作	5	
培养基的无菌检查	能将不同培养基放至相应的培养箱中	5	
	能正确判断培养基是否无菌	5	
培养基的适用性检查	能制备各菌种的菌液	5	
	能将菌液接种至相应的培养基中	10	
	能正确完成培养基适用性检查	5	
计数方法适用性试验	能正确设置验证试验	5	
	能正确进行结果判断	5	
供试品接种、培养、结果判断	能用无菌操作技术完成供试品接种	10	
	能正确观察供试品培养变化	5	
	能正确判断供试品是否合格	10	
培养物处理、无菌室清洁	能正确完成培养物处理	10	
	能正确完成无菌室清洁	5	
合计		100	

思考与练习

一、选择题

1. 微生物计数方法中精确度较差的是（　　）。

A. 平皿法　　B. 薄膜过滤法

C. 最可能数法　　D. 倾注法

2. 检验量一般应随机抽取不少于（　　）个最小包装的供试品，混合，取规定量供试品进行检验。

A. 1　　B. 2　　C. 3　　D. 4

3. 进行微生物回收试验时，胰酪大豆胨液体培养基接种管置（　　）℃培养不超过（　　）天，逐日观察各管微生物生长情况。

A. 20～25，5　　B. 20～25，5

C. 30～35，3　　D. 30～35，5

4. 需要进行微生物限度检查的品种有（　　）。

A. 红霉素眼膏　　B. 红霉素软膏

C. 化痔栓　　D. 感冒清片

5. 非无菌产品的微生物限度检查应该注意的问题有（　　）。

A. 检验全过程要严格遵守无菌操作规程

B. 吸取供试液时要先摇匀

C. 供试液从制备到加入培养基不能超过 1 h

D. 倾注培养基时，温度不能太高

二、简答题

1. 《中国药典》2020 年版中微生物计数包括哪几种方法？简单描述这几种方法。

2. 简述最可能数法的适用范围。

项目三 控制菌检查

控制菌检查用于在规定的试验条件下，检查供试品中是否存在特定的微生物，包括以耐胆盐革兰阴性菌、大肠埃希菌、金黄色葡萄球菌、沙门菌、铜绿假单胞菌、白色念珠菌、梭菌为代表的7个检查项目。控制菌检查法是药品微生物限度检查的重要组成部分，是反映药品安全性的重要指标之一。

任务一　银杏叶片中大肠埃希菌的检查

知识目标

1. 掌握大肠埃希菌检查及鉴定的方法。
2. 理解大肠埃希菌鉴定方法的原理。
3. 了解控制菌检查的目的。

技能目标

1. 能正确选择大肠埃希菌检查所需的培养基，并根据培养基配方完成制备。
2. 学会增菌、分离纯化及鉴别大肠埃希菌。
3. 能独立设计阴性对照、阳性对照并完成操作。
4. 能根据试验结果做出正确分析。

素质目标

1. 通过自主查阅用药安全相关事例，提高用药安全的意识。
2. 通过培养物处理、操作区域清洁，养成良好的劳动习惯，主动践行精益求精的工匠精神。

【任务引入】

银杏叶片具有活血、化瘀、通络等作用，主要用于治疗心血管类疾病，有降压、降低胆固醇等功效，且对动脉硬化引起的痴呆等有一定的疗效，是老年人常用药物。这类非无菌药品在控制菌检查方面有什么特殊要求呢？

2017 年国家食品药品监督管理总局公布，某品牌的壳聚糖牡蛎片和钙加维 D 咀嚼片大肠菌群检出值比标准规定高出 1.5 倍。大肠菌群超标可能是因为药品的加工原料、包装材料受污染，或在生产过程中受人员、器具等生产设备、环境的污染，或在灭菌环节中灭菌不彻底。

药品中检出大肠埃希菌表明该药品已受到粪便污染，服用后有可能被病原体感染。因此，大肠埃希菌被列为粪便污染指示菌，是非无菌口服药品的常规必检项目。在药品流入市场前，微生物检验工作者要对药品进行控制菌检查，保证药品中不含大肠埃希菌。

某企业生产了一批银杏叶片，需按照抽样要求抽取一定数量的银杏叶片，并对这一批抽检品是否含有大肠埃希菌进行判断。

因单个微生物肉眼不可见，不能直观做出判断，故需要借助培养基将微生物培养成肉眼可见的菌落，再鉴别其是否为控制菌。

任务分析

（1）对大肠埃希菌的检查为定性检查，因此需要借助鉴定培养基进行菌种鉴定。

（2）按照培养基配方完成培养基制备，并进行适用性检查，在确保培养基适用于该试验后，该培养基才能被采用。

（3）控制菌检查需要做方法适用性试验，以确定该方法是适用于该试验的。

（4）按照《中国药典》2020 年版的规定，确定银杏叶片的检验数量、检验量，保证供试品抽样的客观性，在无菌室中完成供试品控制菌检查，观察培养基上是否有菌落生长，并对其进行品种鉴定。

本任务的工作内容及要求见表 2－3－1。

表 2－3－1　本任务的工作内容及要求

工作内容	工作要求	关键点
培养基制备	正确选择培养基，完成制备	计算、称量、调节 pH 值、分装、灭菌
培养基适用性检查	菌液制备、菌液接种、培养观察	培养基适用性判断
方法适用性试验	供试组、对照组设置	方法适用性判断
供试品接种	供试品抽样、接种	正确抽样、试管口无菌操作、培养皿无菌操作、无菌环境维持
对照实验	阳性对照、阴性对照操作	对照设计
培养及鉴定	培养、观察、记录	大肠埃希菌培养条件、鉴定现象
结果判断	结果判断	有效结果、检品合格结果

相关知识

1. 控制菌检查法的检查对象

控制菌检查法的检查对象为非无菌产品，用于检查供试品中是否存在特定的微生物。《中国药典》2020 年版制剂通则要求以动物、植物、矿物来源的非单体成分制成的片剂，生物制品片剂，以及黏膜或皮肤炎症或腔道等局部用片剂（如口腔贴片、外用可溶片、阴道片、阴道泡腾片等），按照通则 1106（非无菌产品微生物限度检查：控制菌检查法）检查，应符合规定。

2. 控制菌检查的意义

（1）非无菌药品需要根据其用药途径、目标人群的用药特点等进行一项或多项控制菌的检查，以此为患者的用药安全负责。

（2）非无菌药品中可能的微生物污染来自制水系统、原料、辅料、设备、人员和环境等，生产的过程控制和生产加工工艺直接影响最终的微生物污染水平，如果在检验过程中发现了控制菌，则表示在某环节出现了污染、控制措施处于失控状态或生产工艺异常，提示企业应根据风险评估结果进行偏差调查并采取必要措施。

3. 大肠埃希菌

大肠埃希菌为肠杆菌科埃希菌属细菌，是人和动物体内的常住菌，在肠道中可合成维生素 B 和维生素 K。但有些菌株可感染人和动物，引起腹泻、化脓和败血症。大肠埃希菌随粪便排出体外，污染环境。药品受到粪便污染，有可能带有肠道致病菌或寄生虫卵等病原体。药品中检出大肠埃希菌表明该药品已受到粪便污染，服用后有可能被病原体感染。

任务实施

银杏叶片中大肠埃希菌的检查

一、制订工作计划

根据任务要求，制订合理的工作进度计划，并根据小组成员的特点进行分工，完成表 2－3－2。

表 2－3－2　分工计划

工作内容	完成时间	成员	负责人
培养基制备			
培养基适用性检查			
方法适用性试验			
供试品接种			

续表

工作内容	完成时间	成员	负责人
对照试验			
培养及鉴定			
结果判断			

二、试验前准备

按照表2－3－3进行试验前准备。

表2－3－3　　试验前准备

设备、器材、试剂	规格	数量	用途
无菌室			操作场所
超净工作台			操作区域
酒精灯			局部无菌环境
75%乙醇			擦拭消毒
银杏叶片			供试品
胰酪大豆胨液体培养基、麦康凯液体培养基、麦康凯琼脂培养基、曙红亚甲蓝琼脂培养基、MUG（4－甲基伞形酮葡糖苷酸）营养培养基、磷酸盐葡萄糖胨水培养基、枸橼酸盐培养基			为微生物提供营养物质，进行大肠埃希菌的鉴定
移液器			定量移取供试液
试管、试管架			容器、支架
培养皿			容器
培养箱			细菌培养
菌种			培养基适用性检查、检查方法适用性试验、阳性对照
补充1：			
补充2：			

三、培养基制备

按照胰酪大豆胨液体培养基、麦康凯液体培养基、麦康凯琼脂培养基、曙红亚甲蓝琼脂培养基、MUG营养培养基、磷酸盐葡萄糖胨水培养基、枸橼酸盐培养基配方，计算实际所需培养基用量，根据培养基制备方式完成培养基制备，见表2－3－4。

表 2-3-4　　　　培养基制备记录

培养基名称	配方	制备 1 000 mL	实际用量______ mL	制备方式
		用量	计算用量	
胰酪大豆胨液体培养基	胰酪胨	17.0 g		除葡萄糖外，取上述成分，混合，微温溶解，滤过，调节 pH 值使灭菌后在 25 ℃的 pH 值为 7.3 ± 0.2，加入葡萄糖，分装，灭菌
	大豆木瓜蛋白酶水解物	3.0 g		
	葡萄糖/无水葡萄糖	2.5 g/2.3 g		
	氯化钠	5.0 g		
	磷酸氢二钾	2.5 g		
	水	1 000.0 mL		
麦康凯液体培养基	明胶胰酶水解物	20.0 g		除乳糖、溴甲酚紫外，取上述成分，混合，微温溶解，调节 pH 值使灭菌后在 25 ℃的 pH 值为 7.3 ± 0.2，加入乳糖、溴甲酚紫，分装，灭菌
	乳糖	10.0 g		
	牛胆盐	5.0 g		
	溴甲酚紫	10.0 mg		
	水	1 000.0 mL		
麦康凯琼脂培养基	明胶胰酶水解物	17.0 g		除乳糖、中性红、结晶紫、琼脂外，取上述成分，混合，微温溶解，调节 pH 值使灭菌后在 25 ℃的 pH 值为 7.1 ± 0.2，加入乳糖、中性红、结晶紫、琼脂，加热煮沸 1 min，并不断振摇，分装，灭菌
	胨	3.0 g		
	乳糖	10.0 g		
	脱氧胆酸钠	1.5 g		
	氯化钠	5.0 g		
	中性红	30.0 mg		
	结晶紫	1.0 mg		
	琼脂	13.5 g		
	水	1 000.0 mL		
曙红亚甲蓝琼脂培养基	营养琼脂培养基	100.0 mL		取营养琼脂培养基，加热熔化后，冷却至 60 ℃，按无菌操作加入灭菌的其他 3 种溶液，摇匀，倾注平皿
	20% 乳糖溶液	5.0 mL		
	曙红钠指示液	2.0 mL		
	亚甲蓝指示液	1.3 ~ 1.6 mL		
MUG 营养培养基	蛋白胨	5.0 g		取上述成分混合，微温使溶解，调节 pH 值使灭菌后的 pH 值为 6.6 ~ 7.0，分装于小试管中，121 ℃灭菌 15 min
	牛肉浸膏	3.0 g		
	MUG	0.1 g		
	水	1 000.0 mL		
磷酸盐葡萄糖胨水培养基	蛋白胨	7.0 g		取上述成分混合，微温使溶解，调 pH 值使灭菌后的 pH 值为 7.3 ± 0.1，分装于小试管中，121 ℃灭菌 15 min
	葡萄糖	5.0 g		
	磷酸氢二钾	3.8 g		
	水	1 000.0 mL		

续表

培养基名称	配方	制备 1 000 mL 用量	实际用量______ mL 计算用量	制备方式
枸橼酸盐培养基	氯化钠	5.0 g		除指示液和琼脂外，取上述成分，混合，微温使溶解，调 pH 值使灭菌后的 pH 值为 6.9 ±0.1，加入琼脂，加热溶胀，然后加入指示液，混匀，分装于小试管中，121 ℃灭菌 15 min，制成斜面
	硫酸镁	0.2 g		
	磷酸二氢铵	1.0 g		
	磷酸氢二钾	1.0 g		
	枸橼酸钠（无水）	2.0 g		
	琼脂	14.0 g		
	1.0% 溴麝香草酚蓝指示液	10.0 mL		
	水	1 000.0 mL		

四、培养基适用性检查

供试品控制菌检查中所使用的商品化预制培养基、由脱水培养基或按处方配制的培养基均应进行培养基的适用性检查，检查项目包括促生长能力、抑制能力及指示特性。

本任务是检查药品中是否存在大肠埃希菌，检查用培养基的促生长能力、抑菌能力和指示特性见表 2－3－5。

表 2－3－5　检查用培养基促生长能力、抑菌能力和指示特性

控制菌检查	培养基	特性	试验菌株
大肠埃希菌	麦康凯液体培养基	促生长能力	大肠埃希菌
		抑制能力	金黄色葡萄球菌
	麦康凯琼脂培养基	促生长能力＋指示特性	大肠埃希菌

1. 菌液制备

将金黄色葡萄球菌、大肠埃希菌分别接种于胰酪大豆胨液体培养基中或胰酪大豆胨琼脂培养基上，30～35 ℃培养 18～24 h。培养物用 pH7.0 无菌氯化钠－蛋白胨缓冲液或 0.9% 无菌氯化钠溶液制成适宜浓度的菌悬液。菌液制备后若在室温下放置，应在 2 h 内使用；若在 2～8 ℃保存，可在 24 h 内使用。

2. 阴性对照

为确认试验条件是否符合要求，应进行阴性对照试验。阴性对照试验应无菌生长，若有菌生长，应进行偏差调查。

3. 培养基适用性检查

（1）液体培养基促生长能力检查。分别接种不大于 100 cfu 的试验菌于被检培养基和对照培养基中，在相应控制菌检查规定的培养温度及不大于规定的最短培养时间下培养，与对照培养基管比较，被检培养基管试验菌应生长良好。

（2）固体培养基促生长能力检查。用涂布法分别接种不大于 100 cfu 的试验菌于被检培养基和对照培养基平板上，在相应控制菌检查规定的培养温度及不大于规定的最短培养时间下培养，被检培养基与对照培养基上生长的菌落大小、形态特征应一致。

（3）培养基抑制能力检查。接种不少于 100 cfu 的试验菌于被检培养基和对照培养基中，在相应控制菌检查规定的培养温度及不小于规定的最长培养时间下培养，试验菌应不得生长。

（4）培养基指示特性检查。用涂布法分别接种不大于 100 cfu 的试验菌于被检培养基和对照培养基平板上，在相应控制菌检查规定的培养温度及不大于规定的最短培养时间下培养，被检培养基上试验菌生长的菌落大小、形态特征、指示剂反应情况等应与对照培养基一致。

培养基适用性检查具体操作见表 2－3－6。

表 2－3－6　培养基适用性检查具体操作

培养基名称	试验菌	培养条件	结果
胰酪大豆胨液体培养基	不大于 100 cfu 的大肠埃希菌	30～35 ℃培养不超过 18 h	与对照培养基比较，被检培养基试验菌应生长良好
麦康凯液体培养基	不大于 100 cfu 的大肠埃希菌	42～44 ℃培养不超过 24 h	与对照培养基比较，被检培养基试验菌应生长良好
	不少于 100 cfu 的金黄色葡萄球菌	42～44 ℃培养不少于 48 h	试验菌应不得生长
麦康凯琼脂培养基	不大于 100 cfu 的大肠埃希菌	30～35 ℃培养不超过 18 h	被检培养基上试验菌的菌落大小、形态特征、指示剂反应情况等应与对照培养基一致
曙红亚甲蓝琼脂培养基	不大于 100 cfu 的大肠埃希菌	30～35 ℃培养不超过 18 h	被检培养基上试验菌的菌落大小、形态特征、指示剂反应情况等应与对照培养基一致
MUG 营养培养基	不大于 100 cfu 的大肠埃希菌	30～35 ℃培养不超过 24 h	被检培养基中试验菌的试验现象应与对照培养基一致
磷酸盐葡萄糖胨水培养基	不大于 100 cfu 的大肠埃希菌	30～35 ℃培养不超过 48 h	被检培养基中试验菌的试验现象应与对照培养基一致
枸橼酸盐培养基	不大于 100 cfu 的大肠埃希菌	30～35 ℃培养不超过 48 h	被检培养基上试验菌生长的菌落大小、形态特征、指示剂反应情况等应与对照培养基一致

五、控制菌检查方法适用性试验

为确保使用的检查方法有效，在进行控制菌检查时需对所用的检查方法进行适用性试验。

取规定量供试液及不大于 100 cfu 的试验菌接入规定的培养基中。采用薄膜过滤法时，取规定量供试液，过滤，冲洗，在最后一次冲洗液中加入试验菌，过滤后，注入规定的培养基或取出滤膜接入规定的培养基中。供试液制备方式同微生物计数法。依相应的控制菌检查方法，在规定的温度和最短时间下培养，应能检出所加试验菌相应的反应特征。本任务中方法适用性试验所用试验菌为大肠埃希菌，具体操作见表 2－3－7。

表 2-3-7　　方法适用性试验具体操作

培养基名称	接种方法	培养条件
胰酪大豆胨液体培养基	接种不大于 100 cfu 的大肠埃希菌两管，其中 1 管接入每支培养基规定接种量的供试液，另 1 管作为对照	30~35 ℃培养 18 h
麦康凯液体培养基		42~44 ℃培养 24 h
麦康凯琼脂培养基	接种不大于 100 cfu 的大肠埃希菌两个平板，其中 1 个平板接入每支培养基规定接种量的供试液，另 1 平板作为对照	30~35 ℃培养 18 h
曙红亚甲蓝琼脂培养基		30~35 ℃培养 18 h
MUG 营养培养基	接种不大于 100 cfu 的大肠埃希菌两管，其中 1 管接入每支培养基规定接种量的供试液，另 1 管作为对照	30~35 ℃培养 24 h
磷酸盐葡萄糖胨水培养基		37 ℃培养 48 h
枸橼酸盐培养基	接种不大于 100 cfu 的大肠埃希菌两个斜面，其中 1 个斜面接入每支培养基规定接种量的供试液，另 1 斜面作为对照	37 ℃培养 48 h

上述试验若检出试验菌，按此供试液制备法和控制菌检查方法进行供试品检查；若未检出试验菌，应消除供试品的抑菌活性，并重新进行方法适用性试验。如果经过试验确证供试品对试验菌的抑制作用无法消除，可认为受抑制的微生物不易存在于该供试品中，选择抑菌成分消除相对彻底的方法进行供试品的检查。

六、供试品检查

供试品的控制菌检查应按经方法适用性试验确认的方法进行。

1. 阳性对照试验

阳性对照试验方法同供试品的控制菌检查，对照菌的加量应不大于 100 cfu。阳性对照试验应检出相应的控制菌。

2. 阴性对照试验

以稀释液代替供试液按照相应控制菌检查法检查，阴性对照试验应无菌生长。如果阴性对照有菌生长，应进行偏差调查。

3. 供试液制备

根据供试品的理化特性与生物学特性，采取适宜的方法制备供试液。供试液制备若需加温时，应均匀加热，且温度应不超过 45 ℃。供试液从制备至加入检验用培养基，不得超过 1 h。常用的供试液制备方法如下。

（1）水溶性供试品、水不溶性非油脂类供试品。取供试品，用 pH7.0 无菌氯化钠 - 蛋白胨缓冲液，或 pH7.2 无菌磷酸盐缓冲液，或胰酪大豆胨液体培养基溶解或稀释制成 1∶10 供试液。分散力较差的水不溶性非油脂类供试品，可在稀释液中加入表面活性剂如 0.1%（体积分数）的聚山梨酯 80，使供试品分散均匀。若需要，调节供试液 pH 值至 6~8。必要时，用同一稀释液将供试液进一步 10 倍系列稀释。水溶性液体制剂也可用混合的供试品原液作为供试液。本任务所用银杏叶片即为水溶性供试品。

（2）油脂类供试品。取供试品，加入无菌十四烷酸异丙酯使溶解，或与最少量能使供试品乳化的无菌聚山梨酯 80 或其他无抑菌性的无菌表面活性剂充分混匀。表面活性剂的温度一般不超过 40 ℃（特殊情况下，最高不超过 45 ℃），小心混合，若需要可在水浴中进行，然后加入预热的稀释液使成 1∶10 供试液，保温，混合，并在最短时间内形成乳状液。必要时，用稀释液或含上述表面活性剂的稀释液进一步 10 倍系列稀释。

（3）膜剂供试品。取供试品，剪碎，加 pH7.0 无菌氯化钠－蛋白胨缓冲液，或 pH7.2 无菌磷酸盐缓冲液，或胰酪大豆胨液体培养基，浸泡，振摇，制成 1∶10 供试液。若需要，调节供试液 pH 值至 6～8。必要时，用同一稀释液将供试液进一步 10 倍系列稀释。

（4）肠溶及结肠溶制剂供试品。取供试品，加入 pH6.8 无菌磷酸盐缓冲液（用于肠溶制剂）或 pH7.6 无菌磷酸盐缓冲液（用于结肠溶制剂），置 45 ℃水浴中，振摇，使溶解，制成 1∶10 的供试液。必要时，用同一稀释液将供试液进一步 10 倍系列稀释。

（5）气雾剂供试品。取供试品，置－20 ℃或其他适宜温度冷冻约 1 h，取出，迅速消毒供试品开启部位或阀门。正置容器，用无菌钢锥或针样设备在与阀门结构相匹配的适宜位置钻一小孔，供试品各容器的钻孔大小和深度应尽量保持一致，拔出钢锥时应无明显抛射剂抛出，轻轻转动容器，使抛射剂缓缓释出。亦可采用专用设备释出抛射剂。释放抛射剂后再无菌开启容器，并将供试品转移至无菌容器中混合，必要时用冲洗液冲洗容器内壁。供试品亦可采用其他适宜的方法取出。然后取样检查。

（6）贴剂、贴膏剂供试品。取供试品，去掉防粘层，将粘贴面朝上放置在无菌玻璃或塑料器皿上，在粘贴面上覆盖一层适宜的无菌多孔材料（如无菌纱布），避免供试品粘贴在一起。将处理后的供试品放入盛有适宜体积并含有表面活性剂（如聚山梨酯 80 或卵磷脂）稀释液的容器中，振荡至少 30 min。必要时，用同一稀释液将供试液进一步 10 倍系列稀释。

4. 增菌培养

取相当于 1 g 或 1 mL 供试品的供试液，接种至适宜体积（经方法适用性试验确定）的胰酪大豆胨液体培养基中，混匀，30～35 ℃培养 18～24 h。同时取不大于 100 cfu 的大肠埃希菌接种于胰酪大豆胨液体培养基中，作为阳性对照组。

5. 选择和分离培养

取上述培养物 1 mL 接种至 100 mL 麦康凯液体培养基中，42～44 ℃培养 24～48 h。取麦康凯液体培养物划线接种于麦康凯琼脂培养基平板上，30～35 ℃培养 18～72 h。

6. 结果判断

若麦康凯琼脂培养基平板上有菌落生长，应进行分离、纯化及适宜的鉴定试验，确证是否为大肠埃希菌；若麦康凯琼脂培养基平板上没有菌落生长，或虽有菌落生长但鉴定结果为阴性，判供试品未检出大肠埃希菌。

大肠埃希菌的检查流程如图 2－3－1 所示。

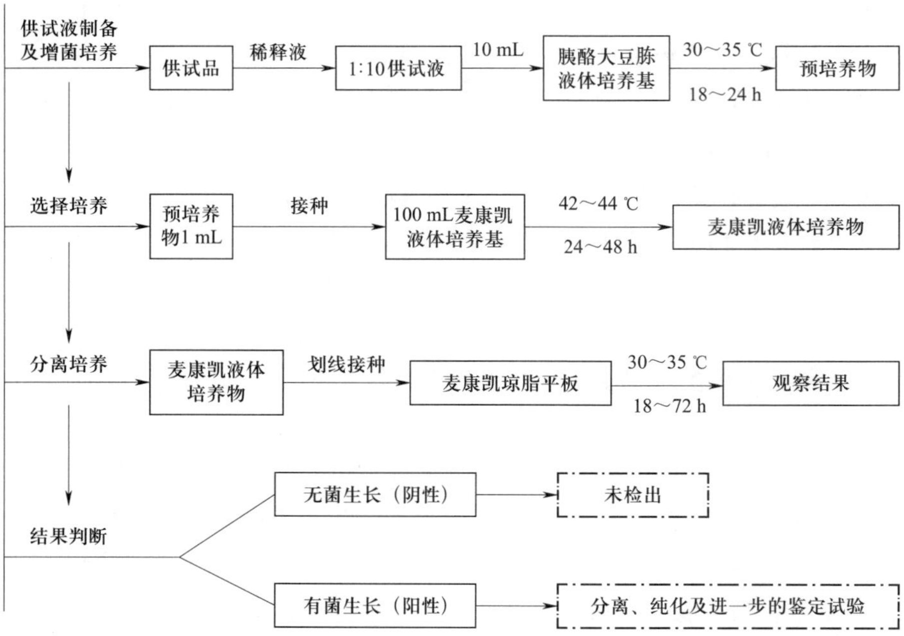

图 2－3－1　大肠埃希菌的检查流程

七、大肠埃希菌的鉴定

1. 形态鉴定

在麦康凯琼脂培养基平板上，大肠埃希菌菌落呈桃红、微红或中心桃红，扁平，圆形，光滑湿润，如图 2－3－2 所示。由于药物的影响，麦康凯琼脂培养基平板上的菌落色泽、质地、形态可能有改变，应挑取多个菌落进行鉴定，切勿遗漏。

大肠埃希菌菌落在曙红亚甲蓝琼脂培养基上呈紫黑色、浅紫色或蓝紫色，菌落中心呈深紫色或无明显暗色中心，圆形，稍凸起，边缘整齐，表面光滑，湿润，常有金属光泽，如图 2－3－3所示。

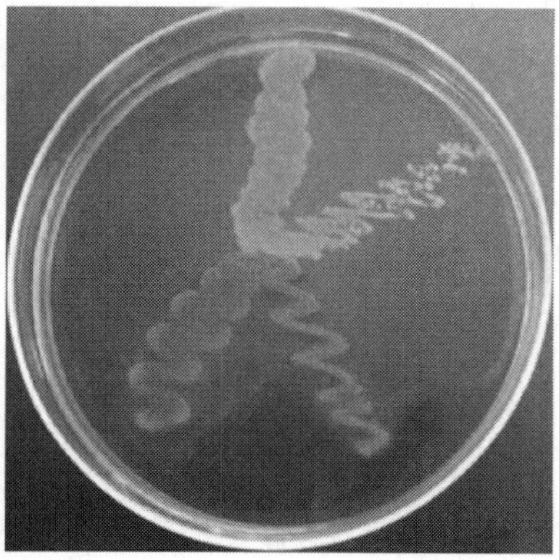

图 2－3－2　大肠埃希菌菌落在麦康凯琼脂培养基上的现象

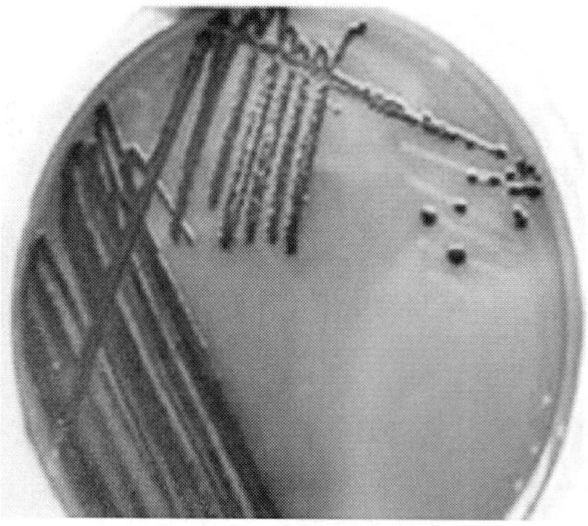

图 2－3－3　大肠埃希菌菌落在曙红亚甲蓝琼脂培养基上的现象

2. 生化鉴定

（1）MUG－Indole 试验。取已培养 18～24 h 的麦康凯液体培养物（供试品管、阳性对照管、阴性对照管）各 0.2 mL，分别接种至含 5 mL MUG 营养培养基的试管内培养。30～35 ℃培养 5 h 和 24 h 后在 366 nm 紫外光下各观察一次，同时取未接种的 MUG 营养培养基管作为本底对照。若紫外光下管内培养物呈现荧光，为 MUG 阳性；若不呈现荧光，为 MUG 阴性。沿管壁加数滴靛基质（Indole）试液，若液面呈玫瑰红色，为靛基质阳性；若液面呈试剂本色，为靛基质阴性。本底对照管和阴性对照管应为 MUG 阴性和靛基质阴性，阳性对照管应为 MUG 阳性和靛基质阳性；否则，试验无效。

（2）甲基红（MR）试验。取可疑菌落接种于磷酸盐葡萄糖胨水培养基内，37 ℃培养 2～5 天，取 1 mL 培养物加入数滴甲基红试剂，立即观察结果。阳性反应培养物呈鲜红色或橘红色，阴性反应培养物呈黄色。

（3）乙酰甲基甲醇生成试验（V－P 试验）。取可疑菌落接种于磷酸盐葡萄糖胨水培养基内，在 37 ℃培养 48 h ± 2 h，取 2 mL 培养物加入 1 mL 6% α－萘酚乙醇溶液，混匀，再加入 0.4 mL 40% 的 NaOH 溶液，充分振摇后观察结果。培养物在加入试剂后立刻或数分钟内呈红色为阳性反应，无红色为阴性反应。若为阴性反应，置 37 ℃水浴 4 h 后再观察。

（4）枸橼酸盐（C）利用试验。取可疑菌落接种于枸橼酸盐培养基上，37 ℃培养 48 h ± 2 h，观察结果。斜面有菌生长，培养基由绿色变为蓝色为阳性反应；斜面无菌生长，培养基仍是绿色为阴性反应。

八、银杏叶片中大肠埃希菌的检查原始记录

按照表 2－3－8 记录银杏叶片中大肠埃希菌的检查过程。

表 2－3－8　　原始记录

年　　月　　日

样品编号		样品名称	
批号		规格	
生产厂家名称		供样单位	
检验依据	《中国药典》2020 年版____部		
试验环境	无菌室室温：____ ℃　　相对湿度：____% 无菌室洁净度是否符合标准：是 □　　否 □		
供试品			
培养基	培养基适用性检查结果		
	胰酪大豆胨液体培养基____支，每支____mL 麦康凯液体培养基____支，每支____mL 麦康凯琼脂培养基____个 曙红亚甲蓝琼脂培养基____个 MUG 营养培养基____支，每支____mL 磷酸盐葡萄糖胨水培养基____支，每支____mL 枸橼酸盐培养基____个		

续表

<table>
<tr><td>方法适用性检查结果</td><td colspan="3">该方法是否适用于本实验：是 □ 否 □</td></tr>
<tr><td>对照试验</td><td colspan="3">阴性对照：
阳性对照：</td></tr>
<tr><td>取样及样品处理</td><td colspan="3">按照《中国药典》2020 年版规定的检验数量进行抽样，一般应随机抽取不少于____个最小包装的供试品，混合，取规定量供试品进行检验。除另有规定外，一般供试品的检验量为____________。
取供试品，用________________________溶解或稀释制成 1∶10 供试液</td></tr>
<tr><td>增菌培养</td><td colspan="3">取 10 mL 供试液，接种至适宜体积（经方法适用性试验确定）的胰酪大豆胨液体培养基中，混匀，________ ℃培养________ h</td></tr>
<tr><td>分离与纯培养</td><td colspan="3">取上述培养物____ mL 接种至 100 mL ___________培养基中，________ ℃培养________ h。取___________培养物划线接种于麦康凯琼脂培养基平板上，30 ~ 35 ℃培养 18 ~ 72 h</td></tr>
<tr><td>形态检查与鉴别培养及制备</td><td colspan="3">在麦康凯琼脂培养基平板上，大肠埃希菌菌落呈____________________，扁平，圆形，光滑湿润；在曙红亚甲蓝琼脂培养基平板上，大肠埃希菌菌落呈______________________________，菌落中心呈深紫色或无明显暗色中心，圆形，稍凸起，边缘整齐，表面光滑，湿润，常有__________</td></tr>
<tr><td>生化鉴定</td><td colspan="3">MUG - Indole 试验：
取已培养 18 ~ 24 h 的麦康凯液体培养物____ mL，接种至____ mL MUG 营养培养基管内培养，培养____ h 和____ h 后在 366 nm 紫外光下各观察一次。若管内培养物呈现荧光，为 MUG ______；若不呈现荧光，为 MUG ______。然后沿管壁加数滴靛基质试液，若液面呈玫瑰红色，为靛基质______；若呈试剂本色，为靛基质______
甲基红（MR）试验：
取可疑菌落接种于________________培养基内，在 37 ℃培养 2 ~ 5 天，取 1 mL 培养物加入甲基红试剂，立即观察结果。阳性反应培养物呈鲜红色或橘红色，阴性反应培养物呈______
乙酰甲基甲醇生成试验（V - P 试验）：
取可疑菌落接种于________________培养基内，在 37 ℃培养 48 h ± 2 h，取 2 mL 培养物加入 1 mL 6% α - 萘酚乙醇溶液，混匀，再加入 0.4 mL 40% 的 NaOH 溶液后观察结果。培养物在加入试剂后的 4 h 内呈______为阳性反应，无______为阴性反应
枸橼酸盐（C）利用试验：
取可疑菌落接种于____________培养基上，37 ℃培养 48 h ± 2 h，观察结果。斜面有菌生长，培养基由绿色变为______为阳性反应；斜面无菌生长，培养基仍是绿色为阴性反应</td></tr>
<tr><td>结果判断</td><td colspan="3">（1）若麦康凯琼脂培养基平板上没有菌落生长，或虽有菌落生长但鉴定结果为______，判供试品未检出大肠埃希菌
（2）麦康凯琼脂培养基平板上有菌落生长，生化鉴定试验中，若样品液 MUG ________，靛基质________，报告 1 g 或 1 mL 供试品检出大肠埃希菌；MUG ________，靛基质________，报告 1 g 或 1 mL 供试品未检出大肠埃希菌
（3）若 MUG 阳性，IMViC（即靛基质试验、甲基红试验、乙酰甲基甲醇生成试验与枸橼酸利用试验的合称缩写）试验为______，报告 1 g 或 1 mL 供试品检出大肠埃希菌；若 MUG 阴性，IMViC 试验为______，报告 1 g 或 1 mL 供试品检出大肠埃希菌</td></tr>
<tr><td>供试品检查结果</td><td colspan="3"></td></tr>
<tr><td>检验人员</td><td></td><td>复核人员</td><td></td></tr>
</table>

任务测评

按表2－3－9所列任务评分标准进行测评，并做好记录。

表2－3－9 任务评分标准

考核内容	考核标准	配分	得分
培养基制备	能正确计算培养基各组分用量	5	
	能正确配制培养基	10	
	能完成培养基灭菌操作	5	
培养基适用性检查	能制备各菌种的菌液	10	
	能将菌液接种至相应的培养基中	10	
	能正确判断培养基适用性	5	
控制菌检查方法适用性试验	能完成控制菌检查方法适用性试验	5	
	能判断该方法是否可行并改进	5	
控制菌检查	能用无菌操作技术完成供试品中控制菌检查各项操作	10	
	能正确观察供试品各类现象并判断结果	10	
	能正确判断供试品是否检出控制菌	10	
培养物处理、无菌室清洁	能正确完成培养物处理	10	
	能正确完成无菌室清洁	5	
合计		100	

【知识拓展】

银杏叶片

银杏叶片是一种中成药，具有活血、化瘀、通络的功效，主治瘀血阻络所致的胸痹心痛、中风、半身不遂、舌强语謇，冠心病稳定型心绞痛、脑梗死见上述证候者亦适用。

银杏叶片为糖衣片或薄膜衣片，除去包衣后显浅黄棕色至棕褐色，味微苦。其主要成分为银杏叶提取物。银杏叶味甘、苦、涩，性平，归心、肺经，能活血化瘀、通络止痛、敛肺平喘、化浊降脂。

银杏叶中提出的活性成分已被制成多种制剂，如舒血宁注射液等，可用于治疗高血压及冠心病、脑血管痉挛、血清胆固醇过高，并可预防和治疗脑出血、脑梗死等。

思考与练习

一、选择题

1. 一般供试品的检验量为（　　）。

A. 1 g或1 mL　　B. 5 g或5 mL

C. 10 g或10 mL　　D. 20 g或20 mL

2. 供试品一般制成（　　）供试液。

A. 1∶1　　B. 1∶5　　C. 1∶10　　D. 1∶50

3. 检查药品中大肠埃希菌时用到的分离纯化培养基是（　　）。

A. 麦康凯琼脂培养基　　B. 曙红亚甲蓝琼脂培养基

C. 沙氏葡萄糖琼脂培养基　　D. 胰酪大豆胨琼脂培养基

4. 麦康凯液体培养基抑制能力的试验菌株为（　　）。

A. 大肠埃希菌　　B. 金黄色葡萄球菌

C. 沙门菌　　D. 生孢梭菌

二、简答题

1. 某企业生产的银杏叶片要进行控制菌的检查，其中大肠埃希菌的检查操作流程是什么？

2. 请叙述大肠埃希菌各生化鉴定试验的结果判断标准。

任务二　藿香正气水中金黄色葡萄球菌的检查

知识目标

1. 理解金黄色葡萄球菌检查的意义。
2. 熟悉金黄色葡萄球菌检查的原理。
3. 掌握金黄色葡萄球菌检查的操作步骤。

技能目标

1. 能按要求完成供试品的抽样及处理。

2. 能独立设计阴性对照、阳性对照并完成操作。
3. 能用无菌操作技术将供试品接种至相应培养基中。

素质目标

1. 通过自主查阅用药安全相关事例，提高用药安全的意识。
2. 按照标准客观公正地完成定性结果判断。
3. 通过培养物处理、操作区域清洁，养成热爱劳动、勤于劳动的习惯。

【任务引入】

葡萄球菌属细菌在显微镜下呈球形，堆积排列呈葡萄串状，故名葡萄球菌。葡萄球菌感染可引起各种化脓性炎症，并波及全身引起败血症、脓毒血症等；还可引起各种中毒性疾病，如食物中毒、烫伤样皮肤综合征、中毒性休克综合征等。提到细菌引起的疾病，就不得不提伟大的共产主义战士白求恩。

白求恩，全名亨利·诺尔曼·白求恩，加拿大共产党员，世界著名的胸外科专家。1938年1月，白求恩放弃了优越的工作条件和舒适的生活条件，不远万里，带着自己的医疗团队来到中国，参与到中国人民抗日战争中，救治后方的伤员战士。1939年10月，白求恩在救治一名伤员的过程中手指不幸被扎破，他将手指简单包扎后，又继续处理伤员，直到缝完最后一针。手指被划伤后，他仍坚持留在前线指导战地救护工作。在给一名伤员做手术时，他手指受伤处被细菌感染，最后不幸转为败血症，于1939年11月逝世。他在中国工作期间为中国人民抗日战争后方医疗提供了支援，挽救了许多战争伤员的生命，为中国人民抗日战争提供了巨大的帮助。1939年12月21日，毛泽东发表了著名的《纪念白求恩》一文，高度评价了白求恩的国际主义精神。"白求恩同志毫不利己专门利人的精神，表现在他对工作的极端的负责任，对同志对人民的极端的热忱。""我们大家要学习他毫无自私自利之心的精神。从这点出发，就可以变为大有利于人民的人。一个人能力有大小，但只要有这点精神，就是一个高尚的人，一个纯粹的人，一个有道德的人，一个脱离了低级趣味的人，一个有益于人民的人。"

青年兴则国家兴，青年强则国家强，新时代青年应该学习和传承白求恩精神，坚定信念、立志成才、勇于担当、甘于奉献、真抓实干、精益求精，让青春在全面建设社会主义现代化国家的火热实践中绽放绚丽之花。

在自然界，葡萄球菌属细菌种类较多，其中金黄色葡萄球菌致病性最强，其通过在体内增殖、扩散，同时产生有害物质（如外毒素、肠毒素）而引发疾病。因此在药品生产过程中，要对金黄色葡萄球菌进行严格的控制，以免影响药品质量，造成用药安全问题。

某企业生产了一批藿香正气水，需按照抽样标准抽取一定数量，并对这一批抽检品进行控制菌检查，判断其中是否存在金黄色葡萄球菌。

那么，怎样对药品中的金黄色葡萄球菌进行检查呢？

任务分析

（1）藿香正气水属于非无菌药品，对其进行金黄色葡萄球菌检查属于控制菌检查。

（2）按照培养基配方完成培养基制备，并进行适用性检查，在确保培养基适用于该试验后，该培养基才能被采用。

（3）按照《中国药典》2020年版的规定，确定藿香正气水的检验数量、检验量，保证供试品抽样的客观性，在无菌室中完成供试品检查。放至相应培养箱中培养，观察培养基，判断供试品是否合格。

本任务的工作内容及要求同任务一（见表2－3－1）。

相关知识

一、检查用培养基

（1）控制菌检查法利用相应培养基在适宜条件下给相应菌种提供所需营养，使其良好生长。金黄色葡萄球菌检查采用胰酪大豆胨液体培养基进行增菌培养，再取增菌后的培养液接种至甘露醇氯化钠琼脂培养基进行培养。

（2）本次任务是对藿香正气水中的金黄色葡萄球菌进行检查，选用甘露醇氯化钠琼脂培养基。若甘露醇氯化钠琼脂培养基平板上有黄色菌落或外周有黄色环的白色菌落生长，应进行分离、纯化及适宜的鉴定试验，确证是否为金黄色葡萄球菌；若平板上没有与上述形态特征相符或疑似的菌落生长，或虽有相符或疑似的菌落生长但鉴定结果为阴性，判供试品未检出金黄色葡萄球菌。

二、操作重难点

本任务操作的重难点见表2－3－10。

表2－3－10　　操作重难点

操作环节	描述
培养基的制备	根据所需培养基用量计算培养基各组分用量，培养基在121 ℃高压蒸汽灭菌15～20 min
无菌环境的创造与维持	操作前后对超净工作台进行75%乙醇擦拭灭菌，穿好防护服，避免染菌操作，定期清洁无菌室
移液器的无菌操作	取液时吸头内不出现气泡，勤于更换吸头
培养过程	观察培养基

任务实施

藿香正气水中金黄色葡萄球菌的检查

一、制订工作计划

根据任务要求，制订合理的工作进度计划，并根据小组成员的特点进行分工，完成表2－3－11。

表2－3－11　分工计划

工作内容	完成时间	成员	负责人
培养基制备			
培养基适用性检查			
方法适用性试验			
供试品接种			
对照试验			
培养及鉴定			
结果判断			

二、试验前准备

按照表2－3－12进行试验前准备。

表2－3－12　试验前准备

设备、器材、试剂	规格	数量	用途
无菌室			操作场所
超净工作台			操作区域
酒精灯			局部无菌环境
75%乙醇			擦拭消毒
藿香正气水			供试品
胰酪大豆胨液体培养基、甘露醇氯化钠琼脂培养基			为微生物提供营养物质
移液器			定量移取供试液
试管、试管架			容器、支架
培养箱			细菌培养
菌种			培养基适用性检查、检查方法适用性试验、阳性对照

续表

设备、器材、试剂	规格	数量	用途
补充 1：			
补充 2：			

三、培养基制备

按照胰酪大豆胨液体培养基、甘露醇氯化钠琼脂培养基配方，计算实际所需培养基用量，根据培养基制备方式完成培养基制备，见表 2－3－13。

表 2－3－13　　培养基制备记录

培养基名称	配方	制备 1 000 mL	实际用量____ mL	制备方式
		用量	计算用量	
胰酪大豆胨液体培养基	胰酪胨	17.0 g		除葡萄糖外，取上述成分，混合，微温溶解，滤过，调节 pH 值使灭菌后在 25 ℃的 pH 值为 7.3 ± 0.2，加入葡萄糖，分装，灭菌
	大豆木瓜蛋白酶水解物	3.0 g		
	葡萄糖/无水葡萄糖	2.5 g/2.3 g		
	氯化钠	5.0 g		
	磷酸氢二钾	2.5 g		
	水	1 000.0 mL		
甘露醇氯化钠琼脂培养基	胰酪胨	5.0 g		除甘露醇、酚红、琼脂外，取上述成分，混合，微温溶解，调节 pH 值使灭菌后在 25 ℃的 pH 值为 7.4 ± 0.2，加热并振摇，加入甘露醇、酚红、琼脂，煮沸 1 min，分装，灭菌
	氯化钠	75.0 g		
	动物组织胃蛋白酶水解物	5.0 g		
	酚红	25.0 mg		
	琼脂	15.0 g		
	牛肉浸出粉	1.0 g		
	D－甘露醇	10.0 g		
	水	1 000.0 mL		

四、培养基适用性检查

在本任务的培养基适用性检查中，菌液制备方法与阴性对照设置同任务一大肠埃希菌的检查。

金黄色葡萄球菌检查使用的培养基为甘露醇氯化钠琼脂培养基，使用金黄色葡萄球菌检查其促生长能力和指示特性，使用大肠埃希菌检查其抑制能力，具体见表 2－3－14。

表 2-3-14　检查用培养基促生长能力、抑制能力及指示特性

控制菌	培养基	特性	试验菌株
金黄色葡萄球菌	甘露醇氯化钠琼脂培养基	促生长能力 + 指示特性	金黄色葡萄球菌
		抑制能力	大肠埃希菌

1. 促生长能力检查

用涂布法接种不大于 100 cfu 的金黄色葡萄球菌于被检培养基和对照培养基平板上，30～35 ℃培养不超过 18 h，被检培养基与对照培养基上生长的菌落大小、形态特征应一致。

2. 培养基抑制能力检查

接种不少于 100 cfu 的大肠埃希菌于被检培养基和对照培养基中，30～35 ℃培养至少 72 h，试验菌应不得生长。

3. 培养基指示特性检查

用涂布法分别接种不大于 100 cfu 的金黄色葡萄球菌于被检培养基和对照培养基平板上，30～35 ℃培养不超过 18 h，被检培养基上试验菌生长的菌落大小、形态特征、指示剂反应情况等应与对照培养基一致。

五、控制菌检查方法适用性试验

本任务的方法适用性试验操作方案见表 2-3-15。

表 2-3-15　方法适用性试验操作方案

培养基	接种菌种	接种方法	培养条件
甘露醇氯化钠琼脂培养基	不大于 100 cfu 的金黄色葡萄球菌	取培养基接种规定量的试验菌及供试液，并以仅接种规定量试验菌的培养基作为对照	30～35 ℃培养 18 h
结果判断	若对照培养基中试验菌生长良好，且含供试品的培养基中试验菌生长良好，按此供试液制备法和控制菌检查方法进行供试品检查 如含供试品的培养基中微生物生长微弱、缓慢或不生长，则说明供试品的该检验量在该检验条件下有抑菌作用，应采用增加冲洗量、增加培养基用量、使用中和剂或灭活剂、更换滤膜品种等方法，消除供试品的抑菌作用，并重新进行方法适用性试验 如果经过试验确证供试品对试验菌的抑制作用无法消除，可认为受抑制的微生物不易存在于该供试品中，选择抑菌成分消除相对彻底的方法进行供试品的检查		

六、供试品检查

供试品的控制菌检查应按经方法适用性试验确认的方法进行，并设置阳性对照与阴性对照。

量取藿香正气水 10 mL，用 pH7.0 无菌氯化钠-蛋白胨缓冲液稀释至 100 mL，制成 1∶10 供试液。取相当于 1 mL 供试品的供试液，接种至适宜体积（经方法适用性试验确定）的胰酪大豆胨液体培养基中，混匀，在 30～35 ℃下培养 18～24 h。

将增菌培养后的培养物摇晃均匀，以接种环蘸取培养物 1～2 环，划线接种于甘露醇氯化钠琼脂培养基上，在 30～35 ℃下培养 18～72 h。甘露醇氯化钠琼脂培养基中含酚红，金黄色葡萄球菌能分解甘露醇产生酸，使酚红变色，在菌落周围呈现黄色环带，生长菌落较多

时，则使培养基呈现黄色，若未长菌则外周为浅红色，故具有鉴别作用，如图 2－3－4 所示。培养基中的高浓度氯化钠有抑制杂菌生长的作用。

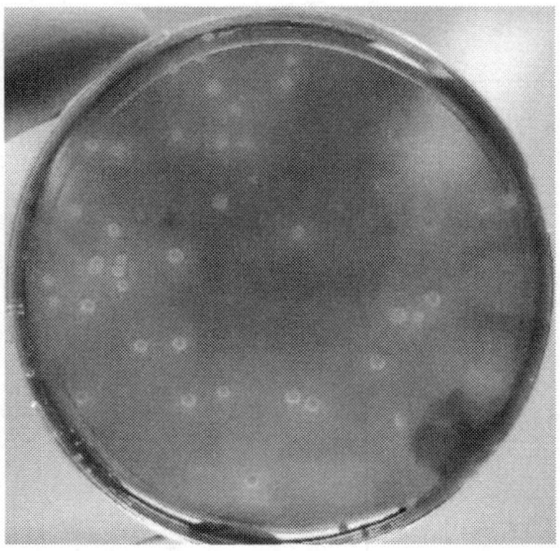

图 2－3－4　金黄色葡萄球菌在甘露醇氯化钠琼脂培养基上显黄色

七、金黄色葡萄球菌的鉴定

当甘露醇氯化钠琼脂培养基上生长与金黄色葡萄球菌特征相似的菌落时，应选取 2～3 个菌落，用接种针轻轻蘸取菌落表面中心培养物，分别接种于营养琼脂培养基，36 ℃ ±1 ℃培养 18～24 h，可见沿接种线生长的浅黄色菌苔，取此培养物用于革兰染色和血浆凝固酶试验。

1. 形态鉴定

革兰染色法是微生物学中常用的染色技术之一，可将细菌分成两类：革兰阳性菌和革兰阴性菌。革兰阳性菌经染色后呈紫色到深紫色，革兰阴性菌则呈红色到粉红色。

细菌的革兰染色步骤：涂片→干燥→固定→初染→水洗→媒染→水洗→脱色→水洗→复染→水洗→干燥→观察。

1）取培养物涂片、干燥、固定。

2）用草酸铵结晶紫染色 1 min 后水洗。

3）加碘液染色 1 min 后水洗。

4）斜置载玻片，滴加 95% 乙醇脱色，至流出的乙醇不现紫色为止，随即水洗。

5）用番红染液复染 1 min，水洗。

6）用吸水纸吸掉水滴，待标本片干后置显微镜下，先用低倍镜观察，发现目的物后用油镜观察，注意细菌细胞的颜色，金黄色葡萄球菌为革兰阳性菌，细胞应显紫色（见图 2－3－5）。

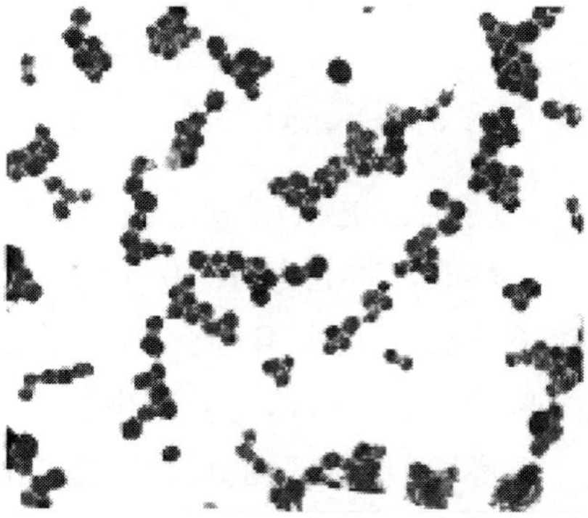

图 2－3－5　金黄色葡萄球菌革兰显色

2. 生化鉴定

血浆凝固酶试验：取无菌试管 3 支，加入新鲜兔血浆 0.1 mL、0.9% 无菌氯化钠溶液 0.5 mL。1 支加入供试液培养物 0.5 mL；其余 2 支作对照管，1 支加入 0.9% 无菌氯化钠溶液 0.5 mL 作阴性对照，1 支加入金黄色葡萄球菌菌悬液 0.5 mL 作阳性对照。3 管同时置36 ℃ ±1 ℃水浴或培养箱中，每 30 min 观察 1 次。检查时轻轻将试管倾斜，动作不要过快，仔细观察，阴性对照管应流动自如，阳性对照管呈凝固状。阳性对照和阴性对照管任一管不符合要求时，应另取血浆重新试验。

3. 结果判断

（1）供试液培养所得菌落革兰染色镜检呈紫色球菌，血浆凝固酶试验呈阳性反应，报告 1 mL 藿香正气水供试品中检出金黄色葡萄球菌。

（2）革兰染色镜检不是紫色球菌或血浆凝固酶试验呈阴性反应，报告 1 mL 藿香正气水供试品未检出金黄色葡萄球菌。

金黄色葡萄球菌的检查流程如图 2 -3 -6 所示。

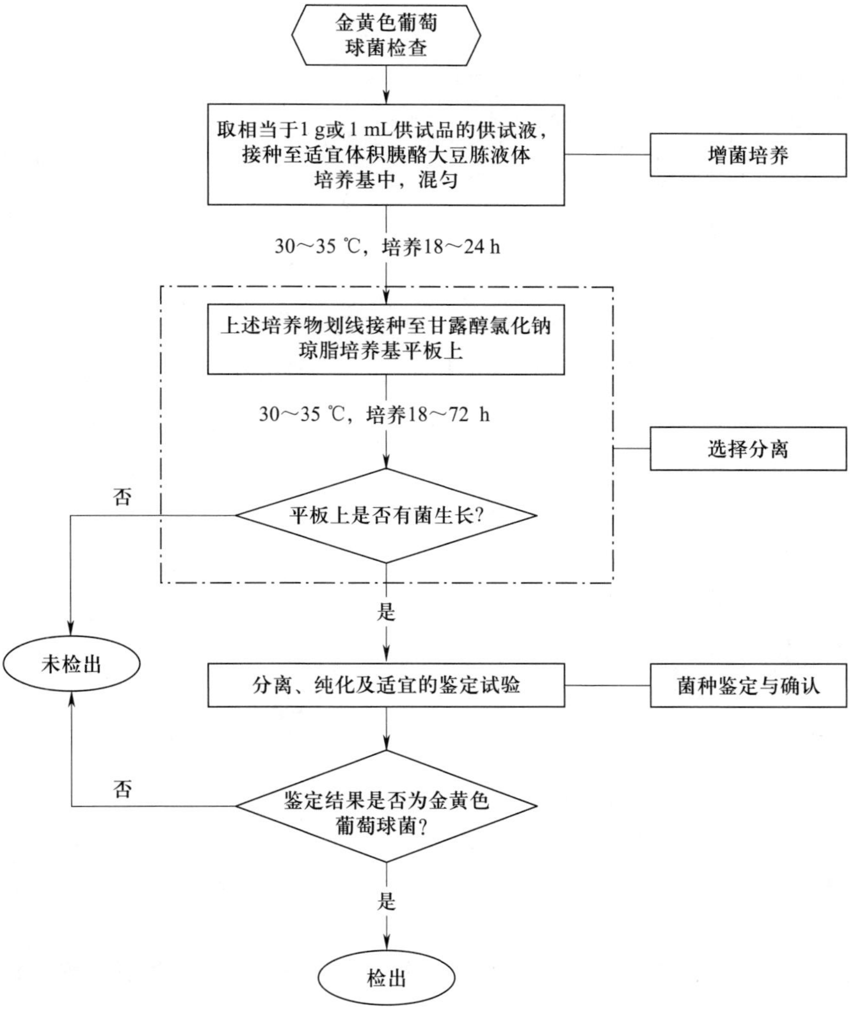

图 2 -3 -6　金黄色葡萄球菌的检查流程

八、藿香正气水中金黄色葡萄球菌的检查原始记录

按照表2－3－16记录藿香正气水中金黄色葡萄球菌的检查过程。

表2－3－16 **原始记录**

年 月 日

样品编号		样品名称	
批号		规格	
生产厂家名称		供样单位	
检验依据	《中国药典》2020年版____部		
试验环境	无菌室室温：____℃ 相对湿度：____% 无菌室洁净度是否符合标准：是 □ 否 □		
供试液制备	供试品____瓶（支） 加稀释液____mL		
培养基	培养基试用性检查结果		
	胰酪大豆胨液体培养基________支，每支____mL 甘露醇氯化钠琼脂培养基______个		
方法适用性检查结果	该方法是否适用于本试验：是 □ 否 □		
对照试验	阴性对照： 阳性对照：		
金黄色葡萄球菌培养	增菌培养： 取1:____供试液____mL 以pH7.0无菌氯化钠－蛋白胨缓冲液____mL，混匀，______℃培养__________h 选择培养： 取上述预培养物划线接种于甘露醇氯化钠琼脂平板上，______℃培养__________h		
结果	菌落特征： □ 符合 □ 疑似 □ 无菌生长		
检验结果	□ 检出 □ 未检出 □ 需进一步鉴定		
检验人员		复核人员	

【操作提示】

（1）培养基尽量临用现配，培养基灭菌后，尽快取出，切忌在灭菌锅内过夜存留；固体培养基灭菌或熔化后，熔化状态放置不得超过8 h；固体琼脂培养基熔化再使用应不超过1次。

（2）干粉培养基或培养基原料变质不应再用，预制培养基储存过程中发现混浊、变色、长菌、严重脱水等变化不应再用。

（3）血浆凝固酶试验应用新鲜培养物和新鲜血浆，以防出现假阴性。观察时不要摇动

试管，因为凝固初期血块易被破坏，出现假阴性。

(4) 如未标注培养温度，则默认在 30 ~ 35 ℃培养。

任务测评

按表 2 – 3 – 17 所列任务评分标准进行测评，并做好记录。

表 2 – 3 – 17　任务评分标准

考核内容	考核标准	配分	得分
培养基制备	能正确计算培养基各组分用量	5	
	能正确配制培养基	10	
	能完成培养基灭菌操作	5	
培养基适用性检查	能制备各菌种的菌液	10	
	能将菌液接种至相应的培养基中	10	
	能正确判断培养基适用性	5	
控制菌检查方法适用性试验	能判断供试品有无抑菌作用	5	
	能说出抑菌成分消除办法	5	
供试液接种、培养、结果判断	能用无菌操作技术完成供试液接种	10	
	能正确观察供试液培养变化	10	
	能正确判断供试品是否合格	10	
培养物处理、无菌室清洁	能正确完成培养物处理	10	
	能正确完成无菌室清洁	5	
合计		100	

【知识拓展】

除了前文介绍过的几种鉴定方法，还可通过以下几种现象判断检出金黄色葡萄球菌。

(1) 过氧化氢酶（触酶）试验阳性。

(2) 吡咯烷酮芳基酰胺酶（PYR）试验阴性。

(3) 高盐甘露醇试验阳性。

以上判断金黄色葡萄球菌的方法都属于表型鉴定，还可以通过检测 16S rRNA（细菌中一个高度保守的基因片段，同时具有一定的变异性）进行基因型鉴定。

金黄色葡萄球菌在其他培养基上的菌落特征见表 2 – 3 – 18。

表 2-3-18　　金黄色葡萄球菌在其他培养基上的菌落特征

培养基	菌落形态特征	应用
血琼脂培养基	37 ℃培养 18～24 h，可见金黄色或橙色圆形凸起菌落，直径为 2～4 mm，少数较大菌落直径可达 6～8 mm，菌落光滑湿润，边缘整齐。因金黄色葡萄球菌可产生溶血素，菌落周围可产生因红细胞溶解而完全透明的溶血环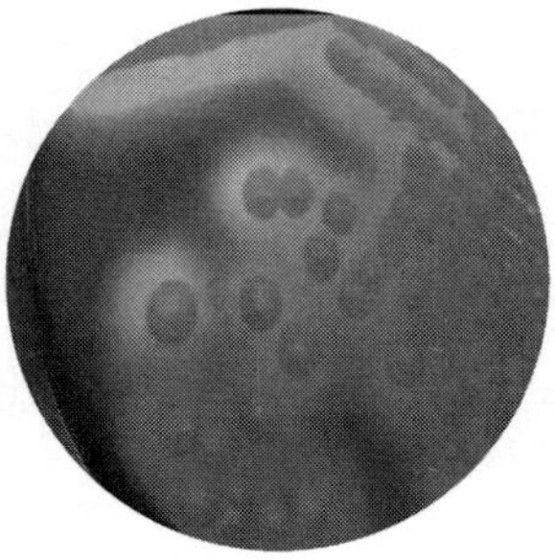	金黄色葡萄球菌常规分离、纯化、鉴别
Baird-Parker 琼脂基础培养基	37 ℃培养 18～24 h，可见圆形凸起菌落，直径为 2～3 mm，边缘整齐，光滑湿润，因培养基中所含亚碲酸钾被金黄色葡萄球菌还原成金属碲，故菌落中部呈黑色，有灰白色边缘。培养基中所含卵黄被分解，而使菌落围以乳浊圈，其外层还有一圈透明带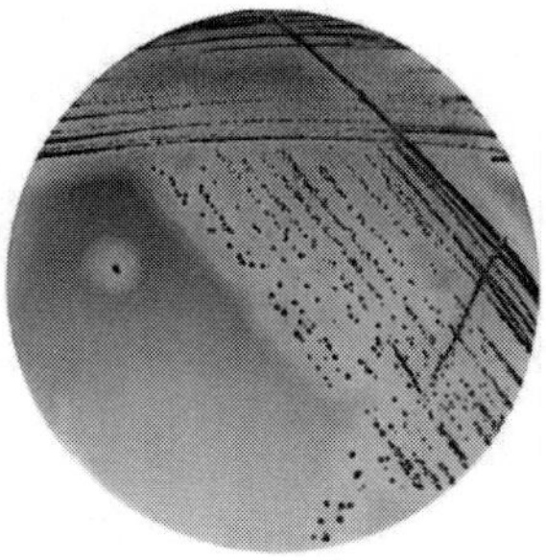	金黄色葡萄球菌分离、纯化、鉴别

思考与练习

一、选择题

1. 控制菌检查法中，可选用的稀释液有（　　）。

A. pH7.0 无菌氯化钠-蛋白胨缓冲液　　B. pH6.8 无菌磷酸盐缓冲液

C. pH7.6 无菌磷酸盐缓冲液　　D. 0.9% 无菌氯化钠溶液

2. 消除供试品抑菌活性的方法有（　　）。

A. 增加稀释液或培养基体积　　B. 加入适宜的中和剂或灭活剂

C. 采用薄膜过滤法　　D. 上述几种方法联合使用

3. 供试品检查金黄色葡萄球菌时用到的培养基包括（　　）。
A. 胰酪大豆胨液体培养基
B. 甘露醇氯化钠琼脂培养基
C. 硫乙醇酸盐流体培养基
D. 改良马丁培养基
4. 关于控制菌检查法操作说法正确的是（　　）。
A. 操作前后对超净工作台台面进行消毒
B. 试管口操作前后应灭菌处理
C. 待双手 75% 乙醇挥发后才能开始试验
D. 移液器吸头被污染可不做更换

二、简答题

1. 简述金黄色葡萄球菌检查结果判断标准。
2. 列出金黄色葡萄球菌检查的操作注意事项。

任务三　五灵脂中沙门菌的检查

知识目标

1. 掌握沙门菌检查及鉴定的方法。
2. 理解沙门菌鉴定方法的原理。
3. 了解控制菌检查的目的。

技能目标

1. 能正确选择沙门菌检查所需的培养基，并根据培养基配方完成培养基制备。
2. 学会增菌、分离纯化及鉴别沙门菌。
3. 学会根据《中国药典》2020 年版进行药品中沙门菌的检查。
4. 能独立设计阴性对照、阳性对照并完成操作。
5. 能根据试验结果做出正确分析。

素质目标

1. 通过自主查阅用药安全相关事例，提高用药安全的意识。
2. 按照标准客观公正地完成定性结果判断。

3. 通过培养物处理、操作区域清洁，养成良好的劳动习惯，主动践行精益求精的工匠精神。

【任务引入】

五灵脂是一种活血化瘀药，其功效为活血止痛、祛瘀止血，对于一些出血性疾病或跌打损伤有良好的效果。这类非无菌药品在控制菌检查方面有什么特殊要求呢？

2022 年，某公司生产的巧克力产品中检测出了沙门菌，相关产品销往了全世界 113 个国家，其中包括我国。截至 2022 年 4 月 25 日，共报告 151 例疑似因食用该巧克力产品而遭沙门菌感染的病例。感染者中绝大部分是不到 10 岁的儿童，其中 9 人住院治疗。

资料显示，在世界范围内，每年有超过 10 万人因为沙门菌感染而死亡。沙门菌是引起食物中毒的病原体，感染后症状包括恶心、呕吐、腹部绞痛以及腹泻等，有时还会伴随发热。沙门菌被纳入药品的控制菌检查项目，若检出沙门菌，则表示药品被致病菌污染，不能服用。

某企业加工生产了一批五灵脂，需要按照抽样标准抽取一定数量五灵脂，并对这一批抽检品是否含有沙门菌进行判断。因单个微生物肉眼不可见，不能直观做出判断，此时需要借助培养基将微生物培养成肉眼可见的培养物，再鉴别该培养物是否为控制菌。

任务分析

（1）沙门菌被列为污染指示菌，是非无菌口服药品的常规必检项目。五灵脂中沙门菌的检查为定性检查，因此需要借助鉴定培养基进行菌种鉴定。

（2）按照培养基配方完成培养基制备并进行适用性检查，在确保培养基适用于该试验后，该培养基才能被采用。

（3）控制菌检查方法需要做方法适用性试验，以确定该方法是适用于该试验的。

（4）按照《中国药典》2020 年版规定，确定五灵脂的检验数量、检验量，保证供试品抽样的客观性，在无菌室中完成供试品控制菌检查，观察培养基上是否有菌落生长并对其进行品种鉴定来判断结果。

本任务工作内容及要求同任务一（见表 2－3－1）。

相关知识

沙门菌为肠杆菌科沙门菌属细菌，广泛分布于自然界，是人畜共患的肠道病原菌，常引起胃肠炎、伤寒等，危害人类健康。沙门菌可通过人、畜、禽的粪便或带菌者直接或间接地污染药品原料、辅料及生产的各个环节，特别是以动物为来源的药物，污染概率更高。

沙门菌的检查流程如图 2－3－7 所示。

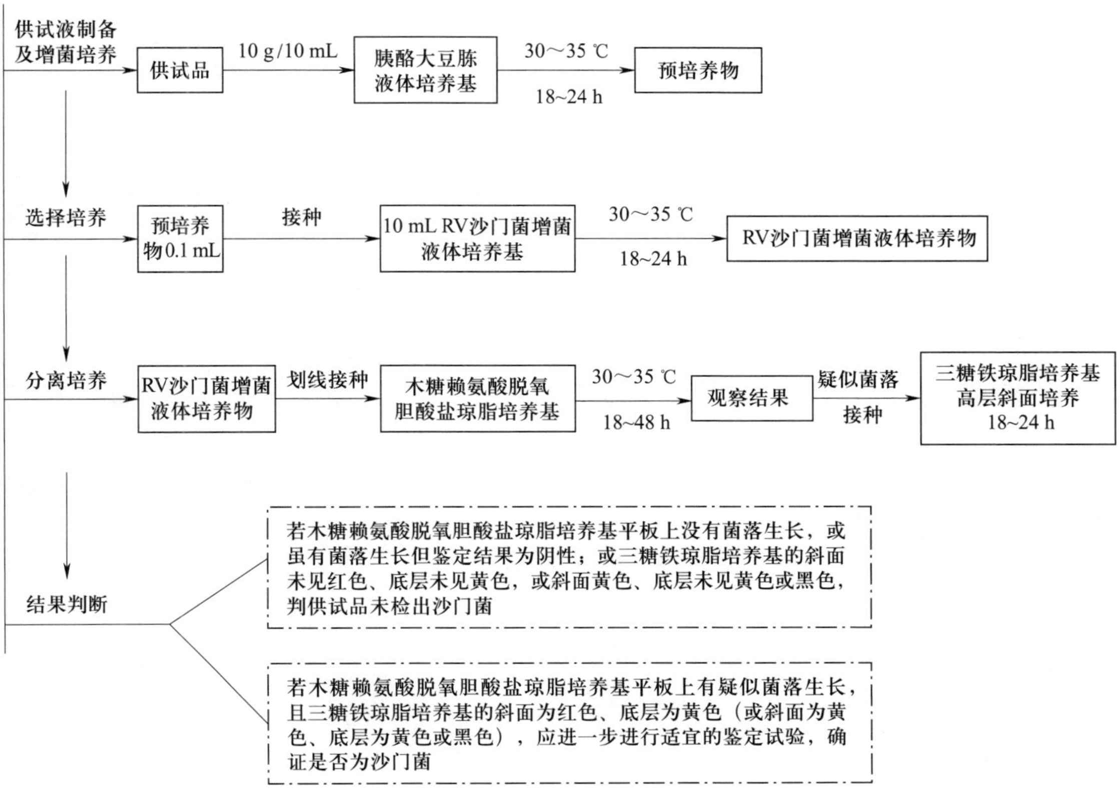

图 2－3－7　沙门菌的检查流程

任务实施

五灵脂中沙门菌的检查

一、制订工作计划

根据任务要求，制订合理的工作进度计划，并根据小组成员的特点进行分工，完成表 2－3－19。

表 2－3－19　　分工计划

工作内容	完成时间	成员	负责人
培养基制备			
培养基适用性检查			
方法适用性试验			
供试品接种			
对照试验			
培养及观察			
结果判断			

二、试验前准备

按照表 2－3－20 进行试验前准备。

表 2－3－20　　试验前准备

设备、器材、试剂	规格	数量	用途
无菌室			操作场所
超净工作台			操作区域
酒精灯			局部无菌环境
75% 乙醇			擦拭消毒
五灵脂			供试品
胰酪大豆胨液体培养基、RV 沙门菌增菌液体培养基、木糖赖氨酸脱氧胆酸盐琼脂培养基、三糖铁琼脂培养基、尿素琼脂培养基、氰化钾培养基、赖氨酸脱羧酶培养基、半固体营养琼脂培养基			为微生物提供营养物质，进行沙门菌的鉴定
移液器			定量移取供试液
试管、试管架			容器、支架
培养皿			容器
培养箱			微生物培养
菌种			培养基适用性检查、检查方法适用性试验、阳性对照
补充 1：			
补充 2：			

三、培养基制备

按照胰酪大豆胨液体培养基、RV 沙门菌增菌液体培养基、木糖赖氨酸脱氧胆酸盐琼脂培养基、三糖铁琼脂培养基、尿素琼脂培养基、氰化钾培养基、赖氨酸脱羧酶培养基、半固体营养琼脂培养基配方，计算实际所需培养基用量，根据培养基制备方式完成培养基制备，见表 2－3－21。

表 2－3－21　　培养基制备记录

培养基名称	配方	制备 1 000 mL	实际用量____ mL	制备方式
		用量	计算用量	
胰酪大豆胨液体培养基	胰酪胨	17.0 g		除葡萄糖外，取上述成分，混合，微温溶解，滤过，调节 pH 值使灭菌后在 25 ℃的 pH 值为 7.3 ± 0.2，加入葡萄糖，分装，灭菌
	大豆木瓜蛋白酶水解物	3.0 g		
	葡萄糖/无水葡萄糖	2.5 g/2.3 g		
	氯化钠	5.0 g		
	磷酸氢二钾	2.5 g		
	水	1 000.0 mL		

续表

培养基名称	配方	制备1 000 mL用量	实际用量____ mL计算用量	制备方式
RV沙门菌增菌液体培养基	大豆胨	4.5 g		除孔雀绿外，取上述成分，混合，微温溶解，调节pH值使灭菌后在25 ℃的pH值为5.2 ± 0.2。加入孔雀绿，分装，灭菌，灭菌温度不能超过115 ℃
	氯化钠	8.0 g		
	磷酸氢二钾	0.4 g		
	磷酸二氢钾	0.6 g		
	六水合氯化镁	29.0 g		
	孔雀绿	36.0 mg		
	水	1 000.0 mL		
木糖赖氨酸脱氧胆酸盐琼脂培养基	酵母浸出粉	3.0 g		除三种糖、酚红、琼脂外，取上述成分，混合，微温溶解，调节pH值使加热后在25 ℃的pH值为7.4 ± 0.2，加入三种糖、酚红、琼脂，加热至沸腾，冷至50 ℃倾注平皿（不能在高压灭菌器中加热）
	L－赖氨酸	5.0 g		
	木糖	3.5 g		
	乳糖	7.5 g		
	蔗糖	7.5 g		
	脱氧胆酸钠	2.5 g		
	氯化钠	5.0 g		
	硫代硫酸钠	6.8 g		
	枸橼酸铁铵	0.8 g		
	酚红	80.0 mg		
	琼脂	13.5 g		
	水	1 000.0 mL		
三糖铁琼脂培养基	胨	20.0 g		除三种糖、0.2%酚磺酞指示液、琼脂外，取上述成分，混合，微温溶解，调节pH值使灭菌后在25 ℃的pH值为7.3 ±0.1，加入琼脂，加热溶化后，再加入其余各成分，摇匀，分装，灭菌，制成高底层（2～3 cm）短斜面
	牛肉浸出粉	5.0 g		
	乳糖	10.0 g		
	蔗糖	10.0 g		
	葡萄糖	1.0 g		
	氯化钠	5.0 g		
	硫酸亚铁	0.2 g		
	硫代硫酸钠	0.2 g		
	0.2%酚磺酞指示液	12.5 mL		
	琼脂	12.0 g		
	水	1 000.0 mL		

续表

培养基名称	配方	制备 1 000 mL	实际用量____ mL	制备方式
		用量	计算用量	
尿素琼脂培养基	蛋白胨	1.0 g		除尿素溶液、琼脂外，取上述成分，混合，微温溶解，调节 pH 值使灭菌后在 25 ℃的 pH 值为 7.2 ± 0.2，加入琼脂，加热溶化后，冷却至50 ~ 55 ℃，再加入过滤除菌的尿素溶液，尿素终浓度为 2%，分装，制成斜面
	葡萄糖	1.0 g		
	酚红	0.012 g		
	氯化钠	5.0 g		
	磷酸二氢钾	2.0 g		
	琼脂	20.0 g		
	20% 尿素溶液	100.0 mL		
	水	900.0 mL		
氰化钾培养基	蛋白胨	10.0 g		除氰化钾外，取上述成分，混合，微温溶解后灭菌，充分冷却后加入新制备的 0.5% 氰化钾溶液，分装（氰化钾是剧毒药，使用时应小心，切勿沾染，以免中毒）
	氯化钠	5.0 g		
	磷酸二氢钾	0.225 g		
	磷酸氢二钠	5.64 g		
	0.5% 氰化钾溶液	20.0 mL		
	水	1 000.0 mL		
赖氨酸脱羧酶培养基	蛋白胨	5.0 g		除赖氨酸外，取上述成分，混合，加热溶解，加入 L - 赖氨酸，调节 pH 值使灭菌后在 25 ℃的 pH 值为 6.8 ± 0.2，分装，115 ℃高压灭菌
	酵母浸出粉	3.0 g		
	L - 赖氨酸	5.0 g		
	葡萄糖	1.0 g		
	溴甲酚紫	0.02 g		
	水	1 000.0 mL		
半固体营养琼脂培养基	蛋白胨	10.0 g		除琼脂外，取上述成分，混合，微温使溶解，调 pH 值使灭菌后在 75 ℃的 pH 值为 7.4 ± 0.2，再加入琼脂，加热溶解，分装，灭菌
	牛肉浸出粉	3.0 g		
	氯化钠	5.0 g		
	琼脂	3.0 ~ 6.5 g		
	水	1 000.0 mL		

四、培养基适用性检查

沙门菌检查用培养基的促生长能力、抵制能力和指示特性见表 2 - 3 - 22，菌液制备方法与阴性对照设置同任务一大肠埃希菌的检查。操作方案见表 2 - 3 - 23。

表 2-3-22　　沙门菌检查用培养基的促生长能力、抵制能力和指示特性

控制菌检查	培养基	特性	试验菌株
沙门菌	RV 沙门菌增菌液体培养基	促生长能力	乙型副伤寒沙门菌
		抑制能力	金黄色葡萄球菌
	木糖赖氨酸脱氧胆酸盐琼脂培养基	促生长能力 + 指示特性	乙型副伤寒沙门菌
	三糖铁琼脂培养基	指示能力	乙型副伤寒沙门菌

表 2-3-23　　培养基适用性检查操作方案

培养基名称	试验菌	培养条件	结果
胰酪大豆胨液体培养基	不大于 100 cfu 的乙型副伤寒沙门菌	30 ~ 35 ℃培养不超过 18 h	与对照培养基比较，被检培养基试验菌应生长良好
RV 沙门菌增菌液体培养基	不大于 100 cfu 的乙型副伤寒沙门菌	30 ~ 35 ℃培养不超过 18 h	与对照培养基比较，被检培养基试验菌应生长良好
	不少于 100 cfu 的金黄色葡萄球菌	30 ~ 35 ℃培养不少于 24 h	试验菌应不得生长
木糖赖氨酸脱氧胆酸盐琼脂培养基	不大于 100 cfu 的乙型副伤寒沙门菌	30 ~ 35 ℃培养不超过 18 h	被检培养基上试验菌的菌落大小、形态特征、指示剂反应情况等应与对照培养基一致
三糖铁琼脂培养基	不大于 100 cfu 的乙型副伤寒沙门菌	30 ~ 35 ℃培养不超过 18 h	被检培养基上试验菌的菌落大小、形态特征、指示剂反应情况等应与对照培养基一致
尿素琼脂培养基	不大于 100 cfu 的乙型副伤寒沙门菌	30 ~ 35 ℃培养不超过 24 h	被检培养基上试验菌的菌落大小、形态特征、指示剂反应情况等应与对照培养基一致
氰化钾培养基	不大于 100 cfu 的乙型副伤寒沙门菌	30 ~ 35 ℃培养不超过 48 h	被检培养基上试验菌的试验现象应与对照培养基一致
赖氨酸脱羧酶培养基	不大于 100 cfu 的乙型副伤寒沙门菌	30 ~ 35 ℃培养不超过 24 h	被检培养基上试验菌的试验现象应与对照培养基一致
半固体营养琼脂培养基	不大于 100 cfu 的乙型副伤寒沙门菌	30 ~ 35 ℃培养不超过 24 h	与对照培养基比较，被检培养基试验菌应生长良好

五、控制菌检查方法适用性试验

本任务的方法适用性试验操作方案见表 2-3-24。

表 2-3-24　　方法适用性试验操作方案

培养基名称	接种菌种	接种方法	培养条件
胰酪大豆胨液体培养基	不大于 100 cfu 的乙型副伤寒沙门菌	每种菌种各两管，其中 1 管接入每支培养基规定接种量的供试液，另 1 管作为对照	30 ~ 35 ℃培养 18 h
RV 沙门菌增菌液体培养基			
木糖赖氨酸脱氧胆酸盐琼脂培养基	不大于 100 cfu 的乙型副伤寒沙门菌	每种菌种各两个平板，其中 1 个平板接入每支培养基规定接种量的供试液，另 1 平板作为对照	30 ~ 35 ℃培养 18 h
三糖铁琼脂培养基			
尿素琼脂培养基			30 ~ 35 ℃培养 24 h

续表

培养基名称	接种菌种	接种方法	培养条件
氰化钾培养基	不大于 100 cfu 的乙型副伤寒沙门菌	取规定量供试液与试验菌接种于氰化钾培养基及不含氰化钾的基础培养基（对照管）中，接种后立即塞紧橡胶塞	30 ~ 35 ℃培养 24 h
赖氨酸脱羧酶培养基	不大于 100 cfu 的乙型副伤寒沙门菌	取规定量供试液与试验菌接种于赖氨酸脱羧酶培养基及不含赖氨酸脱羧酶的基础培养基（对照管）中	30 ~ 35 ℃培养 24 h
半固体营养琼脂培养基	不大于 100 cfu 的乙型副伤寒沙门菌	取规定量供试液与试验菌穿刺接种于半固体营养琼脂培养基中	30 ~ 35 ℃培养 24 h
试验名称	接种菌种	操作方法	
血清凝集试验	乙型副伤寒沙门菌	在洁净载玻片一端，以接种环蘸取沙门菌属多价菌体（O）抗血清 2 ~ 3 环，再取规定量供试液与乙型副伤寒沙门菌少许，与血清混合，将玻片前后晃动，载玻片另一端应以 0.9% 无菌氯化钠溶液与同株培养物混合作对照试验	
结果判断	若检出试验菌，则说明该方法可行，可按此供试液制备法和控制菌检查方法进行供试品检查 若未检出试验菌，应消除供试品的抑菌活性，并重新进行方法适用性试验 如果经过试验确证供试品对试验菌的抗菌作用无法消除，可认为受抑制的微生物不易存在于该供试品中，选择抑菌成分消除相对彻底的方法进行供试品的检查		

六、供试品检查

1. 增菌培养

取 10 g 五灵脂按水溶性供试品的供试液制备方法处理后接种至适宜体积（经方法适用性试验确定）的胰酪大豆胨液体培养基中，混匀，30 ~ 35 ℃培养 18 ~ 24 h。

2. 选择和分离培养

取上述培养物 0.1 mL 接种至 10 mL RV 沙门菌增菌液体培养基中，30 ~ 35 ℃培养 18 ~ 24 h。取少量 RV 沙门菌增菌液体培养物划线接种于木糖赖氨酸脱氧胆酸盐琼脂培养基平板上，30 ~ 35 ℃培养 18 ~ 48 h。用接种针挑选疑似菌落于三糖铁琼脂培养基高层斜面上进行斜面和高层穿刺接种，30 ~ 35 ℃培养 18 ~ 24 h。具体检查方法见表 2 - 3 - 25。

表 2 - 3 - 25　　五灵脂中沙门菌检查方法

培养基	供试品	阳性对照	阴性对照	培养条件
胰酪大豆胨液体培养基	五灵脂供试液	分别接种与供试品等量的乙型副伤寒沙门菌（不大于 100 cfu）至培养基中	用等量处理供试品的稀释液代替供试品接种于培养基中	30 ~ 35 ℃培养 18 ~ 24 h
RV 沙门菌增菌液体培养基	供试液培养物	分别接种与供试品等量的乙型副伤寒沙门菌（不大于 100 cfu）至培养基中		30 ~ 35 ℃培养 18 ~ 24 h

续表

培养基	供试品	阳性对照	阴性对照	培养条件
木糖赖氨酸脱氧胆酸盐琼脂培养基	RV 沙门菌增菌液体培养物	分别接种与供试品等量的乙型副伤寒沙门菌（不大于 100 cfu）至培养基平板上	用等量处理供试品的稀释液代替供试品接种于培养基平板上	30～35 ℃培养 18～48 h
三糖铁琼脂培养基	木糖赖氨酸脱氧胆酸盐琼脂培养基上淡红色或无色、透明或半透明、中心有或无黑色的菌落	分别接种与供试品等量的乙型副伤寒沙门菌（不大于 100 cfu）至培养基平板上		30～35 ℃培养 18～24 h

七、沙门菌的鉴定

1. 形态鉴定

沙门菌在木糖赖氨酸脱氧胆酸盐琼脂培养基平板上生长良好，菌落呈淡红色或无色、透明或半透明、中心有或无黑色。

2. 生化鉴定

1）靛基质试验。参照本项目任务一大肠埃希菌生化鉴定中本项操作并判断结果。

2）尿素酶试验。取疑似菌落接种于尿素琼脂培养基斜面，30～35 ℃培养 24 h 观察结果。斜面变为红色为阳性，不变色为阴性。

3）氰化钾试验。用接种环蘸取疑似菌落，分别接种至氰化钾培养基及不含氰化钾的基础培养基（对照管）各 1 管，接种后立即塞紧橡胶塞，置 30～35 ℃培养 24～48 h，对照管内应有菌生长，试验管有菌生长者为阳性，试验管无菌生长者为阴性。

4）赖氨酸脱羧酶试验。用接种环蘸取疑似菌落分别接种于赖氨酸脱羧酶培养基及不含赖氨酸脱羧酶的基础培养基（对照管），置 30～35 ℃培养 24～48 h，观察结果。对照管应为黄色，试验管呈紫色为阳性（赖氨酸脱羧产碱），试验管呈黄色为阴性。

5）动力检查。用接种针蘸取疑似菌落穿刺接种于半固体营养琼脂培养基中，30～35 ℃培养24 h，细菌沿穿刺线外周扩散生长为动力阳性，否则为阴性。阴性培养物应在室温保留 2～3 天后，再判断。

6）血清凝集试验。在洁净载玻片一端，以接种环蘸取沙门菌属多价菌体（O）抗血清 2～3 环，再取疑似菌落少许，与血清混合，将玻片前后晃动，出现凝集现象为阳性反应，载玻片另一端应以 0.9% 无菌氯化钠溶液与同株培养物混合作对照试验，对照试验应无凝集现象。有时反应迟缓，需将玻片与湿棉球置培养皿内，约过 20 min，再观察。仍未出现凝集时，应取疑似菌落，置含少量 0.9% 无菌氯化钠溶液的试管中，制成浓菌悬液，在 100 ℃水浴中保温 30 min，待冷，再作凝集试验。

3. 结果判断

若木糖赖氨酸脱氧胆酸盐琼脂培养基平板上有疑似菌落生长，且三糖铁琼脂培养基的斜面为红色、底层为黄色，或斜面为黄色、底层为黄色或黑色，靛基质试验阴性，尿素酶试验阴性，氰化钾试验阴性，赖氨酸脱羧酶试验阳性，动力检查阳性，血清凝集试验阳性，判供试品检出沙门菌。如果平板上没有菌落生长，或虽有菌落生长但鉴定结果为阴性；或三糖铁琼脂培养基的斜面未见红色、底层未见黄色，或斜面黄色、底层未见黄色或黑色，判供试品未检出沙门菌。

八、五灵脂中沙门菌检查原始记录

按照表2－3－26，记录五灵脂中沙门菌的检查结果。

表2－3－26　　原始记录

年　　月　　日

<table>
<tr><td>样品编号</td><td></td><td>样品名称</td><td></td></tr>
<tr><td>批号</td><td></td><td>规格</td><td></td></tr>
<tr><td>生产厂家名称</td><td></td><td>供样单位</td><td></td></tr>
<tr><td>检验依据</td><td colspan="3">《中国药典》2020年版____部</td></tr>
<tr><td>试验环境</td><td colspan="3">无菌室室温：____℃　　相对湿度：____%
无菌室洁净度是否符合标准：是 □　　否 □</td></tr>
<tr><td>供试品</td><td colspan="3"></td></tr>
<tr><td rowspan="2">培养基</td><td>培养基适用性检查结果</td><td colspan="2"></td></tr>
<tr><td colspan="3">胰酪大豆胨液体培养基____支，每支____mL
RV沙门菌增菌液体培养基____支，每支____mL
木糖赖氨酸脱氧胆酸盐琼脂培养基____个
三糖铁琼脂培养基____个
尿素琼脂培养基____个
氰化钾培养基____支，每支____mL
赖氨酸脱羧酶培养基____支，每支____mL
半固体营养琼脂培养基____个</td></tr>
<tr><td>方法适用性检查结果</td><td colspan="3">该方法是否适用本试验　是 □　　否 □</td></tr>
<tr><td>对照试验</td><td colspan="3">阴性对照：
阳性对照：</td></tr>
<tr><td>取样及样品处理</td><td colspan="3">按照《中国药典》2020年版规定的检验数量进行抽样，一般应随机抽取不少于______个最小包装的供试品，混合，取规定量供试品进行检验。除另有规定外，一般供试品的检验量为________。
取供试品，用____________________溶解或稀释制成1∶10供试液</td></tr>
<tr><td>增菌培养</td><td colspan="3">取10 mL供试液，接种至适宜体积（经方法适用性试验确定）的胰酪大豆胨液体培养基中，混匀，________℃培养________h</td></tr>
<tr><td>选择和分离培养</td><td colspan="3">取上述培养物______mL接种至10 mL________培养基中，________℃培养________h。取________培养物划线接种于木糖赖氨酸脱氧胆酸盐琼脂培养基平板上，________℃培养________h。用接种针挑______________于三糖铁琼脂培养基高层斜面上进行斜面和高层穿刺接种，________℃培养________h</td></tr>
<tr><td>形态检查</td><td colspan="3">在木糖赖氨酸脱氧胆酸盐琼脂培养基平板上沙门菌菌落呈______________________，接种至三糖铁琼脂培养基后斜面呈______________________________</td></tr>
</table>

续表

生化鉴定	1. 靛基质试验 2. 尿素酶试验 取疑似菌落接种于______斜面，______℃培养______h观察结果。斜面变为红色为______性，不变色为______性 3. 氰化钾试验 用接种环蘸取疑似菌落，分别接种至______及______各1管，接种后立即塞紧橡胶塞，置______℃培养______h，对照管内应有菌生长，试验管有菌生长者为______性，试验管无菌生长者为______性 4. 赖氨酸脱羧酶试验 用接种环蘸取疑似菌落分别接种于______及______，置______℃培养______h，观察结果。对照管应为黄色，试验管呈紫色为______性（赖氨酸脱羧产碱），试验管呈黄色为______性 5. 动力检查 用接种针蘸取疑似菌落穿刺接种于______中，______℃培养______h，细菌沿穿刺线外周扩散生长，为动力______性，否则为______性。______性培养物应在室温保留2~3天后，再判断 6. 血清凝集试验 在洁净载玻片一端，以接种环蘸取______2~3环，再取疑似菌落少许，与血清混合，将玻片前后晃动，以______与______作对照试验，对照试验应无凝集现象。有时反应迟缓，需将玻片与湿棉球置平皿内，约过20 min，再观察。仍未出现凝集时，应取疑似菌落，置含少量0.9%无菌氯化钠溶液的试管中，制成______，在______℃水浴中保温______min，待冷，再作凝集试验。如出现凝集，应判为______性，否则为______性
结果判断	若木糖赖氨酸脱氧胆酸盐琼脂培养基平板上有疑似菌落生长，且三糖铁琼脂培养基的斜面为______，靛基质试验______性，尿素酶试验______性，氰化钾试验______性，赖氨酸脱羧酶试验______性，动力检查______性，血清凝集试验______性，判供试品检出沙门菌 如果平板上没有菌落生长，或虽有菌落生长但鉴定结果为阴性，或三糖铁琼脂培养基的斜面未见______，判供试品未检出沙门菌
供试品检查结果	

检验人员		复核人员	

任务测评

按表2-3-27所列任务评分标准进行测评，并做好记录。

表2-3-27　任务评分标准

考核内容	考核标准	配分	得分
培养基制备	能正确计算培养基各组分用量	5	
	能正确配制培养基	10	
	能完成培养基灭菌操作	5	

续表

考核内容	考核标准	配分	得分
培养基适用性检查	能制备各菌种的菌液	10	
	能将菌液接种至相应的培养基中	10	
	能正确完成培养基适用性检查	5	
控制菌检查方法适用性试验	能完成控制菌检查方法适用性试验	5	
	能判断该方法是否可行并改进	5	
控制菌检查实验	能用无菌操作技术完成供试品中控制菌检查各项操作	10	
	能正确观察供试品各类现象并判断结果	10	
	能正确判断供试品是否检出控制菌	10	
培养物处理、无菌室清洁	能正确完成培养物处理	10	
	能正确完成无菌室清洁	5	
合计		100	

【知识拓展】

五灵脂

五灵脂是鼯鼠科动物复齿鼯鼠的粪便经过收集、干燥、去除杂质以后制成的一味中药。其性温味甘，主入肝经，有活血化瘀止痛的功效，炒炭后则有止血的作用。

五灵脂临床上通常用于疼痛类、出血类病变，如妇女经闭（生用）或血崩（炒用）、心腹疼痛、骨折肿痛等。五灵脂通常入汤剂中与其他药物配伍使用。

思考与练习

一、选择题

1. 沙门菌的培养温度一般为（　　）℃。

A. 23～25　　B. 25～28　　C. 30～35　　D. 36～38

2. 检查药品中沙门菌时用到的分离纯化培养基是（　　）。

A. 麦康凯琼脂培养基　　B. 曙红亚甲蓝琼脂培养基

C. 溴代十六烷基三甲铵琼脂培养基　　D. 木糖赖氨酸脱氧胆酸盐琼脂培养基

3. 检查 RV 沙门菌增菌液体培养基抑制能力的试验菌株为（　　）。

A. 大肠埃希菌　　B. 金黄色葡萄球菌

C. 沙门菌　　D. 梭菌

二、简答题

1. 某药业生产的五灵脂要进行控制菌的检查，其中沙门菌的检查操作流程是什么？
2. 请叙述沙门菌生化鉴定各试验的现象及结果判断标准。

任务四　沙丁胺醇吸入气雾剂中铜绿假单胞菌的检查

知识目标

1. 熟悉铜绿假单胞菌的特点。
2. 理解铜绿假单胞菌生化鉴定试验的原理。

技能目标

1. 能独立完成供试品的抽样与处理。
2. 能完成培养物的划线接种。
3. 能按要求完成生化鉴定试验操作。
4. 能对照标准完成结果判断，根据试验结果做出正确分析。

素质目标

1. 通过学习铜绿假单胞菌菌落形态，挑选典型菌落，培养用理论指导实践的能力。
2. 通过对生化鉴定试验结果的综合判断，培养逻辑思维能力，强化实事求是的科研精神。

【任务引入】

铜绿假单胞菌是一种常见的水源性致病菌，对消毒剂、干燥、紫外线等理化因素具有很强的抵抗力。

桶装饮用水已经成为人们的日常消费品，其质量安全问题备受关注。2019 年至 2020 年，申某某、魏某某使用购置的纯净水过滤器具、灌装设备私设水厂，使用地下井水灌装桶装水。涉案桶装水中铜绿假单胞菌超标 500 余倍。铜绿假单胞菌可能引起皮肤与软组织感染、呼吸道感染、菌血症、败血症等，还有可能引起婴儿严重的流行性腹泻，因此认定涉案桶装水“足以造成严重食源性疾病”。

根据食品安全国家标准，包装饮用水中不得检出铜绿假单胞菌、大肠菌群。

根据《中国药典》2020年版的规定，耳用制剂、皮肤给药制剂、呼吸道吸入给药制剂等都应对铜绿假单胞菌进行检查，且不得检出。可见食品、药品对铜绿假单胞菌的检查都有非常严格的要求。微生物检验工作人员应严谨解读标准，遵守相关规定，为人民用药安全担起一份责任。

某企业生产了一批沙丁胺醇吸入气雾剂，需要按照抽样标准抽取一定数量，并对这一批抽检品是否含有铜绿假单胞菌进行判断。因单个微生物肉眼不可见，不能直观做出判断，故需要借助培养基将微生物培养成肉眼可见的菌落，再进行鉴别。

任务分析

（1）药品中铜绿假单胞菌的含菌量较少，检出铜绿假单胞菌的第一步是增菌培养。增菌是为了让目标菌大量繁殖，以增加目标菌的检出率。

（2）铜绿假单胞菌的生长对营养要求不高，待检样品有正常菌群存在时，应接种至选择性培养基，如溴化十六烷基三甲铵琼脂培养基；无正常菌群存在时（如血液等），可接种至普通全营养型培养基。为了得到单个疑似菌落，应采用平板划线法分离。

（3）为进一步鉴定平板上生长的菌落是否为铜绿假单胞菌，需进行氧化酶试验等生化鉴定试验。

本任务工作内容及要求同任务一（见表2-3-1）。

相关知识

一、对铜绿假单胞菌的认识

1. 铜绿假单胞菌

铜绿假单胞菌又称绿脓杆菌，是一种机会性致病菌，即在正常情况下与人体维持生存平衡，一般不会致病或导致人体出现明显的损伤。但是当人体免疫力下降时，铜绿假单胞菌就可以转为致病菌，导致外耳炎、肺炎、泌尿系统感染等。

2. 镜检下的铜绿假单胞菌

铜绿假单胞菌为革兰阴性菌，菌体细长且长短不一，呈球杆状或线状，成对或短链状排列。在暗视野显微镜或相差显微镜下观察可见细菌运动活泼。

3. 铜绿假单胞菌的菌落形态

不同培养基上铜绿假单胞菌的菌落形态见表2-3-28。

表2-3-28　铜绿假单胞菌的菌落形态

培养基	菌落形态
血琼脂培养基	大而扁平，湿润，有金属光泽，菌落周围有蓝绿色透明溶血环，有生姜味

续表

培养基	菌落形态
麦康凯琼脂培养基	典型菌落：菌落形态不规则，边缘呈伞状伸展
	大肠菌样型：菌落圆形凸起，无色透明，似大肠埃希菌
	粗糙型：菌落呈纽扣状，表面粗糙，或菌落中央隆起、边缘扁平
	黏液型：菌落光滑，隆起，呈黏液状，嵌入培养基中，不易挑起
	侏儒型：生长缓慢，培养 24 h 后才有细小菌落
普通培养基	产生水溶性色素，如绿脓菌素

二、溴化十六烷基三甲铵琼脂培养基原理

溴化十六烷基三甲铵琼脂培养基鉴别铜绿假单胞菌的原理见表 2－3－29。

表 2－3－29　溴化十六烷基三甲铵琼脂培养基鉴别铜绿假单胞菌的原理

组成成分	作用
明胶胰酶水解物	为铜绿假单胞菌的生长提供碳、氮源、维生素和生长因子
甘油	
溴化十六烷基三甲铵	用于铜绿假单胞菌的选择培养。溴化十六烷基三甲铵可以改变细菌细胞的通透性，使细菌发生自溶或引起菌体蛋白质变性沉淀，导致细菌死亡，有较强的抑菌作用，而铜绿假单胞菌对其有一定的耐受性
氯化镁	促进绿脓菌素的产生，并维持渗透压
硫酸钾	
琼脂	凝固剂
水	溶解上述成分

三、铜绿假单胞菌检查重难点操作环节

铜绿假单胞菌检查的重难点操作环节见表 2－3－30。

表 2－3－30　铜绿假单胞菌检查的重难点操作环节

操作环节	描述
供试液的制备和增菌培养	无菌操作制备 1∶10 供试液
选择与分离培养	将增菌培养物划线接种于相应的培养基
氧化酶试验	新制备 1% 二盐酸 N，N－二甲基对苯二胺试液，把握培养物颜色变化时间
绿脓菌素试验	搅碎培养基并充分振摇，使培养物中的色素提取至氯仿中
硝酸盐还原产气试验	判断培养基管中是否有气体产生
培养过程	把握培养条件及培养时间
结果判断	科学准确地判断试验结果

任务实施

沙丁胺醇吸入气雾剂中铜绿假单胞菌的检查

一、制订工作计划

根据任务要求，制订合理的工作进度计划，并根据小组成员的特点进行分工，完成表2－3－31。

表2－3－31　分工计划

工作内容	完成时间	成员	负责人
培养基制备			
培养基适用性检查			
方法适用性试验			
供试液制备			
增菌培养			
分离培养			
菌落形态鉴别			
氧化酶试验			
绿脓菌素试验			
硝酸盐还原产气试验			
42 ℃生长试验			
明胶液化试验			
结果判断			

二、试验前准备

按照表2－3－32进行试验前准备。

表2－3－32　试验前准备

设备、器材、试剂	规格	数量	用途
无菌室			操作场所
超净工作台			操作区域
酒精灯			局部无菌环境
75%乙醇			擦拭消毒
沙丁胺醇吸入气雾剂			供试品
溴化十六烷基三甲铵琼脂培养基平板			铜绿假单胞菌的选择培养

续表

设备、器材、试剂	规格	数量	用途
胰酪大豆胨液体培养基			增菌培养
试管、试管架			容器、支架
培养箱			微生物培养
接种环			接种
菌种			培养基适用性检查、检查方法适用性试验、阳性对照
补充1：			
补充2：			

三、培养基制备

按照溴化十六烷基三甲铵琼脂培养基与胰酪大豆胨液体培养基配方，计算实际所需培养基用量，根据培养基制备方式完成培养基制备，见表2－3－33。

表2－3－33　　培养基制备记录

培养基名称	配方	制备1 000 mL	实际用量____ mL	制备方式
		用量	计算用量	
溴化十六烷基三甲铵琼脂培养基	明胶胰酶水解物	20.0 g		除琼脂外，取上述成分，混合，微温溶解，调节pH值使灭菌后在25 ℃的pH值为7.4±0.2，加入琼脂，加热煮沸1 min，分装，灭菌
	溴化十六烷基三甲铵	0.3 g		
	氯化镁	1.4 g		
	硫酸钾	10.0 g		
	甘油	10.0 mL		
	琼脂	13.6 g		
	水	1 000.0 mL		
胰酪大豆胨液体培养基	胰酪胨	17.0 g		除葡萄糖外，取上述成分，混合，微温溶解，滤过，调节pH值使灭菌后在25 ℃的pH值为7.3±0.2，加入葡萄糖，分装，灭菌
	大豆木瓜蛋白酶水解物	3.0 g		
	葡萄糖/无水葡萄糖	2.5 g/2.3 g		
	氯化钠	5.0 g		
	磷酸氢二钾	2.5 g		
	水	1 000.0 mL		

四、培养基适用性检查

本任务的培养基适用性检查中，菌液制备方法与阴性对照设置同任务一大肠埃希菌的检查。

铜绿假单胞菌检查使用的培养基为溴化十六烷基三甲铵琼脂培养基。使用铜绿假单胞菌检查其促生长能力，使用大肠埃希菌检查其抑制能力。具体操作方案见表2－3－34。

表 2－3－34 培养基适用性检查操作方案

检查项	接种方法	培养条件	结果判断
促生长能力	用涂布法分别接种不大于 100 cfu 的铜绿假单胞菌于溴化十六烷基三甲铵琼脂培养基和对照培养基平板上	30～35 ℃培养不超过 18 h	被检培养基与对照培养基上生长的菌落大小、形态特征应一致
抑制能力	接种不少于 100 cfu 的大肠埃希菌于溴化十六烷基三甲铵琼脂培养基和对照培养基中	30～35 ℃培养不少于 72 h	试验菌应不得生长

五、控制菌检查方法适用性试验

取沙丁胺醇吸入气雾剂，按任务一大肠埃希菌的检查中介绍的气雾剂供试品的供试液制备方法制成 1∶10 供试液，用于方法适用性试验。本任务方法适用性试验操作方案见表 2－3－35。

表 2－3－35 方法适用性试验操作方案

培养基	接种菌种	接种方法	培养条件
溴化十六烷基三甲铵琼脂培养基	不大于 100 cfu 的铜绿假单胞菌	接种规定量的试验菌与供试液，并以仅接种试验菌的培养基作为对照	30～35 ℃培养 18 h
结果判断	含供试液的培养基中若检出试验菌，按此供试液制备方法与控制菌检查方法进行供试品检查；若未检出，应消除供试品的抑菌活性，并重新进行方法适用性试验 对照培养基中试验菌应生长良好		

六、供试品检查

1. 供试液制备与增菌培养

取沙丁胺醇吸入气雾剂，按气雾剂供试品的供试液制备方法制成 1∶10 供试液。取相当于 1 g 或 1 mL 供试品的供试液，接种至适宜体积的胰酪大豆胨液体培养基中，混匀，30～35 ℃培养 18～24 h。

2. 选择和分离培养

（1）供试品：取增菌培养物，划线接种至溴化十六烷基三甲铵琼脂培养基平板上，30～35 ℃培养 18～72 h。

（2）阳性对照：接种与增菌培养物等量的铜绿假单胞菌菌液（不大于 100 cfu）至溴化十六烷基三甲铵琼脂培养基平板上，30～35 ℃培养 18～72 h。阳性对照应检出铜绿假单胞菌。

（3）阴性对照：以等量 pH7.0 无菌氯化钠－蛋白胨缓冲液代替增菌培养物，接种至至溴化十六烷基三甲铵琼脂培养基平板上，30～35 ℃培养 18～72 h。阴性对照应无菌生长。

七、铜绿假单胞菌的鉴定

1. 氧化酶试验

将洁净滤纸片置于平皿内，用无菌玻棒取上述培养基上生长的菌落涂于滤纸片上，滴加新配制的1%二盐酸N，N－二甲基对苯二胺试液，在30 s内若培养物呈粉红色并逐渐变为紫红色为氧化酶试验阳性，否则为阴性。

2. 绿脓菌素试验

取疑似菌落，接种于绿脓菌素测定用培养基斜面上，置36 ℃±1 ℃培养24 h后，在试管内加氯仿3～5 mL，搅碎培养基并充分振摇，使培养物中的色素提取至氯仿中。静置片刻，将氯仿移至另一试管中，加入1 mol/L HCl溶液约1 mL，振摇后，静置片刻，如HCl溶液层呈粉红色，即为绿脓菌素阳性，试验同时应做阴性对照。

阴性对照试验呈阴性、氧化酶试验呈阳性及绿脓菌素试验呈阳性，可做出检出铜绿假单胞菌的报告。

绿脓菌素试验阴性的培养物，应继续进行生化鉴定。

3. 硝酸盐还原产气试验

以接种环蘸取疑似菌落，接种于硝酸盐胨水培养基中，置36 ℃±1 ℃培养24 h，观察结果。若培养基管内有气体产生，即为阳性，表明该菌能还原硝酸盐，并产生氮气。

4. 42 ℃生长试验

用接种环蘸取疑似菌落，接种于0.9%无菌氯化钠溶液中，制成菌悬液，再取菌悬液接种于营养琼脂培养基斜面，立即置41 ℃±1 ℃水浴中培养24～48 h，有菌苔生长者为阳性，否则为阴性。

5. 明胶液化试验

用接种针蘸取疑似菌落，穿刺接种于明胶培养基内，置36 ℃±1 ℃培养24 h，取出置冰箱冷藏室内冷藏10～30 min，若培养基呈溶液状，即为明胶液化试验阳性；如培养基凝固为阴性。

6. 结果判断

若溴化十六烷基三甲铵琼脂培养基平板上没有菌落生长，或虽有菌落生长但鉴定结果为阴性，或氧化酶试验阴性，判供试品未检出铜绿假单胞菌。如果平板上有菌落生长，且氧化酶试验阳性，应进一步进行适宜的鉴定试验，确证是否为铜绿假单胞菌。

若绿脓菌素试验阳性，判供试品检出铜绿假单胞菌；或绿脓菌素试验阴性，硝酸盐还原产气试验、42 ℃生长试验、明胶液化试验均阳性，判供试品检出铜绿假单胞菌。

八、沙丁胺醇吸入气雾剂中铜绿假单胞菌检查原始记录

按照表2－3－36记录沙丁胺醇吸入气雾剂中铜绿假单胞菌的检查过程。

表2－3－36　　**原始记录**

年　月　日

样品编号		样品名称	
批号		规格	
生产厂家名称		供样单位	
检验依据	《中国药典》2020年版____部		

续表

实验环境	无菌室室温：____ ℃　相对湿度：____% 无菌室洁净度是否符合标准：是 □　否 □		
培养基	胰酪大豆胨液体培养基______ mL 溴代十六烷基三甲铵琼脂培养基平板______个		
溴代十六烷基三甲铵琼脂培养基适用性检查结果	促生长能力检查： 抑制能力检查：		
方法适用性检查结果	选用何种方法：		
对照试验	阴性对照： 阳性对照：		
培养结果			
氧化酶试验			
绿脓菌素试验			
硝酸盐还原产气试验			
42 ℃生长试验			
明胶液化试验			
供试品检查结果			
检验人员		复核人员	

【操作提示】

（1）铜绿假单胞菌检查过程相对复杂，应从实际出发，分解各个任务做好试验安排，各个击破。

（2）接种操作应在无菌条件下进行，接种完毕，培养物应经灭菌再做丢弃处理。

（3）铜绿假单胞菌菌落也有非典型形态特征，在药品检验中应注意非典型菌落的挑选。

（4）生化鉴定试验对时间要求较高，要注意按时观察，并做好记录，做到勤于观察、如实记录。

（5）试验结束后按要求处理培养物，清理无菌室，发扬劳动精神。

任务测评

按表 2－3－37 所列任务评分标准进行测评，并做好记录。

表 2－3－37　评分任务标准

考核内容	考核标准	配分	得分
培养基制备	能正确计算培养基各组分用量	5	
	能正确配制培养基	5	
	能完成培养基灭菌操作	5	

续表

考核内容	考核标准	配分	得分
培养基适用性检查	能制备各菌液	5	
	能完成促生长能力检查	5	
	能完成抑制能力检查	5	
方法适用性试验	能正确进行方法适用性试验	5	
	能正确判断方法适用性试验结果	5	
生化鉴定	能正确完成氧化酶试验	10	
	能正确完成绿脓菌素试验	10	
	能正确完成硝酸盐还原产气试验	10	
	能正确完成 42 ℃生长试验	10	
	能正确完成明胶液化试验	10	
培养物处理、无菌室清洁	能正确完成培养物处理	5	
	能正确完成无菌室清洁	5	
合计		100	

【知识拓展】

铜绿假单胞菌感染症状

1. 局部皮肤感染

有基础疾病的患者感染铜绿假单胞菌后可能表现为局部坏疽性脓疱疮，多见于臀部和四肢，局部可能形成深溃疡；指甲感染后可能出现甲沟炎，还可表现为绿甲综合征；皮肤毛囊感染后可能发生毛囊炎。

2. 全身性感染

铜绿假单胞菌感染可能导致败血症，患者出现高热的症状，可能伴有肝脾肿大，还可能发生肺部、神经系统感染。

思考与练习

一、选择题

1. 溴代十六烷基三甲铵琼脂培养基的适用性检查说法错误的是（　　）。

A. 检查促生长能力用的试验菌为铜绿假单胞菌

B. 检查抑制能力用的试验菌为白色念珠菌

C. 检查促生长能力是为了检查培养基能否使铜绿假单胞菌生长良好
D. 检查抑制能力用的试验菌为大肠埃希菌

2. 铜绿假单胞菌检查不需要用到（　　）。
A. 恒温培养箱　　B. 薄膜过滤器
C. 显微镜　　D. 厌氧培养箱

3. 关于铜绿假单胞菌的说法错误的是（　　）。
A. 能液化明胶　　B. 能分解尿素
C. 绿脓菌素试验阴性　　D. 氧化酶试验阳性

二、简答题

1. 简述氧化酶试验操作步骤。
2. 列出铜绿假单胞菌检查操作注意事项。

任务五　硝酸益康唑栓中白色念珠菌的检查

知识目标

1. 了解白色念珠菌的特点。
2. 熟悉白色念珠菌菌落在沙氏葡萄糖琼脂培养基上的生长特点。

技能目标

1. 能根据白色念珠菌的检查要求选择合适种类的培养基，并进行配制、灭菌。
2. 能按要求完成供试品的处理。
3. 能根据《中国药典》2020 年版的要求进行白色念珠菌的检查。
4. 能辨析白色念珠菌的生长现象，并对试验结果做出正确分析。

素质目标

养成良好的试验习惯与劳动光荣的意识。

【任务引入】

硝酸益康唑栓为乳白色至微黄色的栓剂，可用于治疗念珠菌性阴道炎，给药方式为阴道给药，一般睡前使用，置于阴道深处。这类药物的控制菌检查有什么要求呢？

根据《中国药典》2020 年版四部 0107 栓剂部分，除另有规定外，栓剂照非无菌产品进行微生物限度检查（通则 1105、1106、1107），应符合规定。根据《中国药典》2020 年版四部非无菌药品微生物限度标准，硝酸益康唑栓为阴道给药制剂，控制菌检查不得检出金黄色葡萄球菌、铜绿假单胞菌、白色念珠菌。

白色念珠菌是机会性致病菌，是引起全身性真菌感染的重要因素之一，感染后常可引起心内膜炎、肺炎、尿布皮炎、鹅口疮、阴道炎等。药品中检出白色念珠菌，表明该药品被真菌污染。

某企业生产了一批硝酸益康唑栓，请按照抽样标准抽取一定数量的硝酸益康唑栓，并对这一批抽检品是否存在白色念珠菌进行检查并做出判断。因无法通过肉眼直接观察白色念珠菌污染的情况，故需要借助培养基将微生物培养成肉眼可见的菌落，再进行形态检查和生化鉴定。

任务分析

硝酸益康唑栓的控制菌检查项目包括白色念珠菌、金黄色葡萄球菌、铜绿假单胞菌，本任务为白色念珠菌的检查。硝酸益康唑栓本身为抗真菌药，在做控制菌检查时需先去除或中和其抗菌活性，一般可根据本书项目二任务一微生物计数法中的消除方法进行处理，此处不再赘述。

白色念珠菌的检查程序如图 2 -3 -8 所示。

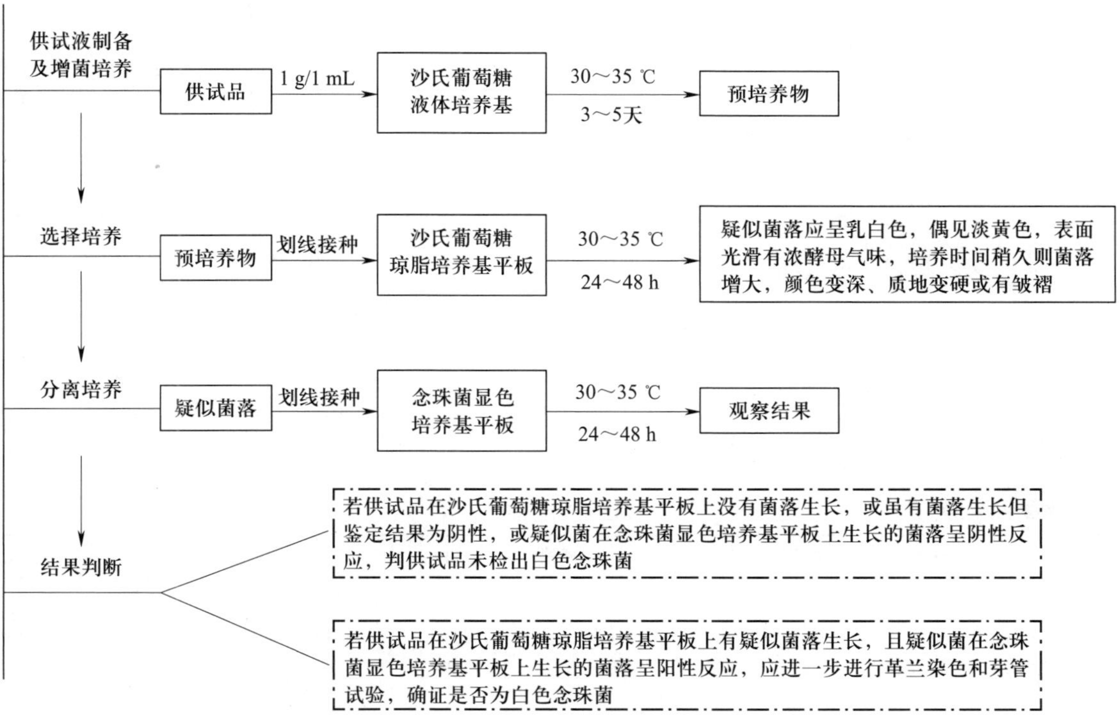

图 2 -3 -8　白色念珠菌的检查程序

相关知识

白色念珠菌又称白色假丝酵母菌，是一种双相真菌，即不同条件下有不同的形态学特征。正常情况下为酵母相，菌体呈圆形或卵圆形；致病时表现为菌丝相，菌丝是菌体获取营养的重要结构，芽管有助于菌体更加牢固地附着于人体组织。

芽管试验为白色念珠菌的鉴定试验。正常使用沙氏葡萄糖琼脂培养基培养白色念珠菌时通常不会生成芽管，需要用血清或特殊培养基在 35 ~ 37 ℃水浴 2 ~ 4 h，才可通过镜检观察到芽管产生。

任务实施

硝酸益康唑栓中白色念珠菌的检查

一、制订工作计划

根据任务要求，制订合理的工作进度计划，并根据小组成员的特点进行分工，完成表 2 – 3 – 38。

表 2 – 3 – 38　　分工计划

工作内容	完成时间	成员	负责人
培养基制备			
培养基适用性检查			
方法适用性试验			
供试液制备			
接种与培养			
对照试验			
鉴定试验			
结果判断			

二、试验前准备

按照表 2 – 3 – 39 进行试验前准备。

表 2 – 3 – 39　　试验前准备

设备、器材、试剂	规格	数量	用途
无菌室			操作场所
超净工作台			操作区域
酒精灯			局部无菌环境
75% 乙醇			擦拭消毒

续表

设备、器材、试剂	规格	数量	用途
硝酸益康唑栓			供试品
沙氏葡萄糖液体培养、沙氏葡萄糖琼脂培养基、念珠菌显色培养基、1% 聚山梨酯 80 – 玉米琼脂培养基			为微生物提供营养物质、进行白色念珠菌的鉴定
移液器			定量移取供试液
试管、试管架			容器、支架
培养箱			真菌培养
菌种			培养基适用性检查、方法适用性试验、阳性对照
显微镜			形态观察
载玻片			白色念珠菌的鉴定
盖玻片			
血清			
补充 1：			
补充 2：			

三、培养基制备

按照沙氏葡萄糖液体培养、沙氏葡萄糖琼脂培养基、念珠菌显色培养基配方，计算实际所需培养基用量，根据培养基制备方式完成培养基制备，见表 2 – 3 – 40。

表 2 – 3 – 40　　培养基制备记录

培养基名称	配方	制备 1 000.0 mL	实际用量____ mL	制备方式
		用量	计算用量	
沙氏葡萄糖液体培养基	动物组织胃蛋白酶水解物和胰酪胨等量混合物	10.0 g		除葡萄糖外，取上述成分，混合，微温溶解，调节 pH 值使灭菌后在 25 ℃的 pH 值为 5.6 ± 0.2，加入葡萄糖，摇匀，分装，灭菌
	葡萄糖	20.0 g		
	水	1 000.0 mL		
沙氏葡萄糖琼脂培养基	动物组织胃蛋白酶水解物和胰酪胨等量混合物	10.0 g		除葡萄糖、琼脂外，取上述成分，混合，微温溶解，调节 pH 值使灭菌后在 25 ℃的 pH 值为 5.6 ± 0.2，加入琼脂，加热溶化后，再加入葡萄糖，摇匀，分装，灭菌
	葡萄糖	40.0 g		
	琼脂	15.0 g		
	水	1 000.0 mL		
念珠菌显色培养基	胨	10.2 g		除琼脂外，取上述成分，混合，微温溶解，调节 pH 值使加热后在 25 ℃的 pH 值为 6.3 ± 0.2。滤过，加入琼脂，加热煮沸，不断搅拌至琼脂完全溶解，倾注平皿
	琼脂	15.0 g		
	氯霉素	0.5 g		
	色素	22.0 g		
	水	1 000.0 mL		

四、培养基适用性检查

将白色念珠菌接种于沙氏葡萄糖琼脂培养基上或沙氏葡萄糖液体培养基中，20～25 ℃培养2～3天。培养物用pH 7.0无菌氯化钠－蛋白胨缓冲液或0.9%无菌氯化钠溶液制成适宜浓度的菌悬液。

白色念珠菌检查使用的培养基包括沙氏葡萄糖液体培养基、沙氏葡萄糖琼脂培养基、念珠菌显色培养基，利用白色念珠菌检查促生长能力、指示特性、指示能力，并使用大肠埃希菌检查抑制能力。具体操作方法见表2－3－41。

表2－3－41　　培养基适用性检查操作方法

培养基名称	特性	试验菌	接种方法	培养条件	结果
沙氏葡萄糖液体培养基	促生长能力	白色念珠菌	分别接种不大于100 cfu的白色念珠菌于被检培养基和对照培养基中	30～35 ℃培养不超过24 h	与对照培养基比较，被检培养基试验菌应生长良好
沙氏葡萄糖琼脂培养基	促生长能力＋指示特性	白色念珠菌		30～35 ℃培养不超过24 h	被检培养基与对照培养基上生长的菌落大小、形态特征、指示剂反映情况等应一致
念珠菌显色培养基	促生长能力＋指示能力	白色念珠菌		30～35 ℃培养不超过24 h	
	抑制能力	大肠埃希菌	分别接种不少于100 cfu的大肠埃希菌于被检培养基和对照培养基中	30～35 ℃培养不少于48 h	试验菌应不得生长

五、控制菌检查方法适用性试验

取硝酸益康唑栓，制成1∶10供试液，用于方法适用性试验。本任务方法适用性试验操作方案见表2－3－42。

表2－3－42　　方法适用性试验操作方案

培养基	试验菌	接种方法	培养条件
沙氏葡萄糖液体培养基	不大于100 cfu的白色念珠菌	接种规定量的试验菌与供试液，并以仅接种试验菌的培养基作为对照	30～35 ℃培养24 h
沙氏葡萄糖琼脂培养基			
念珠菌显色培养基			
结果判断	含供试品的培养基中若检出试验菌，按此供试液制备方法与控制菌检查方法进行供试品检查；若未检出，应消除供试品的抑菌活性，并重新进行方法适用性试验 对照培养基中试验菌应生长良好		

六、供试品检查

1. 供试液制备

硝酸益康唑栓为油脂类供试品，制备时应加入无菌十四烷酸异丙酯使溶解，或与最少量并能使其乳化的无菌聚山梨酯 80 或其他无抑菌性的无菌表面活性剂充分混匀。表面活性剂的温度一般不超过 40 ℃（特殊情况下，最多不超过 45 ℃），小心混合，若需要可在水浴中进行。加热时应注意均匀加热，且温度应不超过 45 ℃。然后加入预热的稀释液使成 1∶10 供试液，保温，混合，并在最短时间内形成乳状液。必要时，用稀释液或含上述表面活性剂的稀释液进一步 10 倍系列稀释。供试液从制备至加入检验用培养基，不得超过 1 h。

2. 增菌培养

取相当于 1 g 或 1 mL 硝酸益康唑栓的供试液，接种至适宜体积（经方法适用性试验确定）的沙氏葡萄糖液体培养基中，混匀，30 ~ 35 ℃培养 3 ~ 5 天。

3. 阳性对照

阳性对照试验方法同供试品的控制菌检查，白色念珠菌的加量应不大于 100 cfu。阳性对照试验应检出相应的控制菌。

4. 阴性对照

以稀释液代替供试液照相应控制菌检查法检查，阴性对照试验应无菌生长。

5. 选择、分离培养

分别取供试品组、阳性对照组、阴性对照组的预培养物划线接种于沙氏葡萄糖琼脂培养基平板上，30 ~ 35 ℃培养 24 ~ 48 h。

白色念珠菌在沙氏葡萄糖琼脂培养基上生长的菌落呈乳白色，偶见淡黄色，表面光滑有浓酵母气味，培养时间稍久则菌落增大，颜色变深、质地变硬或有皱褶，如图 2 – 3 – 9a）所示。

挑取疑似菌落接种至念球菌显色培养基平板上，培养 24 ~ 48 h（必要时延长至 72 h）。

白色念珠菌在念珠菌显色培养基平板上培养生长的菌落为绿色或翠绿色，如图 2 – 3 – 9b）所示。

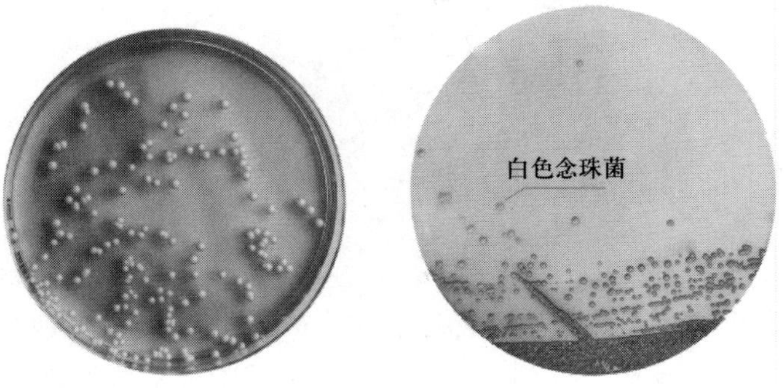

a)　　　　b)

图 2 – 3 – 9　白色念珠菌在沙氏葡萄糖琼脂培养基和念珠菌显色培养基上的菌落

a）沙氏葡萄糖琼脂培养基　b）念珠菌显色培养基

七、白色念珠菌的鉴定

1. 革兰染色法

挑取念球菌显色培养基平板上为绿色或翠绿色的菌落接种于 1% 聚山梨酯 80 – 玉米琼脂

培养基上，培养 24 ~48 h。取培养物进行革兰染色后观察染色结果。白色念珠菌革兰染色结果为阳性，菌体呈紫色，如图 2 –3 –10 所示。

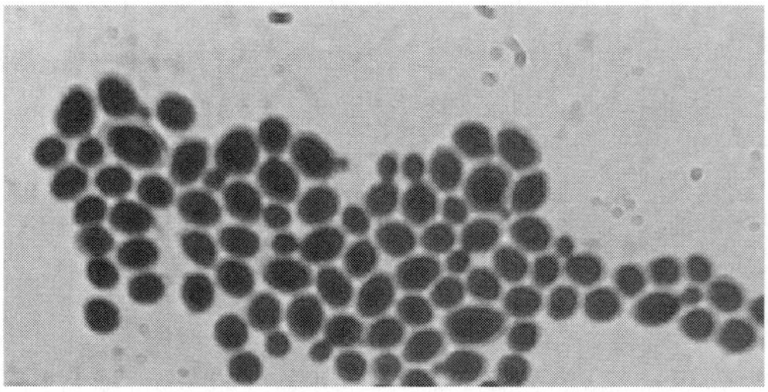

图 2 –3 –10　白色念珠菌革兰染色结果

2. 芽管试验

挑取 1% 聚山梨酯 80 – 玉米琼脂培养基上的培养物，接种于加有一滴血清的载玻片上，混匀，盖上盖玻片，置湿润的平皿上，于 35 ~37 ℃培养 1 ~3 h 后，置显微镜下观察孢子上有否长出短小芽管。若镜检可见厚膜孢子、假菌丝、芽管，则判断供试品检出白色念珠菌，如图 2 –3 –11 所示。

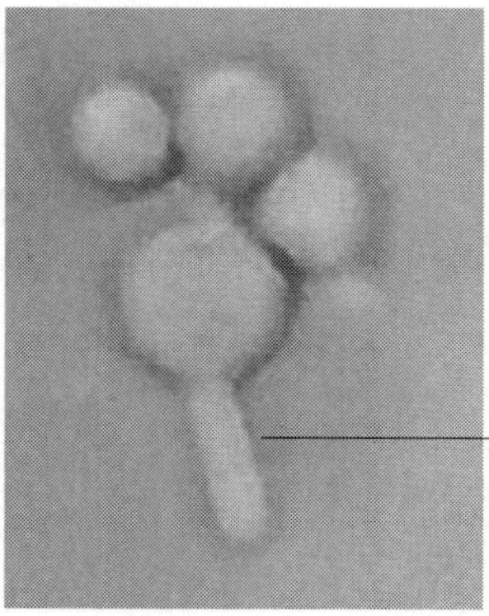

图 2 –3 –11　芽管试验结果

3. 结果判断

供试品在沙氏葡萄糖琼脂培养基平板上有疑似菌落生长，且疑似菌在念球菌显色培养基平板上生长的菌落呈阳性反应，革兰染色阳性，芽管试验镜检可见厚膜孢子、假菌丝、芽管；阳性对照生长良好、阴性对照无菌生长，则可判断供试品有白色念珠菌，不合格。其他情况下的白色念珠菌检查结果分析判断见表 2 –3 –43。

表 2 –3 –43　其他情况下的白色念珠菌检查结果分析判断

结果	原因分析	判断
阳性对照生长不良好	菌种菌龄老、菌种传代次数过多等	无效试验

续表

结果	原因分析	判断
阴性对照有菌生长	操作人员不规范操作、操作环境污染等	无效试验
阳性对照生长良好、阴性对照无菌生长	操作人员操作规范、操作环境符合标准	有效试验
供试品在沙氏葡萄糖琼脂培养基平板上没有菌落生长，或虽有菌落生长但鉴定结果为阴性，或疑似菌在念球菌显色培养基平板上生长的菌落呈阴性反应，或念珠菌显色培养基呈阳性反应但革兰染色非阳性，芽管试验未见厚膜孢子、假菌丝、芽管；阳性对照生长良好、阴性对照无菌生长	供试品无白色念珠菌	供试品合格

八、硝酸益康唑栓中白色念珠菌检查原始记录

按照表 2－3－44，记录硝酸益康唑栓中白色念珠菌检查过程。

表 2－3－44　　原始记录

年　　月　　日

样品编号		样品名称	
批号		规格	
生产厂家名称		供样单位	
检验依据	《中国药典》2020 年版____部		
试验环境	无菌室室温：____℃　相对湿度：____% 无菌室洁净度是否符合标准：是 □　　否 □		
供试液制备	供试品____盒　加抑菌中和剂____g（mL）		
样品类型	供试品	阳性对照组	阴性对照组
增菌培养			
选择培养			
分离培养			
鉴定试验			
供试品结果判断			
检验人员		复核人员	

【操作提示】

（1）供试品检出控制菌或其他致病菌时，按一次检出结果为准，不再复试。

（2）控制菌检查中，涉及致病菌的分离鉴定、阳性菌的使用等试验操作等，应在专门的阳性菌实验室进行。除另有规定外，阳性菌实验室应达到二级生物安全防护水平（BSL－2），应配备生物安全柜。阳性菌操作不得在供试品检验用无菌室内进行。

（3）操作过程中，应规范进行无菌操作，培养无菌操作意识及自我保护意识。

（4）每次试验结束后应及时清理打扫，定期对无菌室进行全面消毒，养成良好的习惯，培养劳动精神。

任务测评

按表 2－3－45 所列任务评分标准进行测评，并做好记录。

表 2－3－45　　任务评分标准

考核内容	考核标准	配分	得分
培养基制备	能正确计算培养基各组分用量	5	
	能正确配制培养基	10	
	能完成培养基灭菌操作	5	
增菌培养	能规范制备供试液，并说出硝酸益康唑供试品制备过程中的注意事项	5	
	能规范进行供试液、阳性对照、阴性对照的接种操作	5	
选择培养	能获得单菌落	5	
分离培养	能将单菌落规范接种至念球菌显色培养基平板上	5	
鉴定试验	能进行革兰染色，分辨白色念珠菌	10	
	能进行芽管试验，分辨是否存在芽管	20	
结果分析判断	能根据试验结果判断供试品是否合格	15	
培养物处理、无菌室清洁	能正确完成培养物处理	10	
	能正确完成无菌室清洁	5	
合计		100	

思考与练习

一、选择题

1. 以下不属于沙氏葡萄糖液体培养基组成成分的是（　　）。

A. 动物组织胃蛋白酶水解物和胰酪胨等量混合物

B. 葡萄糖

C. 水

D. 琼脂

2. 阴道给药制剂的控制菌不包括（　　）。

A. 金黄色葡萄球菌　　B. 铜绿假单胞菌

C. 梭菌　　D. 白色念珠菌

3. 白色念珠菌为检验药品中（　　）的代表菌。

A. 真菌　　B. 细菌　　C. 螺旋菌　　D. 病毒

4. 最适合白色念珠菌生长的培养基为（　　）。

A. 胰酪大豆胨琼脂培养基　　B. 品红亚硫酸钠培养基

C. 沙氏葡萄糖琼脂培养基　　D. 麦芽浸膏琼脂培养基

5. 以下不属于芽管试验需要使用的材料、仪器的是（　　）。

A. 1% 聚山梨酯 80 – 玉米琼脂培养基　　B. 血清

C. 显微镜　　D. 沙氏葡萄糖液体培养基

二、简答题

1. 简述白色念珠菌的检查程序。
2. 简述芽管试验的观察项目。

任务六　妇必舒阴道泡腾片中梭菌的检查

知识目标

1. 了解梭菌的特点。
2. 熟悉梭菌的鉴别反应现象。

技能目标

1. 能根据梭菌的检查要求选择合适种类的培养基，并进行配制、灭菌。
2. 能按要求完成供试品的处理。
3. 能根据《中国药典》2020 年版要求完成梭菌的检查。
4. 能辨析梭菌的镜检现象和生化反应特点，并对试验结果做出正确分析。

素质目标

1. 按照标准客观公正地完成定性结果判断。
2. 养成良好的试验习惯与劳动光荣的意识。

【任务引入】

妇必舒阴道泡腾片具有清热燥湿、杀虫止痒的功效，主要用于妇女湿热下注证所致的白带增多、阴部瘙痒，给药方式为阴道给药。这类药物的控制菌检查有什么特殊要求呢？

根据《中国药典》2020 年版四部 0101 片剂部分规定，以动物、植物、矿物来源的非单体成分制成的片剂、生物制品片剂，以及黏膜或皮肤炎症或腔道等局部用片剂（如口腔贴片、外用可溶片、阴道片、阴道泡腾片等），应符合非无菌产品微生物限度检查（通则1105、1106、1107）的规定。妇必舒阴道泡腾片为含药材原粉的中药制剂，给药途径为局部给药，不得检出金黄色葡萄球菌、铜绿假单胞菌、白色念珠菌、梭菌。

梭菌属的主要病原菌有产气荚膜梭菌、破伤风梭菌、肉毒梭菌和艰难梭菌等，能产生外毒素使人和动物致病。《中国药典》2020 年版非无菌药品微生物限度标准部分将梭菌列为阴道、尿道给药的中药制剂的控制菌之一。

某企业生产了一批妇必舒阴道泡腾片，需按照抽样标准抽取一定数量，并对这一批抽检品是否存在梭菌进行检查并做出判断。因无法通过肉眼直接观察梭菌污染的情况，故需要借助培养基将微生物培养成肉眼可见的菌落，再进行形态检查和生化鉴定。

任务分析

妇必舒阴道泡腾片的控制菌检查项目包括金黄色葡萄球菌、铜绿假单胞菌、白色念珠菌、梭菌。本任务为梭菌的检查。妇必舒阴道泡腾片为水溶性固体供试品，可利用 pH7.0 的无菌氯化钠 - 蛋白胨缓冲液制备供试液。

梭菌的检查程序如图 2 - 3 - 12 所示。

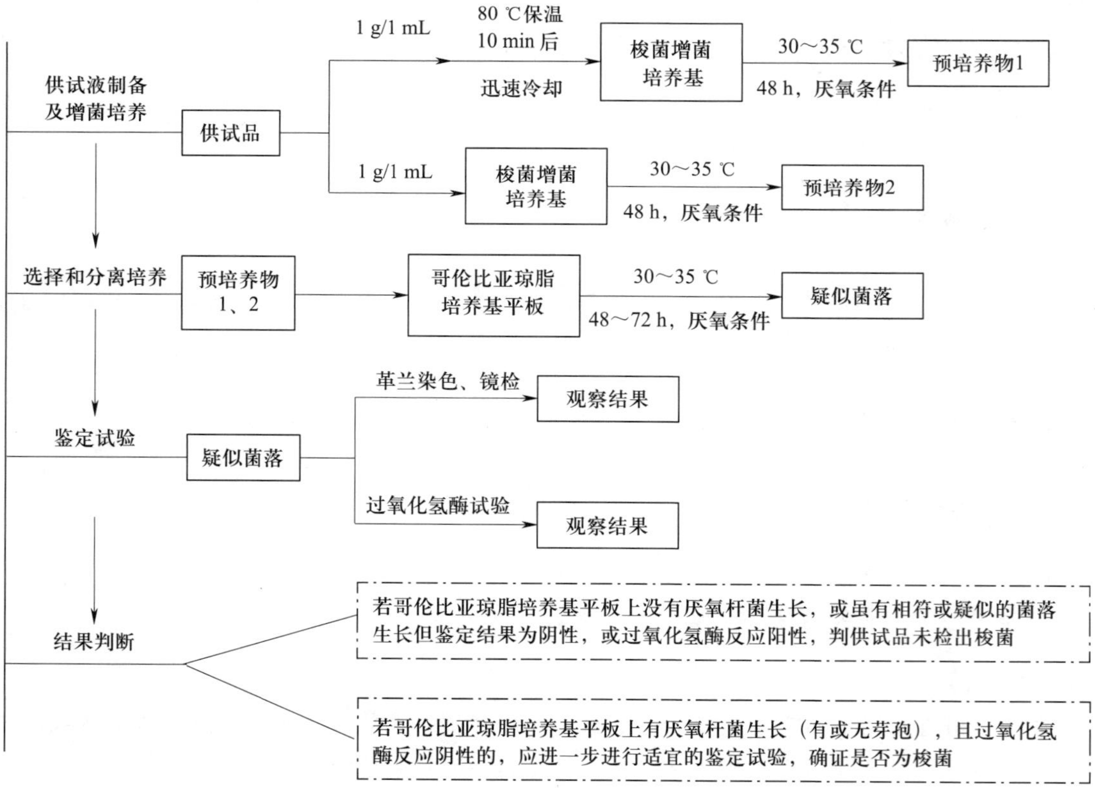

图 2 - 3 - 12　梭菌的检查程序

相关知识

梭菌又称梭状芽孢杆菌，菌体大小为 1 μm×5 μm。多数梭菌存在周生鞭毛，具有运动能力，但产气荚膜梭菌无鞭毛，没有运动能力，可形成荚膜。有些梭菌能形成芽孢，芽孢的宽度多大于菌体的宽度，一般在菌体的中央或近端，使细菌膨胀呈梭形；少数在菌体顶端，使菌体形如鼓槌。梭菌大多数为专性厌氧菌，大多数菌种在 pH 值为 6.5～7.0、30～37 ℃的条件下能快速生长。在疱肉培养基中培养梭菌，可见肉汤混浊，肉渣部分被消化，微变黑，生成甲基硫醇及硫化氢，有气体产生。

梭菌革兰染色结果为阳性，菌体呈紫色。大部分梭菌呈杆状或稍弯曲，培养后染色镜检可见卵圆形至球形的芽孢，大于菌体，着生于于菌体中央、次端或顶端，为梭菌典型形态。培养时间至 72 h 以上时，菌体可自溶而消失，仅见游离的芽孢囊，一般染色时呈圆圈状。

梭菌属细菌的芽孢对外界的抵抗力强，耐高温、耐干燥。多数梭菌对磺胺、青霉素、土霉素较为敏感，但对新霉素、卡拉霉素、庆大霉素等抗生素不敏感。因此配制培养基时，可将 1∶10 的供试液在 80 ℃加热 10 min 后迅速冷却，以杀死可能存在的杂菌繁殖体，使梭菌具有生长优势；或在哥伦比亚琼脂培养基中加入庆大霉素，抑制杂菌，以利于梭菌的分离培养。

任务实施

妇必舒阴道泡腾片中梭菌的检查

一、制订工作计划

根据任务要求，制订合理的工作进度计划，并根据小组成员的特点进行分工，完成表 2－3－46。

表 2－3－46　分工计划

工作内容	完成时间	成员	负责人
培养基制备			
培养基适用性检查			
方法适用性试验			
接种与培养			
对照试验			
鉴定试验			
结果判断			

二、试验前准备

按照表 2－3－47 进行试验前准备。

表 2-3-47　　试验前准备

设备、器材、试剂	规格	数量	用途
无菌室			操作场所
超净工作台			操作区域
酒精灯			局部无菌环境
75% 乙醇			擦拭消毒
妇必舒阴道泡腾片			供试品
梭菌增菌培养基、哥伦比亚琼脂培养基			促进梭菌生长
3% 过氧化氢试液、载玻片、盖玻片、显微镜、革兰染色试剂			鉴定梭菌
移液器			定量移取供试液
试管、试管架			容器、支架
厌氧培养装置			微生物培养
菌种			培养基适用性检查、方法适用性试验、阳性对照
补充 1：			
补充 2：			

三、培养基制备

按照梭菌增菌培养基、哥伦比亚琼脂培养基配方，计算实际所需培养基用量，根据培养基制备方式完成培养基制备，见表 2-3-48。

表 2-3-48　　培养基制备记录

培养基名称	配方	制备 1 000 mL	实际用量____ mL	制备方式
		用量	计算用量	
梭菌增菌培养基	胨	10.0 g		除葡萄糖外，取上述成分，混合，加热煮沸使溶解，并不断搅拌。如需要，调节 pH 值使灭菌后在 25 ℃ 的 pH 值为 6.8 ± 0.2。加入葡萄糖，混匀，分装，灭菌
	牛肉浸出粉	10.0 g		
	酵母浸出粉	3.0 g		
	可溶性淀粉	1.0 g		
	葡萄糖	5.0 g		
	盐酸半胱氨酸	0.5 g		
	乙酸钠	3.0 g		
	氯化钠	5.0 g		
	琼脂	0.5 g		
	水	1 000.0 mL		

续表

培养基名称	配方	制备 1 000 mL	实际用量____ mL	制备方式
		用量	计算用量	
哥伦比亚琼脂培养基	胰酪胨	10.0 g		除琼脂外，取上述成分，混合，加热煮沸使溶解，并不断搅拌。如需要，调节 pH 值使灭菌后在 25 ℃的 pH 值为 7.3 ±0.2，加入琼脂，加热溶化，分装，灭菌。如有必要，灭菌后，冷却至 45 ~ 50 ℃，加入相当于 20 mg 庆大霉素的无菌硫酸庆大霉素，混匀，倾注平皿
	肉胃蛋白酶水解物	5.0 g		
	心胰酶水解物	3.0 g		
	酵母浸出粉	5.0 g		
	玉米淀粉	1.0 g		
	氯化钠	5.0 g		
	琼脂	10.0 ~ 15.0 g		
	水	1 000.0 mL		

四、培养基适用性检查

将生孢梭菌接种于梭菌增菌培养基中，置厌氧条件下 30 ~ 35 ℃培养 24 ~ 48 h；或接种于硫乙醇酸盐流体培养基中，30 ~ 35 ℃培养 18 ~ 24 h。培养物用 pH7.0 无菌氯化钠 - 蛋白胨缓冲液或 0.9% 无菌氯化钠溶液制成适宜浓度的菌悬液。

梭菌检查使用的培养基包括梭菌增菌培养基与哥伦比亚琼脂培养基，利用生孢梭菌检查二者的促生长能力。具体操作方法见表 4 - 3 - 49。

表 4 - 3 - 49　　培养基适用性检查操作方法

培养基名称	特性	试验菌	接种方法	培养条件	结果
梭菌增菌培养基	促生长能力	生孢梭菌	分别接种不大于 100 cfu 的生孢梭菌于被检培养基和对照培养基中	30 ~ 35 ℃培养不超过 48 h	被检培养基与对照培养基上生长的菌落大小、形态特征等应一致
哥伦比亚琼脂培养基					

五、控制菌检查方法适用性试验

取妇必舒阴道泡腾片，制成 1∶10 供试液，用于方法适用性试验。本任务方法适用性试验操作方案见表 2 - 3 - 50。

表 2 - 3 - 50　　方法适用性试验操作方案

培养基	试验菌	接种方法	培养条件
梭菌增菌培养基	不大于 100 cfu 的生孢梭菌	接种规定量的试验菌与供试液，并以仅接种试验菌的培养基作为对照	30 ~ 35 ℃培养 48 h
哥伦比亚琼脂培养基			
结果判断	含供试品的培养基中若检出试验菌，按此供试液制备方法与控制菌检查方法进行供试品检查；若未检出，应消除供试品的抑菌活性，并重新进行方法适用性试验 对照培养基中试验菌应生长良好		

六、供试品检查

1. 供试液的制备

妇必舒阴道泡腾片为水溶性固体供试品，取 10 g 加入 pH7.0 的无菌氯化钠 - 蛋白胨缓冲液至 100 mL，用匀浆仪或其他适宜的方法，混匀，作为供试液。

2. 增菌培养

取相当于 1 g 或 1 mL 供试品的供试液 2 份，其中 1 份置 80 ℃保温 10 min 后迅速冷却。将上述 2 份供试液分别接种至适宜体积（经方法适用性试验确定）的梭菌增菌培养基中，置厌氧条件下 30 ~ 35 ℃培养 48 h。

3. 阳性对照

阳性对照试验方法同供试品的控制菌检查，生孢梭菌的加量应不大于 100 cfu。阳性对照应检出相应的控制菌。

4. 阴性对照

以稀释液代替供试液照相应控制菌检查法检查。阴性对照应无菌生长。

5. 选择、分离培养

取上述每一培养物少量，分别涂抹接种于哥伦比亚琼脂培养基平板上，置厌氧条件下 30 ~ 35 ℃培养 48 ~ 72 h。

可利用厌氧培养袋、箱、罐，真空干燥器，标本瓶等创造厌氧条件。

七、生孢梭菌的鉴定

1. 革兰染色法

挑取哥伦比亚琼脂培养基平板上的疑似菌落，涂片，作革兰染色后镜检，观察染色结果及菌体特征。

2. 过氧化氢酶试验

取哥伦比亚琼脂培养基平板上生长的菌落，置洁净玻片上，滴加 3% 过氧化氢试液，观察菌落表面气泡产生情况，有气泡形成表示过氧化氢酶试验阳性，梭菌应呈阴性结果。

3. 结果判断

若供试品在哥伦比亚琼脂培养基平板上有疑似菌落生长，且革兰染色结果为阳性，可观察到梭菌的典型形态特征，过氧化氢酶试验阴性；阳性对照生长良好、阴性对照无菌生长，则可判断供试品有梭菌，不合格。其他情况下梭菌检查结果分析判断见表 2 - 3 - 51。

表 2 - 3 - 51　其他情况下梭菌检查结果分析判断

结果	原因分析	判断
阳性对照生长不良好	菌种菌龄老、菌种传代次数过多、培养条件不适宜、供试品具有抑菌作用等	无效试验
阴性对照有菌生长	操作人员操作不规范、操作环境污染、稀释液不满足无菌要求等	无效试验

续表

结果	原因分析	判断
阳性对照生长良好、阴性对照无菌生长	操作人员操作规范、操作环境符合标准、稀释液满足无菌要求	有效试验
供试品在哥伦比亚琼脂培养基平板上没有疑似菌落生长，或虽有相符或疑似的菌落生长但革兰染色镜检结果为阴性，或过氧化氢酶反应阳性	供试品无梭菌	供试品合格

八、妇必舒阴道泡腾片中梭菌检查原始记录

按照表 2 –3 –52 记录妇必舒阴道泡腾片中梭菌检查过程。

表 2 –3 –52　　原始记录

年　月　日

样品编号		样品名称	
批号		规格	
生产厂家名称		供样单位	
检验依据	《中国药典》2020 年版____部		
试验环境	无菌室室温：____ ℃　相对湿度：____% 无菌室洁净度是否符合标准：是 □　否 □		
供试液制备	供试品____盒　加抑菌中和剂____g（mL）		
样品类型	供试品	阳性对照组	阴性对照组
增菌培养			
分离培养			
鉴定试验			
供试品结果判断			
检验人员		复核人员	

【操作提示】

（1）阳性对照菌生孢梭菌需要厌氧培养。菌液制备可取生孢梭菌接种至硫乙醇酸盐流体培养基中，置 30 ~35 ℃培养 18 ~24 h，或接种至梭菌增菌培养基中，置 30 ~35 ℃培养 24 ~48 h。用 0. 9% 无菌氯化钠溶液或 pH7. 0 无菌氯化钠 – 蛋白胨缓冲液制成适宜浓度的菌悬液。生孢梭菌计数可取每 1 mL 含 100 ~1 000 cfu 的菌液 0. 1 mL 涂布于哥伦比亚琼脂培养基平板或血琼脂培养基平板，置厌氧条件下培养 48 ~72 h 后计数；也可以取每 1 mL 含 10 ~100 cfu 的菌液 1 mL 接种于 50 ~200 mL 硫乙醇酸盐流体培养基中，摇匀，置 30 ~35 ℃培养 16 ~20 h，计数其中的灯笼状菌团（观察点计之前切勿摇动培养基），一般情况下该灯笼状菌团数与平板计数菌落数应相当。

（2）生孢梭菌菌种的保存可取其硫乙醇酸盐流体培养物混匀，分装于冻存管中超低温

保存（如 −80 ℃）。用时取出自然解冻，接种于硫乙醇酸盐流体培养基复苏、复壮，制备新鲜培养物供使用。

(3) 操作过程中，应规范进行无菌操作，勿损伤皮肤。若有损伤，应立即注射破伤风抗毒素，以防感染。

(4) 每次试验结束后应及时清理打扫。凡带有活菌及毒素的器具，应彻底灭菌后方可洗涤。

任务测评

按表 2 −3 −53 所列任务评分标准进行测评，并做好记录。

表 2 −3 −53　任务评分标准

考核内容	考核标准	配分	得分
培养基制备	能正确计算培养基各组分用量	5	
	能正确配制培养基	10	
	能完成培养基灭菌操作	5	
增菌培养	能规范制备供试液，并说出妇必舒阴道泡腾片供试品制备过程中的注意事项	5	
	能规范进行供试液、阳性对照、阴性对照的接种操作	5	
分离培养	能获得单菌落	10	
鉴定试验	能进行革兰染色，分辨梭菌	10	
	能进行过氧化氢酶试验，分辨是否产生气泡	20	
结果分析判断	能根据试验结果判断供试品是否合格	15	
培养物处理、无菌室清洁	能正确完成培养物处理	10	
	能正确完成无菌室清洁	5	
合计		100	

思考与练习

一、选择题

1. 以下不属于哥伦比亚琼脂培养基组成成分的是（　　）。

A. 胰酪胨　　B. 肉胃蛋白酶水解物

C. 心胰酶水解物　　D. 氯化钾

2. 过氧化氢酶试验需要使用（　　）的过氧化氢试液。

A. 1%　　B. 2%　　C. 3%　　D. 4%

3. 梭菌对（　　）不敏感。

A. 青霉素　　B. 土霉素　　C. 磺胺　　D. 庆大霉素

4. 梭菌检查时应将供试液置于（　　）下培养。

A. 有氧条件　　B. 厌氧条件　　C. 低氧条件　　D. 无氧条件

二、简答题

1. 简述梭菌的检查程序。
2. 简述过氧化氢酶试验的观察指征。

项目四

热原检查

热原是指进入机体后引起体温异常升高的物质，包括细菌性热原、内源性高分子热原、内源性低分子热原及化学热原等。其进入血液后，可激活机体的单核细胞、巨噬细胞等，使之释放内源性致热原，作用于体温调节中枢引起发热。《中国药典》2020 年版规定的热原检查方法是将一定剂量的供试品从静脉注入家兔体内，在规定时间内，观察家兔体温升高的情况，以判定供试品中所含热原的限度是否符合规定。

任务一　家兔的挑选与饲养

知识目标

1. 识记家兔的挑选要求。
2. 掌握家兔的饲养方法。

技能目标

1. 能正确挑选家兔。
2. 能正确饲养家兔。

素质目标

1. 培养严谨科学的态度。
2. 培养保护、爱护动物的观念。

【任务引入】

《中国药典》2020 年版规定热原检查需要使用家兔进行试验，家兔的品质是试验结果的重要影响因素之一，那么，家兔的挑选与饲养有哪些特殊要求呢？

相关知识

一、家兔的挑选

试验用家兔常用品种有青紫蓝兔、日本大耳白兔、新西兰白兔等，应符合以下要求。

1. 健康合格

供试用的家兔应健康合格，体重在1.7 kg以上（用于生物制品检查用的家兔体重为1.7～3.0 kg），雌兔应无孕。预测体温前7日即应用同一饲料饲养，在此期间，体重应不减轻，精神、食欲、排泄等不得有异常现象。

2. 体温合格

未曾用于热原检查的家兔；或供试品判定为符合规定，但组内升温达0.6 ℃的家兔；或3周内未曾使用的家兔，均应在检查供试品前7日内预测体温，进行挑选。挑选试验的条件与检查供试品时相同，仅不注射药液，每隔30 min测量体温1次，共测8次，8次体温均在38.0～39.6 ℃的范围内，且最高与最低体温相差不超过0.4 ℃的家兔，方可供热原检查用。

3. 重复使用

用于热原检查后的家兔，如供试品判定为符合规定，至少应休息48 h方可再供热原检查用，其中升温达0.6 ℃的家兔应休息2周以上。对用于血液制品、抗毒素和其他同一抗原性供试品检测的家兔可在5天内重复使用1次。如供试品判定为不符合规定，则组内全部家兔不再使用。

二、家兔的饲养

1. 饲养环境

家兔饲养环境温度应保持在16～25 ℃，冬季室温保持10 ℃以上，夏季不高于30 ℃，炎热天气引地下凉风降温（不论冬夏均须避免穿堂风）。相对湿度为40%～70%，噪声小于60 dB，照度为100～200 lx，氨质量浓度不得超过14 mg/m^3。

2. 笼具

兔笼由不锈钢丝做成，笼底板能自由推拉，便于清洁消毒，兔笼使用前应清洗消毒，所有兔笼每2周应彻底洗刷一次。

3. 饲料及饮水

饲料应为全价颗粒饲料，应有固有的气味和色泽，否则不能使用。每餐投料时取出旧料，再添加新料。每餐投料量（以2.5 kg为准）为50～75 g，应随体重增减而变化，一般日投量为100～150 g，不得过量（防止家兔体重增长过快）。每日两餐要定时饲喂，一般上午9：00—9：30，下午4：00—4：30。饮水为符合国家标准的饮用水。每餐喂水时，倒掉旧水，更换新水。

4. 卫生

工作人员每天应按规定做好清洁工作，认真记录饲养期间温度、湿度及动物生长情况。

每日第一次喂饲料后更换垫料。所有兔笼每2周彻底洗刷一次，换下的笼子用消毒液浸泡5 min，然后用热水清洗晾干备用。铁链用消毒液浸泡后，用热水清洗，晾干备用，每周一次。若发现不干净的铁链应随时更换、清洗消毒。所有食盒每两个月用消毒液浸泡5 min后用清水刷净晾干备用。每天更换消毒过的垫料，更换新垫料前，对垫料盘喷洒消毒液消毒，垫料盘每周清洗一次，用消毒液浸泡5 min后用清水刷净晾干。家兔饮水盒用消毒液浸泡后用热水清洗，晾干备用，每月两次。地面每天拖两次保持清洁。消毒液喷洒地面消毒，每周一次。

任务实施

家兔的挑选与饲养

一、制订工作计划

根据任务要求，制订合理的工作进度计划，并根据小组成员的特点进行分工，完成表2-4-1。

表2-4-1　分工计划

工作内容	完成时间	成员	负责人
试验前准备			
家兔的挑选			
家兔的饲养			
家兔体温、体重监测			

二、试验前准备

按表2-4-2进行试验前准备。

表2-4-2　试验前准备

设备、器材	规格	数量	用途
天平			家兔称重
肛门温度计			测量家兔体温
温湿度计			测量环境的温湿度
固定器、支架			固定家兔
兔笼、饲料、饮用水			饲养装置

三、家兔的挑选与饲养

挑选家兔，并按表2-4-3进行记录。

表 2－4－3　　家兔挑选原始记录

动物品种		来源	
数量		性别	
体重		毛色	
是否健康无外伤		状态是否活泼	
饲养环境	室温：____℃　　相对湿度：____%		
检验人员		日期	

供试品检测前 7 日，监测家兔的体温、体重并记录，完成表 2－4－4。

表 2－4－4　　家兔体温、体重监测记录

家兔编号	供试前 7 日监测情况													
	体温/℃							体重/kg						
	1	2	3	4	5	6	7	1	2	3	4	5	6	7
1														
2														
3														
4														
5														
平均室温								平均相对湿度						
检验人								监测结束日期						

任务测评

按照表 2－4－5 所示任务评分标准进行测评，并做好记录。

表 2－4－5　　任务评分标准

考核内容	考核标准	配分	得分
试验前准备	能判断试验需要的设备、器材是否准备好	15	
家兔的挑选与饲养	能按要求正确挑选家兔	15	
	能正确饲养家兔	15	
家兔的抓取与固定	能正确抓取试验用家兔	15	
	能正确使用固定器固定家兔	15	
家兔体温、体重监测	能按要求对家兔进行体重称量与体温测量，判断选用的家兔是否符合要求	15	
清场	能按要求完成清场	10	
合计		100	

【操作提示】

（1）为家兔测量体温及称重时，要注意试验人员的安全，防止被意外抓伤或咬伤。

（2）在饲养家兔的过程中，禁止对动物采取突然、粗暴的动作，要树立尊重、爱护动物的意识，确保动物状态良好。

【知识拓展】

热原来源及危害

热原普遍存在于天然水、自来水及其他不清洁的水中，有些药品及器皿也会被热原污染，特别是葡萄糖、乳酸钠、氯化钠、水解蛋白、枸橼酸钠、血液制品、右旋糖酐等生物制品、生化制品及适于细菌生长的药品。热原可能由溶媒、原料、用具或容器带入，药物制剂制备过程中被污染、包装不严密、灭菌不完全等也可带入热原。注入人体的注射剂中热原含量达 1 μg/kg 就可引起发热反应，通常在注射 1 h 后出现，一般表现为发冷、寒战、发热、出汗、恶心、呕吐等症状，有时体温可升至 40 ℃以上，严重者甚至昏迷、虚脱，如不及时抢救，可危及生命。该现象称为“热原反应”。因此，必须对药品中的热原进行严格控制。

思考与练习

一、选择题

1. 《中国药典》2020 年版规定检查热原的方法是（　　）。

A. 家兔法　　B. 狗试验法　　C. 鲎试验法　　D. 大鼠法

2. 家兔饲养环境温湿度应保持在（　　）。

A. 18～30 ℃，45%～65%　　B. 16～25 ℃，40%～70%

C. 30～35 ℃，45%～65%　　D. 18～30 ℃，40%～70%

3. 供试用的家兔应健康合格，体重一般为（　　）kg。

A. 1.5～3.0　　B. 1.5～2.0　　C. 1.5～2.5　　D. 1.7～3.0

4. 以下不属于热原反应症状的是（　　）。

A. 发热　　B. 恶心、呕吐　　C. 出汗　　D. 嗜睡

二、简答题

1. 用于热原检查的家兔应符合哪些条件？

2. 简述家兔饲养的环境。

任务二　清开灵注射液中热原的测定

知识目标

1. 识记热原检查法的方法、步骤及结果判断标准。
2. 熟悉热原的来源、性质及作用机制。
3. 了解《中国药典》2020 年版中关于热原检查法的基本内容。

技能目标

1. 能正确挑选、捉拿家兔并给药。
2. 能正确进行供试品的抽样和处理。
3. 能进行供试品的热原检查、判断、结果分析。

素质目标

1. 养成严谨、认真、实事求是的科学态度。
2. 养成保护、爱护动物的观念。
3. 养成吃苦耐劳的职业精神。

【任务引入】

清开灵注射液属于中药注射剂，其组成包括胆酸、珍珠母、猪去氧胆酸、栀子、水牛角、板蓝根、黄芩苷、金银花。清开灵注射液能清热解毒、化痰通络、醒神开窍，用于热病、神昏、中风偏瘫、神志不清，以及急性肝炎、上呼吸道感染、肺炎、脑血栓形成、脑出血见上述证候者。

某企业生产了一批清开灵注射液，根据《中国药典》2020 年版要求，需要对清开灵注射液进行热原检查，并判定该批药品的热原检查是否符合规定。为什么注射液需要做热原检查？热原检查一般采用什么方法呢？

任务分析

注射液中的热原主要是指细菌性热原，是某些细菌的代谢产物、细菌尸体及内毒素。致热能力最强的是革兰阴性杆菌的产物，其次是革兰阳性杆菌，革兰阳性球菌则较弱，霉菌、酵母菌甚至病毒也能产生热原。

根据《中国药典》2020年版的规定，挑选供试用家兔，对供试品进行处理，做好试验前的准备工作，对照热原检查法的操作流程进行供试品检测，并判定供试品的热原检查是否符合规定。本任务的工作内容及要求见表2－4－6。

表2－4－6　工作内容及要求

工作内容	工作要求	关键点
供试用家兔的挑选	挑选合格健康的家兔	家兔的体重、体温及精神状态
试验前的准备	家兔的固定与测温、与供试品接触的试验用器皿灭菌、供试品的抽取与处理	家兔所处的环境温度、体温及体温差，试验用器皿的灭菌方式，供试品的抽样量及预热温度
供试品的检查	供试品注射、供试品注射后家兔的测温及数据记录	注射剂量、体温、数据记录
结果判断	结果判断与重试	判断供试品是否合格

相关知识

一、供试品抽取与处理

1. 供试品抽取

抽样应科学、规范、合法、公正、具有代表性。抽取样品前，应核对品名、产地、规格等级及包件式样，检查包装的完整性、清洁程度以及有无水迹、霉变或其他物质污染等情况，并详细记录。应当根据合理套用的原则确定抽样量，不应按单个检验项目简单累加。抽样量一般应为检验需求量的2倍，按1∶0.5∶0.5的比例分装为3份。同一品种存在不同制剂规格和包装规格时，应以不同规格计算制剂单位，然后分别折算所抽取样品的最小包装数量。当库存批数少于或等于计划抽样批数时，则各批均作为抽样批；当库存批数多于计划抽样批数时，则应随机抽取。

2. 供试品处理

若供试品为原料药，则精密称取适量，根据其效价或含量计算加水量，用无热原注射用水稀释至所需浓度；若供试品为制剂，则按标示量计算加水量，稀释至所需浓度。若供试品溶液注射剂量大于或等于3 mL/kg，应在注射前预热至38 ℃。供试品溶液的制备，应在超净工作台上进行。除另有规定外，试验用水均指无热原注射用水。稀释供试品时，应仔细观察外包装是否有损坏或冷爆处，若有应剔除。

二、家兔固定与测温

1. 家兔的固定

左手抓住家兔的颈部皮毛，右手托住家兔的臀部，以避免其挣扎。将家兔从饲养笼放到台秤上称重并记录，然后放入固定器中固定。轻轻提起兔尾，把蘸有甘油（或凡士林）的测温仪探头轻轻插入肛门约6 cm深，再把兔尾和探头固定在一起，避免探头脱落，直至试验完毕。

2. 家兔的测温

家兔置于宽松适宜的固定器中至少休息 1 h 后，开始测量第一次体温，测量温度的方式有两种：一种是使用热原测温仪，按操作程序测温；另一种是使用肛门温度计。测量家兔体温应使用精密度为 ±0. 1 ℃的测温装置。测温探头或肛门温度计插入肛门的深度和时间各兔应相同，深度一般约 6 cm，时间不得少于 1. 5 min，每隔 30 min 测量体温 1 次，一般测量 2 次，两次体温之差不得超过 0. 2 ℃，以两次体温的平均值作为该兔的正常体温。当日使用的家兔，正常体温应在 38. 0 ~ 39. 6 ℃的范围内，且同组各兔间正常体温之差不得超过 1. 0 ℃。为避免动物挣扎而使体温波动，给家兔测温时动作应轻柔。为减少误差，每次测温每只家兔最好用同一温度计，且测温时间相同。

任务实施

清开灵注射液的热原测定

一、制订工作计划

根据任务要求，制订合理的工作进度计划，并根据小组成员的特点进行分工，见表 2 – 4 – 7。

表 2 – 4 – 7　　分工计划

工作内容	完成时间	成员	负责人
供试用家兔的挑选			
试验前准备			
供试品的检查			
结果判断			

二、试验前准备

按照表 2 – 4 – 8 进行试验前准备。

表 2 – 4 – 8　　试验前准备

设备、器材、试剂	规格	数量	用途
无菌室			操作场所
超净工作台			操作区域
酒精灯			局部无菌环境
75% 乙醇			擦拭消毒

续表

设备、器材、试剂	规格	数量	用途
清开灵注射液			供试品
注射器、针头			定量注射供试品
天平（精度0.1 mg、10 mg）			称量试剂及家兔
电热干燥箱（250 ℃以上）			灭菌
家兔固定盒（盒两侧有通气孔）			固定家兔
凡士林或50%甘油、热原测温仪或肛门温度计（精度0.1 ℃）			监测家兔体温
恒温水浴			预热供试品
烧杯、三角瓶、大称量瓶、吸管、移液管、表面皿、玻棒、广口试剂瓶、直镊、金属制密封器（均需除热原）、时钟、脱脂棉			供试验用

三、热原检查

根据热原检查法的具体操作步骤进行操作，将原始记录填写至表2－4－9中，同时完成热原检查报告（见表2－4－10）。

1. 供试品注射

取适用的家兔3只，测定其正常体温后15 min以内，用75%乙醇擦拭家兔耳朵边缘，用小镊子将除热原的注射器和针头套好，按规定剂量自耳静脉缓缓注入预热至约38 ℃的供试品溶液。注射完应用手捏紧针眼处数秒，以帮助止血。

2. 供试品注射后家兔的测温

注射后，每隔30 min测量体温1次，连续测6次。以6次中体温最高的一次减去注射前的正常体温，为该兔体温的升高度数。若第6次较第5次升温超过0.2 ℃并超过正常体温时，应连续测量，直至与前一次相比升温不超过0.2 ℃。若降温超过0.4 ℃，并低于正常体温时，应继续测量至降温不超过0.4 ℃为止。

3. 供试品热原检查复试

若3只家兔中有1只家兔体温升高0.6 ℃或0.6 ℃以上，或3只家兔体温升高总和达1.3 ℃或1.3 ℃以上时，都不能直接判断供试品热原检查合格或不合格，应另取5只经过挑选的家兔复试，检查方法同上。

表2－4－9　　试验结果原始记录

兔号	1	2	3
体重/kg			
第1次测量体温/℃			
第2次测量体温/℃			
平均体温/℃			

续表

兔号	1	2	3
注射供试品时间			
第1次测量体温/℃			
第2次测量体温/℃			
第3次测量体温/℃			
第4次测量体温/℃			
第5次测量体温/℃			
第6次测量体温/℃			
注射前后体温差			

四、结果判断

在初试的3只家兔中，体温升高均低于0.6 ℃，并且3只家兔体温升高总和低于1.3 ℃；或在复试的5只家兔中，体温升高0.6 ℃或高于0.6 ℃的家兔不超过1只，并且初试、复试合并8只家兔的体温升高总和为3.5 ℃或低于3.5 ℃，均判定供试品的热原检查符合规定。

在初试的3只家兔中，体温升高0.6 ℃或高于0.6 ℃的家兔超过1只；或在复试的5只家兔中，体温升高0.6 ℃或高于0.6 ℃的家兔超过1只；或初试、复试合并8只家兔的体温升高总和超过3.5 ℃，均判定供试品的热原检查不符合规定。

当家兔升温为负值时，如果确定环境温度、饲养条件和家兔健康状况等均正常，均以0 ℃计，否则根据具体情况分别处理。

表2-4-10　　热原检查报告

热原检测记录

品名：______　　　　批号：______

规格：______　　　　检测时间：______

检定依据：______

环境检测：______

温度：______　　　　湿度：______

供试品单位：______

收验时间：______

结论：

□符合规定

□不符合规定

□重试

检验人：______　　　　校验人：______

任务测评

根据表 2－4－11 所示的任务评分标准进行测评，并做好记录。

表 2－4－11　　任务评分标准

考核内容	考核标准	配分	得分
家兔的挑选	能按要求正确挑选家兔	5	
	能判断选用的家兔是否符合要求	5	
试验前准备	能准备试验需要的设备、器材、试剂	5	
	能将与供试品接触的试验用器皿进行灭菌、除热原处理	5	
供试品的抽取与处理	能按要求进行供试品的抽样	5	
	能正确进行供试品溶液的预热	15	
家兔的固定与测温	能正确固定家兔	5	
	能准确测量家兔的体温	5	
供试品的注射	能按要求对选用的家兔进行供试品溶液的注射	10	
注射供试品后家兔的测温	能准确测量家兔的体温	10	
	能正确记录家兔的体温	5	
结果判断	能正确判断供试品是否合格	15	
	能正确填写热原检查报告	5	
清场	能按要求完成清场	5	
合计		100	

【知识拓展】

热原的理化性质

1. 耐热性

大多数热原具有耐热性，其耐热程度随热原来源而有所差异。100 ℃并不能使热原发生热解，120 ℃加热 4 h 能破坏 98% 的热原。注射剂的一般灭菌条件是不能破坏热原的，加热至 180 ℃、3 ~4 h，250 ℃、30 ~45 min 或 650 ℃、1 min 方可彻底破坏热原。

2. 水溶性与不挥发性

热原能溶于水，本身不具有挥发性，但能随水蒸气雾滴夹带入蒸馏水中，造成污染，故蒸馏器需有隔沫装置。

3. 滤过性

热原体积很小，直径为 1 ~5 nm，故能通过一般滤器，甚至是微孔滤膜。但热原不能通过石棉滤板，也不能通过半透膜和孔径小于 1 nm 的超滤膜，以此可除去绝大部分甚至全部热原。

4. 抗原性

热原的多糖部分具有抗原性。反复接触热原，生物体很快便会产生耐受性。故家兔法检查热原规定了家兔重复使用的间隔时间，发现热原检查不合格时，所用家兔不再做热原检查。

5. 被吸附性

热原可以被活性炭吸附，因热原在溶液中带有一定的电荷，也可被一些离子交换树脂吸附。

6. 可破坏性

热原能被强酸、强碱、强氧化剂、超声波等破坏。

思考与练习

一、选择题

1. 热原体积很小，直径小于或等于（　　）μm，能通过一般滤器，但不能通过半透膜及石棉滤板。

A. 0.006　　B. 0.005　　C. 0.004　　D. 0.003

2. 未曾用于热原检查的家兔，或供试品判定为符合规定，但组内升温达 0.6 ℃的家兔，均应在检查供试品前（　　）日内预测体温，进行挑选。

A. 7　　B. 6　　C. 5　　D. 4

3. 热原测定时，若供试品溶液注射剂量大于或等于（　　）mL/kg，应在注射前预热至 38 ℃。

A. 3　　B. 4　　C. 5　　D. 6

4. 药品热原检查试验中，（　　）时可判定供试品的热原检查符合规定。

A. 在初试的 3 只家兔中，体温升高均低于 0.6 ℃，且 3 只家兔体温升高总和低于 1.3 ℃

B. 在初试的 3 只家兔中，体温升高 0.6 ℃或高于 0.6 ℃的家兔超过 1 只

C. 初试、复试合并 8 只家兔的体温升高总和为 3.5 ℃或低于 3.5 ℃

D. 在复试的 5 只家兔中，体温升高 0.6 ℃或高于 0.6 ℃的家兔不超过 1 只

二、简答题

1. 如何正确测量家兔的体温?

2. 简述热原检查法的结果判定。

项目五 细菌内毒素检查

《中国药典》2020 年版规定的细菌内毒素检查法是利用鲎试剂来检测或量化由革兰阴性菌产生的细菌内毒素，以判断供试品中细菌内毒素的限量是否符合规定。细菌内毒素检查包括两种方法，即凝胶法和光度测定法，后者包括浊度法和显色基质法。本项目对凝胶法进行介绍。供试品检测时，可使用其中任何一种方法进行试验。当测定结果有争议时，除另有规定外，以凝胶限度试验结果为准。

任务一　鲎试剂的灵敏度复核试验

知识目标

识记鲎试剂灵敏度复核试验的基本内容。

技能目标

1. 能按要求进行鲎试剂灵敏度复核试验。
2. 能正确判断并分析试验结果。

素质目标

1. 养成实事求是的职业素养。
2. 树立标准意识。

【任务引入】

凝胶法系通过鲎试剂与内毒素产生凝集反应的原理进行限度检测或半定量检测内毒素的方法。鲎试剂是从鲎（见图 2－5－1）的血液中提取出的冻干试剂，可以与细菌内毒素发生凝集反应。某企业近期新采购了一批鲎试剂，根据《中国药典》2020 年版要求，在对供试品进行细菌内毒素检查之前，首先要进行鲎试剂灵敏度复核试验。那么，鲎试剂灵敏度复核试验什么时候要做，什么时候可以省略不做呢？

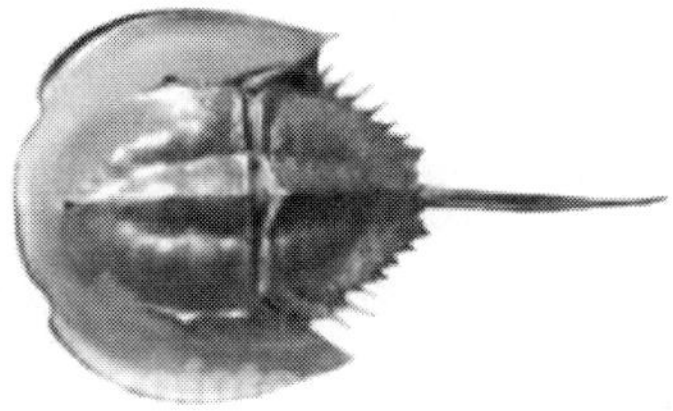

图 2－5－1　鲎

任务分析

当使用新批号的鲎试剂或试验条件发生了任何可能影响检验结果的改变时，应进行鲎试剂灵敏度复核试验。鲎试剂复核后才可以使用，以后使用同批次鲎试剂可不进行复核。本任务的工作内容及要求见表 2－5－1。

表 2－5－1　工作内容及要求

工作内容	工作要求	关键点
玻璃器皿的洗涤与灭菌	清洗玻璃器皿，去除玻璃器皿表面可能存在的外源性内毒素	玻璃器皿的洗涤剂与浸泡时间、灭菌温度与时间
细菌内毒素标准溶液的制备	细菌内毒素国家标准品的溶解与稀释	细菌内毒素国家标准品开启前需要消毒，每稀释一步均应在旋涡混合器上混合 30 s
待复核鲎试剂的准备	鲎试剂开启前的消毒、鲎试剂的溶解	溶解鲎试剂时，不要剧烈振荡，避免产生气泡
加样、观察与记录	滴加细菌内毒素标准溶液或检查用水、保温 60 min ±2 min、观察试验反应并记录结果	加样量、保温时间、结果记录
结果计算与结果判断	结果计算、判断	鲎试剂灵敏度的确定、判定该批鲎试剂灵敏度复核是否合格

相关知识

在《中国药典》2020 年版细菌内毒素检查法规定的条件下，使鲎试剂产生凝集的内毒素最低浓度为鲎试剂的标示灵敏度，用 EU/mL 表示。进行鲎试剂灵敏度复核试验的目的，一是确认鲎试剂标示的灵敏度是否正确，二是考察检验人员操作方法是否正确、试验条件是否符合规定。因此，在使用新批号的鲎试剂或试验条件发生了任何可能影响检验结果的改变时，应进行鲎试剂灵敏度复核试验。

一、细菌内毒素标准溶液的制备

取细菌内毒素国家标准品或工作标准品 1 支，轻弹瓶壁，使粉末落入瓶底，然后用砂轮在瓶颈上部轻轻划痕，用75%乙醇擦拭后启开，开启过程中应防止玻璃屑落入瓶内。根据鲎试剂灵敏度的标示值（λ），将标准品用细菌内毒素检查用水溶解，用封口膜将瓶口封严，放置在旋涡混合器上混匀15 min或参照标准品说明书中要求的混匀时间进行操作，然后制成2λ、λ、0.5λ和0.25λ 4个浓度的细菌内毒素标准溶液，每稀释一步均应在旋涡混合器上混匀30 s或参照标准品说明书中要求的混匀时间进行操作。若使用的为细菌内毒素国家标准品，可按其使用说明书中的方法将其稀释至规定浓度后分装、保存；若为细菌内毒素工作标准品，为一次性使用。

二、待复核鲎试剂的准备

取0.1 mL/支的鲎试剂18支，轻弹瓶壁，使粉末落入瓶底，用砂轮在瓶颈轻轻划痕，用75%乙醇擦拭后启开备用，应防止玻璃屑落入瓶内。每支加入0.1 mL检查用水，轻轻转动瓶壁，使内容物充分溶解，溶解过程中应避免产生气泡。

若待复核鲎试剂规格不是0.1 mL/支时，取若干支按标示量加入细菌内毒素检查用水溶解，充分混匀后每0.1 mL分装到1支试管中，至少分装18支管备用。

三、加样

将已充分溶解的待复核鲎试剂18支管放在试管架上，排成5列，取不同浓度（即2λ、λ、0.5λ和0.25λ）的细菌内毒素标准溶液，分别与等体积（0.1 mL）的鲎试剂溶液混合，每一个内毒素浓度平行做4管；另外取2管加入等体积的细菌内毒素检查用水作为阴性对照。加样结束后，将试管中溶液轻轻振动混匀，用封口膜封闭管口，垂直放入37 ℃ ±1 ℃的试管恒温仪中，保温60 min ±2 min。

四、结果观察与记录

将试管从试管恒温仪中轻轻取出，缓缓倒转180°观察，若管内形成凝胶，并且凝胶不变形、不从管壁滑脱者为阳性，记录为（+）；未形成凝胶或形成的凝胶不坚实、变形并从管壁滑脱者为阴性，记录为（-）。保温和拿取试管过程应避免振动，防止造成假阴性结果。

五、结果计算

当最大浓度2λ管均为阳性，最低浓度0.25λ管均为阴性，阴性对照管为阴性，试验方为有效。按下式计算反应终点浓度的几何平均值，即为鲎试剂灵敏度的测定值（λ_c）。

$$\lambda_c = \mathrm{antilg}\left(\sum X/n\right)$$

式中，X为反应终点浓度的对数值（lg），反应终点浓度是指系列递减的内毒素浓度中最后一个呈阳性结果的浓度；n为每个浓度的平行管数，即4。

六、结果判断

当λ_c在$0.5\lambda \sim 2\lambda$（包括0.5λ和2λ）时，判定该批鲎试剂灵敏度复核合格，可用于干

扰试验和供试品细菌内毒素检查，并以标示灵敏度 λ 为该批鲎试剂的灵敏度。

【举例】

设待复核鲎试剂的灵敏度为0.125 EU/mL。试验结果如下：

内毒素浓度/（EU/mL）		0.25	0.125	0.062 5	0.031	阴性对照	反应终点浓度 X
重复管数	1	+	+	−	−	−	0.125
	2	+	−	−	−	−	0.25
	3	+	+	+	−		0.062 5
	4	+	+	+	−		0.062 5

计算：

$$\lambda_c = \mathrm{antilg}(\sum X/4)$$

$$= \mathrm{antilg}[(\lg 0.125 + \lg 0.25 + \lg 0.0625 + \lg 0.0625)/4]$$

$$\approx 0.105\ \mathrm{EU/mL}$$

λ_c 在 $0.5\lambda \sim 2\lambda$ 范围内，符合规定。使用该批鲎试剂时，其灵敏度为标示灵敏度0.125 EU/mL。

任务实施

鲎试剂的灵敏度复核试验

一、制订工作计划

根据任务要求，制订合理的工作进度计划，并根据小组成员的特点进行分工，完成表2－5－2。

表2－5－2　分工计划

工作内容	完成时间	成员	负责人
玻璃器皿的洗涤与灭菌			
细菌内毒素标准溶液的制备			
待复核鲎试剂的准备			
加样、观察与记录			
结果计算与判断			

二、试验前准备

按照表2－5－3进行试验前准备。

表 2－5－3　　试验前准备

设备、器材、试剂	规格	数量	用途
电热干燥箱			去除外源性内毒素
试管恒温仪或恒温水浴箱			加热、保温
水银温度计或酒精温度计			测量温度
旋涡混合器			混合细菌内毒素标准品稀释溶液
鲎试剂			供试品
细菌内毒素国家标准品或细菌内毒素工作标准品			制备细菌内毒素标准溶液
细菌内毒素检查用水			稀释细菌内毒素标准品、鲎试剂
移液管、无热原吸头、试管（10 mm×75 mm）、烧杯、试管架、洗耳球、计时器、75%乙醇、棉球、剪刀、砂轮、铝箔等			用于试验

三、试验操作

根据鲎试剂灵敏度复核试验的具体操作步骤进行操作，按照表 2－5－4 填写鲎试剂灵敏度复核试验记录。

表 2－5－4　　鲎试剂灵敏度复核试验记录

生产厂家		批号	
规格		标示灵敏度	
检验依据			
试验环境	温度：______℃　　相对湿度：______%		

（1）细菌内毒素标准溶液制备：取 1 支细菌内毒素标准品，打开容器，加______mL 细菌内毒素检查用水溶解，在旋涡混合器上混匀______min。然后根据鲎试剂灵敏度的标示值（λ）进行稀释，制备 2λ、λ、0.5λ、0.25λ 4 个浓度的细菌内毒素标准溶液，每稀释一步均应在旋涡混合器上混合______s

（2）待复核鲎试剂的准备：取鲎试剂 18 支，开口，各加 0.1 mL 细菌内毒素检查用水溶解，编号：1～18

（3）加样：将已充分溶解的待复核鲎试剂 18 支放在试管架上

1～4 号：各加 0.1 mL ______EU/mL（2λ）细菌内毒素标准溶液

5～8 号：各加 0.1 mL ______EU/mL（λ）细菌内毒素标准溶液

9～12 号：各加 0.1 mL ______EU/mL（0.5λ）细菌内毒素标准溶液

13～16 号：各加 0.1 mL _____EU/mL（0.25λ）细菌内毒素标准溶液

17～18 号：各加 0.1 mL 细菌内毒素检查用水作阴性对照

（4）保温：将以上各管溶液轻轻混匀，用封口膜封口，垂直放入____℃试管恒温仪或恒温水浴箱中，保温____min。然后轻轻垂直取出，缓缓倒转 180°，观察并记录

（5）试验结果记录：

内毒素浓度/（EU/mL）																阴性对照		复核灵敏度 λ_c/（EU/mL）
2λ				λ				0.5λ				0.25λ						
1	2	3	4	5	6	7	8	9	10	11	12	13	14	15	16	17	18	

注：（－）为阴性，（＋）为阳性。

（6）结果判断：　□符合规定　　　□不符合规定

检验者/日期：　　　　　　　　复核者/日期：

【操作提示】

（1）试验前，须用肥皂洗手，用75%乙醇消毒。

（2）在使用洗耳球、移液管取样时，应注意不要将洗耳球中的气体吹入溶液中，以防止气体中的内毒素进入供试液。

（3）溶解鲎试剂时，不要剧烈振荡，避免产生气泡。

（4）由于凝集反应是不可逆的，在反应过程中及观察结果时应注意不要使试管受到振动，以免使凝胶破碎产生假阴性结果。

任务测评

根据表2-5-5所示任务评分标准进行测评，并做好记录。

表2-5-5　任务评分标准

考核内容	考核标准	配分	得分
玻璃器皿的洗涤与灭菌	能正确清洗玻璃器皿	5	
	能按要求完成玻璃器皿的灭菌操作	10	
细菌内毒素标准溶液的制备	能正确启开标准品	5	
	能按要求制备并稀释标准溶液	10	
待复核鲎试剂的准备	能正确开启鲎试剂	5	
	能按要求溶解鲎试剂	10	
加样、观察与记录	能按要求完成加样的操作	10	
	能正确记录试验观察结果	10	
结果计算与结果判断	能准确计算试验结果	10	
	能正确进行试验结果判断	15	
	能准确填写试验结果记录	5	
清场	能按要求完成清场	5	
合计		100	

【知识拓展】

一、细菌内毒素的概念及结构

细菌内毒素是致热能力最强的一种热原，是革兰阴性菌细胞壁上的一种脂多糖和蛋白质的复合物，与细菌外毒素不同，它不是细菌的代谢产物，而是细菌死亡或裂解后才释放出来的一种具有生物活性的物质。大多数革兰阴性菌（如沙门菌、痢疾杆菌、大肠埃希菌、奈瑟球菌等）都有内毒素，各种细菌内毒素的毒性作用大致相同。细菌内毒素的主要活性成分是脂多糖（LPS），包括亲水的多糖部分和疏水的脂质A，多糖又可分为O－特异性多糖和核心多糖。

二、细菌内毒素的生物学活性

在细菌内毒素脂多糖分子中，主要毒性成分是脂质A。不同革兰阴性细菌的脂质A结构基本相似，因此其内毒素导致的毒性效应大致相同。脂多糖能刺激细胞产生肿瘤坏死因子，可以治疗肿瘤；可刺激免疫活性细胞，产生各种内源性调节因子，发挥免疫调节作用，增强机体非特异性免疫功能。细菌内毒素的生物学活性反应主要有：致热反应、白细胞反应、内毒素休克、鲎细胞溶解物（鲎试剂）凝集、降低血压等。

1. 致热反应

人体对细菌内毒素极为敏感。极微量内毒素被输入人体后就能引起体温上升，发热反应持续约4 h后逐渐消退。自然感染时，因革兰阴性菌不断生长繁殖，同时伴有陆续死亡、释放出内毒素，发热反应将持续至体内病原菌完全被消灭。

2. 白细胞反应

细菌内毒素进入宿主体内以后，白细胞先急剧减少，这是因为细胞发生移动并黏附到组织毛细血管上。数小时后白细胞数量又增多，这是由于内毒素诱生骨髓释放其中的中性粒细胞进入血液，使其数量显著增加。

3. 内毒素休克

当病灶或血管中革兰阴性菌大量死亡，释放出来的大量内毒素进入血液时，临床可表现为微循环衰竭、低血压等，导致患者休克，这种病理反应称为内毒素休克。

4. 鲎细胞溶解物（鲎试剂）凝集

鲎血液遇革兰阴性菌时会产生凝胶，据此创立了鲎试剂检测法。鲎试剂检测法简单、快速、灵敏、准确，目前广泛用于临床、制药工业、药品检验等方面。

三、细菌内毒素检查试剂

1. 细菌内毒素国家标准品

细菌内毒素国家标准品自大肠埃希菌提取精制，并以细菌内毒素国际标准品标定其效价。细菌内毒素国家标准品用于标定、复核、仲裁鲎试剂灵敏度，标定细菌内毒素工作标准品的效价，干扰试验及检查法中编号B和C溶液的制备、凝胶法中鲎试剂灵敏度复核试验、光度测定法中标准曲线可靠性试验。

2. 细菌内毒素工作标准品

细菌内毒素工作标准品以细菌内毒素国家标准品为基准标定其效价，用于干扰试验及检查法中编号B和C溶液的制备、凝胶法中鲎试剂灵敏度复核试验、光度测定法中标准曲线可靠性试验。

3. 细菌内毒素检查用水

细菌内毒素检查用水应符合灭菌注射用水标准，其内毒素含量小于0.015 EU/mL（用于凝胶法）或小于0.005 EU/mL（用于光度测定法），且对内毒素试验无干扰作用。

思考与练习

一、选择题

1. 每批新的鲎试剂在用于试验前都要进行（　　）。

A. 标准曲线可靠性试验　　B. 干扰试验

C. 灵敏度复核试验　　D. 凝胶限度试验

2. 在鲎试剂灵敏度复核试验中，λ_c在（　　）时，方可用于细菌内毒素检测。

A. $0.5\lambda \sim 1.0\lambda$　　B. $1.0\lambda \sim 1.5\lambda$　　C. $1.5\lambda \sim 2.0\lambda$　　D. $0.5\lambda \sim 2.0\lambda$

3. 细菌内毒素是革兰（　　）菌细胞壁上的一种脂多糖和蛋白质的复合物。

A. 阴性　　B. 阳性　　C. 阴性和阳性　　D. 阴性或阳性

4. 以下不属于细菌内毒素生物学活性的是（　　）。

A. 致热反应　　B. 红细胞反应　　C. 降低血压　　D. 内毒素休克

5. 细菌内毒素检查用水应符合灭菌注射用水标准，用于凝胶法时，其内毒素含量小于（　　）EU/mL。

A. 0.010　　B. 0.005　　C. 0.015　　D. 0.020

二、简答题

1. 为什么要对鲎试剂进行灵敏度复核试验？

2. 如何对标示灵敏度 $\lambda = 0.5$ EU/mL 的鲎试剂进行灵敏度复核试验？

任务二　碳酸氢钠注射液的干扰试验

知识目标

识记供试品干扰试验的操作流程。

技能目标

1. 能按要求进行供试品的干扰试验。

2. 能正确判断并分析干扰试验结果。

素质目标

1. 提高分析判断能力。
2. 树立安全意识与标准意识。

【任务引入】

碳酸氢钠注射液为无色澄明液体，主要用于治疗代谢性酸中毒和胃酸过多引起的症状，也可用于碱化尿液。为了减少不良反应，确保用药安全，需要建立碳酸氢钠注射液的细菌内毒素检查方法，还须进行干扰试验。那么，如何进行干扰试验呢？

某企业生产了一批碳酸氢钠注射液，依据《中国药典》2020 年版通则 1143，在对碳酸氢钠注射液进行细菌内毒素检查之前，须进行干扰试验，以建立碳酸氢钠注射液细菌内毒素检查的常规方法。

任务分析

干扰试验是比较鲎试剂与内毒素的反应在水溶液中和在供试品中进行的差异，即比较本反应在不同介质中进行的差异，有差异就表示供试品对反应存在干扰作用。当鲎试剂、供试品的处方、生产工艺改变或试验环境中发生了任何有可能影响试验结果的变化时，须重新进行干扰试验。本任务的工作内容及要求见表 2－5－6。

表 2－5－6　工作内容及要求

工作内容		工作要求	关键点
干扰预试验	供试品的稀释	计算最大稀释倍数，按要求稀释供试品	最大稀释倍数、稀释倍数的确定
	试验观察	滴加内毒素标准溶液或检查用水，保温 60 min ±2 min，观察试验反应并记录结果	加样量、保温时间、结果记录
	结果判断	正确判断结果	准确判定供试品在该浓度下有无干扰作用
干扰试验	制备细菌内毒素标准溶液	细菌内毒素国家标准品的溶解与稀释	细菌内毒素国家标准品开启前需要消毒，每稀释一步均应在旋涡混合器上混合 30 s
	制备含内毒素的供试品溶液	制备内毒素浓度为 2.0λ、1.0λ、0.5λ、0.25λ 的供试品溶液	供试品稀释至预试验中确定的不干扰稀释倍数
	鲎试剂的准备	准备 28 支鲎试剂，正确开启鲎试剂	鲎试剂的开启与溶解
	加样与观察	按试验要求进行加样并观察	反应温度与时间
	结果计算与判断	正确计算并判断结果	准确计算、正确判断

相关知识

一、干扰预试验

预试验的目的是初步确定供试品的最大不干扰浓度（当供试品细菌内毒素限值以EU/mg或 EU/U 表示）或最小不干扰稀释倍数（当供试品细菌内毒素限值以EU/mL表示），为正式干扰试验提供依据。

（1）将未检出内毒素的供试品进行一系列倍数的稀释，但最大有效稀释倍数（MVD）不得超过 $cL/\lambda_{0.03}$（0.03 EU/mL 为现今我国市售用于凝胶法的鲎试剂的最高灵敏度）。

最大有效稀释倍数是指在试验中供试品溶液允许达到的最大稀释倍数，在不超过此稀释倍数的浓度下进行内毒素限值的检测。用以下公式来确定最大有效稀释倍数：

$$\mathrm{MVD} = cL/\lambda$$

式中，L 为供试品的细菌内毒素限值。c 为供试品溶液的浓度，当 L 以 EU/mg 或 EU/U 表示时，c 的单位为 mg/mL 或 U/mL；当 L 以 EU/mL 表示时，c 为 1.0 mL/mL。若计算在最大有效稀释倍数时的供试品浓度，即最小有效稀释浓度，可使用公式 $c = \lambda/L$。λ 为在凝胶法中鲎试剂的标示灵敏度（EU/mL），或是在光度测定法中所使用的标准曲线上最低的内毒素浓度。

（2）使用鲎试剂对每一稀释倍数进行检验。每一稀释倍数下做 2 支供试品管和 2 支供试品阳性对照（用该浓度的供试品溶液将细菌内毒素标准品制成 2λ 浓度），供试品溶液应未检出内毒素且不超过最大有效稀释倍数。另取 2 支试管加入细菌内毒素检查用水作为阴性对照，2 支试管加入 2λ 浓度的细菌内毒素标准溶液作为阳性对照。加入等体积鲎试剂，37 ℃ ±1 ℃保温60 min ±2 min 后，观察并记录结果。

（3）当阴性对照为阴性、阳性对照为阳性时，试验有效。当系列浓度中供试品溶液 2 管为阴性，供试品阳性对照 2 管为阳性时，认为供试品在该浓度下不干扰试验，即可选择该稀释倍数进行正式干扰试验。当系列浓度中所有浓度的供试品管都不为阴性，或供试品阳性对照不为阳性时，说明供试品对内毒素与鲎试剂的反应存在干扰，则应对供试品进行更大倍数稀释（不得超过最大有效稀释倍数），或通过适宜的方法（如过滤、中和、透析或加热处理等）排除干扰。当供试品的内毒素限值单位为 EU/mg 或 EU/U 时，应将最小不干扰稀释倍数换算成最大不干扰浓度（该稀释倍数下溶液的浓度），以 mg/mL 或 U/mL 表示。

【举例】

设某注射液细菌内毒素限值为 2.5 EU/mL，按 $\mathrm{MVD} = cL/\lambda$ 计算出灵敏度为 0.03 EU/mL 下的 MVD 为约 80 倍，将供试品溶液稀释一系列浓度梯度进行检验，用灵敏度为 0.25 EU/mL 的鲎试剂进行预试验。结果如下：

稀释倍数	0（原液）	5	10	20	40	80
供试品溶液	－－	－－	－－	－－	－－	－－
供试品阳性对照	－－	－－	－－	＋＋	＋＋	＋＋

如上结果可初步确定该样品的最小不干扰稀释倍数为20倍，可在此浓度下进行正式干扰试验。

二、干扰试验

干扰试验的目的是检验在某一浓度下的供试品对于鲎试剂与内毒素的反应有无干扰作用。使用的供试品溶液应为未检验出内毒素且不超过所使用的鲎试剂最大有效稀释倍数的溶液。

1. 制备细菌内毒素标准溶液

取1支细菌内毒素工作标准品，用细菌内毒素检查用水稀释成4个浓度的标准溶液，即2.0λ、λ、0.5λ、0.25λ（方法同鲎试剂灵敏度复核试验）。

2. 制备含内毒素的供试品溶液

将供试品稀释至预试验中确定的不干扰稀释倍数，再用稀释后的供试品溶液将细菌内毒素工作标准品稀释成4个浓度，即2.0λ、1.0λ、0.5λ、0.25λ。

3. 鲎试剂的准备

取规格为0.1 mL/支的鲎试剂28支，轻弹瓶壁使粉末落入瓶底，用砂轮在瓶颈轻轻划痕，用75%乙醇擦拭后启开备用，防止玻璃屑落入瓶内。每支加入0.1 mL细菌内毒素检查用水溶解，轻轻转动瓶壁，使内容物充分溶解，避免产生气泡。

4. 加样

将准备好的鲎试剂10支（管）放在一试管架上，排成5列，每列2支（管）。前4列分别加入0.1 mL浓度为2.0λ、1.0λ、0.5λ、0.25λ的细菌内毒素标准溶液，另一列加入0.1 mL细菌内毒素检查用水作为阴性对照。将另外18支（管）鲎试剂放在另一试管架上，排成5列，前4列4支（管），后一列2支（管）。前4列分别加入0.1 mL内毒素浓度为2.0λ、1.0λ、0.5λ、0.25λ的供试品溶液，另一列加入0.1 mL供试品溶液作为样品阴性对照。加样结束后，用封口膜封口，轻轻振动混匀，避免产生气泡。两试管架放入37 ℃ ± 1 ℃ 水浴或适宜恒温器中，保温60 min ± 2 min后，观察并记录结果。干扰试验溶液的制备见表2-5-7。

表2-5-7　干扰试验溶液的制备

编号	内毒素浓度/被加入内毒素的溶液	稀释用液	稀释倍数	所含内毒素的浓度	平行管数
A	无/供试品溶液	—	—	—	2
B	2λ/供试品溶液	供试品溶液	1 2 4 8	2λ 1λ 0.5λ 0.25λ	4 4 4 4

续表

编号	内毒素浓度/被加入内毒素的溶液	稀释用液	稀释倍数	所含内毒素的浓度	平行管数
C	2λ/检查用水	检查用水	1 2 4 8	2λ 1λ 0.5λ 0.25λ	2 2 2 2
D	无/检查用水	—	—	—	2

注：A 为供试品溶液，B 为干扰试验系列，C 为鲎试剂标示灵敏度对照系列，D 为阴性对照溶液。

5. 结果计算

只有当溶液 A 和阴性对照溶液 D 的所有平行管都为阴性，并且系列溶液 C 的结果符合鲎试剂灵敏度复核试验要求时，试验方为有效。当系列溶液 B 的结果符合鲎试剂灵敏度复核试验要求时，认为供试品在该浓度下无干扰作用。其他情况则认为供试品在该浓度下存在干扰作用。如 B、C 两组最大浓度 2.0λ 均为阳性，最低浓度 0.25λ 均为阴性，A、D 组阴性对照 4 管均为阴性，按下式计算用检查用水制成的细菌内毒素标准溶液的反应终点浓度的几何平均值（E_S）和用供试品溶液制成的内毒素溶液的反应终点浓度的几何平均值（E_T）。

$$E_S = \text{antilg}(\sum X_S/n)$$

$$E_T = \text{antilg}(\sum X_T/n)$$

式中，X_S、X_T分别为用检查用水和供试品溶液制成的内毒素溶液的反应终点浓度的对数值，n 为平行管数。

当 E_S在 0.5λ ~2.0λ（包括 0.5λ 和 2.0λ），且 E_T 在 0.5 E_S ~2.0 E_S（包括 0.5E_S和 2.0 E_S）时，认为供试品在该浓度下不干扰试验，可在该浓度下对此供试品进行细菌内毒素检查。反之则认为供试品在该浓度下干扰试验，应使用适宜的方法排除干扰。

6. 干扰排除

若供试品溶液在小于最大有效稀释倍数的稀释倍数下对试验有干扰，应将供试品溶液进行不超过最大有效稀释倍数的进一步稀释，再重复干扰试验。或通过其他适宜的方法（如调 pH 值、过滤、中和、透析或加热处理等）排除干扰。为确保选择的处理方法能有效排除干扰且不会使内毒素失去活性，要使用预先添加了标准内毒素再经过处理的供试品溶液进行干扰试验。

进行新药的内毒素检查试验前，或无内毒素检查项的品种建立内毒素检查法时，须进行干扰试验。

当鲎试剂、供试品的处方、生产工艺改变或试验环境中发生了任何有可能影响试验结果的变化时，须重新进行干扰试验。

【举例】

某注射液预试验中初步确定其最小不干扰稀释倍数为 20 倍，使用灵敏度为 0.125 EU/mL 的鲎试剂检测供试品是否对内毒素检查存在干扰，结果如下。

内毒素浓度/（EU/mL）	0.25	0.125	0.062 5	0.031	0	反应终点浓度/（EU/mL）
1	+	+	−	−	−	0.125
2	+	+	−	−	−	0.125
含供试品溶液的内毒素浓度/（EU/mL）	0.25	0.125	0.062 5	0.031	0	反应终点浓度/（EU/mL）
1	+	+	−	−	−	0.125
2	+	+	−	−	−	0.125
3	+	+	−	−		0.125
4	+	+	−	−		0.125

计算：

$$E_S = \text{antilg}(\sum X_S/2)$$
$$= \text{antilg}[(\text{lg}0.125 + \text{lg}0.125)/2]$$
$$= 0.125 \text{ EU/mL}$$

$$E_T = \text{antilg}(\sum X_T/4)$$
$$= \text{antilg}[(\text{lg}0.125 + \text{lg}0.125 + \text{lg}0.125 + \text{lg}0.125)/4]$$
$$= 0.125 \text{ EU/mL}$$

E_T在$0.5E_S \sim 2.0E_S$范围内，说明该供试品进行20倍稀释后确已排除干扰作用，在低于或等于此浓度的情况下即可使用细菌内毒素检查法。

任务实施

碳酸氢钠注射液的干扰试验

一、制订工作计划

根据任务要求，制订合理的工作进度计划，并根据小组成员的特点进行分工，完成表2-5-8。

表2-5-8　分工计划

工作内容		完成时间	成员	负责人
干扰预试验	供试品的稀释			
	加样与观察			
	结果判断			
干扰试验	制备细菌内毒素标准溶液			
	制备含内毒素的供试品溶液			
	鲎试剂的准备			
	加样与观察			
	结果计算与判断			

二、试验前准备

按照表 2－5－9 进行试验前准备。

表 2－5－9　　试验前准备

设备、器材、试剂	规格	数量	用途
电热干燥箱			去除外源性内毒素
试管恒温仪或恒温水浴箱			加热、保温
水银温度计或酒精温度计			测量温度
旋涡混合器			混合细菌内毒素标准品稀释溶液
鲎试剂			用于凝胶反应
细菌内毒素国家标准品或细菌内毒素工作标准品			制备细菌内毒素标准溶液
细菌内毒素检查用水			稀释细菌内毒素标准品
碳酸氢钠注射液			供试品
移液管、无热原吸头、试管（10 mm×75 mm）、烧杯、试管架、洗耳球、计时器、75%乙醇、棉球、剪刀、砂轮、铝箔等			用于试验

三、试验操作

1. 干扰预试验

取一批供试品进行干扰预试验，以得出无干扰稀释倍数。如果该稀释倍数下还存在干扰，继续扩大稀释倍数，选择更高灵敏度的鲎试剂进行试验。若试验不存在干扰，则选择相对应灵敏度的鲎试剂或更高灵敏度的鲎试剂进行干扰试验。

2. 干扰试验

取 3 个批号供试品进行干扰试验，3 批供试品的试验结果 E_S 均应在 0.5λ～2.0λ 范围内，包括 0.5λ 和 2.0λ；E_T 均应在 $0.5E_S$～$2.0E_S$ 范围内，包括 $0.5E_S$ 和 $2.0E_S$。

3. 结果

确认结果，记录于表 2－5－10。

表 2－5－10　　供试品（有效成分浓度为____mg/mL 的稀释液）细菌内毒素干扰试验结果

鲎试剂生产厂家：　　　　　　　　　　　　　　　　日期：

编号	被加入内毒素的溶液		细菌内毒素浓度/（EU/mL）				反应终点浓度几何平均值
	名称	批号	2.0λ	1.0λ	0.5λ	0.25λ	
A	供试品溶液		—	—	—	—	
			—	—	—	—	
	供试品溶液		—	—	—	—	
			—	—	—	—	
	供试品溶液		—	—	—	—	
			—	—	—	—	

续表

编号	被加入内毒素的溶液		细菌内毒素浓度/（EU/mL）				反应终点浓度几何平均值
	名称	批号	2.0λ	1.0λ	0.5λ	0.25λ	
B	供试品溶液						E_T =
	供试品溶液						E_T =
	供试品溶液						E_T =
C	检查用水	—					E_S =
D	检查用水	—	—	—	—	—	
			—	—	—	—	

【操作提示】

（1）进行干扰试验时，应挑选与鲎试剂反应呈阴性的供试品进行。

（2）若样品稀释到最大稀释倍数仍不能排除干扰作用，应进一步对供试品的前处理进行研究，再用干扰试验验证能否使用凝胶法。

（3）建立新品种细菌内毒素检查方法时，应取 3 个批号（不包括亚批）的供试品，用两个生产厂家的鲎试剂进行干扰实验。

任务测评

按照表 2－5－11 所示任务评分标准进行测评，并做好记录。

表 2－5－11　任务评分标准

考核内容		考核标准	配分	得分
干扰预试验	供试品的稀释	能正确稀释供试品	5	
	加样与观察	能正确加样，并准确记录试验现象	5	
	结果判断	能正确进行试验结果判断	10	

续表

考核内容		考核标准	配分	得分
干扰试验	制备细菌内毒素标准溶液	能正确制备细菌内毒素标准溶液	5	
	制备含内毒素的供试品溶液	能按要求制备并稀释供试品溶液	10	
	鲎试剂的准备	能正确开启鲎试剂	5	
		能按要求溶解鲎试剂	5	
	加样与观察	能按要求完成加样的操作	10	
		能按要求记录试验观察结果	10	
	结果计算与判断	能准确计算试验结果	10	
		能正确进行试验结果判断	10	
		能准确填写试验结果记录表	10	
清场		能按要求完成清场	5	
合计			100	

【知识拓展】

细菌内毒素限值的确定

药品、生物制品的细菌内毒素限值（L）一般按以下公式确定：

$$L = K/M$$

式中，L 为供试品的细菌内毒素限值，一般以 EU/mL、EU/mg 或 EU/U（活性单位）表示。K 为人每千克体重每小时最大可接受的内毒素剂量，以 EU/(kg·h) 表示，注射剂 K = 5 EU/(kg·h)，放射性药品注射剂 K = 2.5 EU/(kg·h)，鞘内用注射剂 K = 0.2 EU/(kg·h)。M 为人用每千克体重每小时的最大供试品剂量，以 mL/(kg·h)、mg/(kg·h) 或 U/(kg·h)表示，人均体重按 60 kg 计算，人体表面积按 1.62 m^2 计算。注射时间若不足1 h，按 1 h 计算。供试品每平方米体表面积剂量乘以 0.027 即可转换为每千克体重剂量（M）。

按人用剂量计算限值时，如遇特殊情况，可根据生产和临床用药实际情况做必要调整，但需说明理由。

思考与练习

一、 选择题

1. 在公式 $L = K/M$ 中，L 指的是（　　）。

A. 鲎试剂的标示灵敏度　　B. 供试品的细菌内毒素限值

C. 鲎试剂规格　　D. 供试品溶液浓度

2.（　　）是比较鲎试剂与内毒素的反应在水溶液中和在供试品中进行的差异，即比较本反应在不同介质中进行的差异。

A. 鲎试剂灵敏度复核试验　　B. 供试品干扰试验

C. 凝胶半定量试验　　D. 凝胶限度试验

3. 细菌内毒素检查在（　　）应进行干扰试验。

A. 进行新药的内毒素检查试验前

B. 无内毒素检查项的品种建立内毒素检查法时

C. 鲎试剂、供试品的配方、生产工艺改变时

D. 试验环境中发生了任何有可能影响试验结果的变化时

4. 进行干扰试验时，应挑选与鲎试剂反应呈（　　）的供试品进行。

A. 阴性　　B. 阳性　　C. 阴性或阳性　　D. 不确定

5. 最大有效稀释倍数（MVD）的计算公式是（　　）。

A. $MVD = K/M$　　B. $MVD = L/\lambda$　　C. $MVD = \lambda/L$　　D. $MVD = cL/\lambda$

二、简答题

1. 内毒素检查为什么要进行干扰试验？
2. 干扰试验应注意什么问题？

任务三　碳酸氢钠注射液中细菌内毒素的检查

知识目标

1. 识记《中国药典》2020 年版细菌内毒素检查法中凝胶法的基本内容。
2. 识记细菌内毒素检查结果的判断原则。

技能目标

1. 能按照标准操作规程正确进行供试品的细菌内毒素检查。
2. 能正确判断并分析检查结果。
3. 能规范填写原始记录及检查报告。

素质目标

1. 养成严谨认真、实事求是的职业素养。

2. 养成分析问题与解决问题的能力。

【任务引入】

某制药企业生产了一批碳酸氢钠注射液，质量检验部门需要对该注射液进行细菌内毒素检查。

依据《中国药典》2020 年版，药品中细菌内毒素检查的方法是什么？凝胶限度试验对供试品进行细菌内毒素检查的具体操作步骤是什么？

任务分析

供试品进行细菌内毒素检查时，需要根据供试品的内毒素限量选择合适效价的鲎试剂。《中国药典》2020 年版规定，在细菌内毒素检查中，每批供试品必须做 2 支供试品管和 2 支供试品阳性对照，同时每次试验必须做 2 支阳性对照和 2 支阴性对照。本任务的工作内容及要求见表 2 –5 –12。

表 2 –5 –12　工作内容及要求

工作内容	工作要求	关键点
供试品溶液的制备	正确进行供试品的抽取与处理	供试品的稀释
阳性对照溶液的制备	用细菌内毒素检查用水将标准品稀释	标准品的稀释
供试品阳性对照溶液的制备	用待检测的供试品溶液将标准品稀释	标准品的稀释
阴性对照溶液的制备	阴性对照溶液即细菌内毒素检查用水	细菌内毒素检查用水的使用
鲎试剂的准备	按鲎试剂灵敏度复核试验制备 A、B、C、D 4 种溶液	鲎试剂的使用
加样	按要求进行加样操作	加样准确
观察与记录	观察反应并记录结果	结果记录
结果判断	按判断原则进行结果判断	结果判断

相关知识

一、供试品抽取

供试品的抽取同热原检查法。

二、供试品的处理

某些供试品需进行复溶、稀释或在水性溶液中浸提制成供试品溶液。必要时，可调节被测溶液（或其稀释液）的 pH 值，一般供试品溶液和鲎试剂混合后溶液的 pH 值在 6.0 ~ 8.0 为宜，可使用适宜的酸、碱溶液或缓冲液调节 pH 值。酸、碱溶液或缓冲液须用细菌内毒素检查用水在已去除内毒素的容器中配制。所用溶剂，酸、碱溶液及缓冲液应不含内毒素和干扰因子。

任务实施

碳酸氢钠注射液中细菌内毒素的检查

一、制订工作计划

根据任务要求，制订合理的工作进度计划，并根据小组成员的特点进行分工，完成表2-5-13。

表2-5-13　　分工计划

工作内容	完成时间	成员	负责人
供试品溶液的制备			
阳性对照溶液的制备			
供试品阳性对照溶液的制备			
阴性对照溶液的制备			
鲎试剂的准备			
加样			
观察与记录			
结果判断			

二、试验前准备

按照表2-5-14进行试验前准备。

表2-5-14　　试验前准备

设备、器材、试剂	规格	数量	用途
电热干燥箱			去除外源性内毒素
试管恒温仪或恒温水浴箱			加热、保温
水银温度计或酒精温度计			测量温度
旋涡混合器			混合细菌内毒素标准品稀释溶液
鲎试剂			用于凝胶反应
细菌内毒素国家标准品或细菌内毒素工作标准品			制备细菌内毒素标准溶液
细菌内毒素检查用水			稀释细菌内毒素标准品
碳酸氢钠注射液			供试品
移液管、无热原吸头、试管（10 mm×75 mm）、烧杯、试管架、洗耳球、计时器、75%乙醇、棉球、剪刀、砂轮、铝箔等			用于试验

三、凝胶限度试验操作

1. 操作方法

（1）供试品溶液的配制。用细菌内毒素检测用水将供试品配成干扰试验确定的浓度。

（2）供试品阳性对照溶液的制备。用待检测的供试品溶液将细菌内毒素标准品制成 2λ 浓度的内毒素溶液。

（3）阳性对照溶液的制备。用细菌内毒素检测用水将细菌内毒素标准品制成 2λ 浓度的内毒素溶液。

（4）阴性对照溶液的制备。阴性对照溶液即细菌内毒素检查用水。

上述溶液的制备具体见表 2－5－15。使用稀释倍数不超过最大有效稀释倍数并且已经排除干扰的供试品溶液来制备溶液 A 和 B。

表 2－5－15　凝胶限度试验溶液的制备

编号	内毒素浓度/配制内毒素的溶液	平行管数
A	无/供试品溶液	2
B	2λ/供试品溶液	2
C	2λ/检查用水	2
D	无/检查用水	2

注：A 为供试品溶液，B 为供试品阳性对照溶液，C 为阳性对照溶液，D 为阴性对照溶液。

（5）加样。取 8 支规格为 0.1 mL/支的鲎试剂放置于试管架上，轻弹瓶壁使粉末落入瓶底，用砂轮在瓶颈轻轻划痕，用 75% 乙醇擦拭后开启备用，防止玻璃屑落入瓶内。其中 2 支加入 0.1 mL 供试品溶液作为供试品管，2 支加入 0.1 mL 供试品阳性对照溶液作为供试品阳性对照管，2 支加入 0.1 mL 阳性对照溶液作为阳性对照管，2 支加入 0.1 mL 细菌内毒素检测用水作为阴性对照管。

（6）观察与记录。加样完毕后，用封口膜封口，轻轻混匀，避免产生气泡，垂直放入恒温仪中，在 37 ℃ ±1 ℃保温 60 min ±2 min 后，观察并记录结果。注意在保温和拿取试管过程中应避免振动造成假阴性结果。

2. 结果判断

（1）若阴性对照溶液 D 的平行管均为阴性，供试品阳性对照溶液 B 的平行管均为阳性，阳性对照溶液 C 的平行管均为阳性，试验有效。

（2）若溶液 A 的两支平行管均为阴性，判定供试品符合规定。

（3）若溶液 A 的两支平行管均为阳性，判定供试品不符合规定。

（4）若溶液 A 的两支平行管中的一管为阳性，另一管为阴性，应进行复试。复试时溶液 A 须做 4 支平行管，若所有平行管均为阴性，判定供试品符合规定，否则判定供试品不符合规定。若供试品的稀释倍数小于最大有效稀释倍数而溶液 A 结果不符合规定时，可将供试品稀释至最大有效稀释倍数重新试验，再对结果进行判断。

根据凝胶法检查供试品细菌内毒素的操作步骤进行试验操作，并对试验结果进行正确判断和分析，规范正确填写试验结果原始记录（见表2－5－16）及检查报告（见表2－5－17）。

表2－5－16　试验结果原始记录

项目	鲎试剂溶液体积/mL	供试品溶液体积/mL	供试品阳性对照溶液体积/mL	阳性对照溶液体积/mL	阴性对照溶液体积/mL	反应现象
供试品阳性对照	0.1		0.1			
阳性对照	0.1			0.1		
阴性对照	0.1				0.1	
供试品	0.1	0.1				
结果判断						

表2－5－17　供试品细菌内毒素检查报告

内毒素检查记录

品名：＿＿＿＿＿＿＿＿　批号：＿＿＿＿＿＿＿＿

规格：＿＿＿＿＿＿＿＿　检测时间：＿＿＿＿＿＿＿＿

供试品 MVD：＿＿＿＿＿＿＿＿　供试品溶液浓度：＿＿＿＿＿＿＿＿

检验依据：＿＿＿＿＿＿＿＿＿＿＿＿＿＿＿＿

供试品单位：＿＿＿＿＿＿＿＿　收验时间：＿＿＿＿＿＿＿＿

结论：＿＿＿＿＿＿＿＿＿＿＿＿＿＿＿＿

检验人：＿＿＿＿＿＿＿＿　校验人：＿＿＿＿＿＿＿＿

任务测评

按表2－5－18所示任务评分标准进行测评，并做好记录。

表2－5－18　任务评分标准

考核内容	考核标准	配分	得分
供试品溶液的制备	能正确吸取细菌内毒素检查用水	5	
	能按要求配制供试品溶液	10	
阳性对照溶液的制备	能正确启开细菌内毒素标准品	5	
	能按要求制备并稀释细菌内毒素标准溶液	10	
供试品阳性对照溶液的制备	能按要求制备供试品阳性对照溶液	10	
阴性对照溶液的制备	能正确吸取细菌内毒素检查用水	5	
鲎试剂的准备	能正确开启鲎试剂	5	
	能按要求溶解鲎试剂	5	
加样、观察与记录	能按要求完成加样的操作	5	
	能正确记录试验观察结果	10	

续表

考核内容	考核标准	配分	得分
结果判断	能正确进行试验结果判断	10	
	能准确填写检查报告	15	
清场	能按要求完成清场	5	
合计		100	

【知识拓展】

凝胶半定量试验

凝胶半定量试验系通过确定反应终点浓度来量化供试品中内毒素的含量。所用仪器、用具、试剂及操作方法与凝胶限量法基本相同。

1. 溶液的制备

按表 2－5－19 制备溶液 A、B、C 和 D。按鲎试剂灵敏度复核试验操作流程操作。

表 2－5－19　凝胶半定量试验溶液的制备

编号	内毒素浓度/被加入内毒素的溶液	稀释用液	稀释倍数	所含内毒素的浓度	平行管数
A	无/供试品溶液	检查用水	1 2 4 8	— — — —	2 2 2 2
B	2λ/供试品溶液	—	1	2λ	2
C	2λ/检查用水	检查用水	1 2 4 8	2λ 1λ 0.5λ 0.25λ	2 2 2 2
D	无/检查用水	—	—	—	2

注：A 为不超过最大有效稀释倍数并且通过干扰试验的供试品溶液。从通过干扰试验的稀释倍数开始用检查用水稀释如 1 倍、2 倍、4 倍和 8 倍，最后的稀释倍数不得超过最大有效稀释倍数。B 为含 2λ 浓度标准内毒素的溶液 A（供试品阳性对照）。C 为鲎试剂标示灵敏度的对照系列。D 为阴性对照溶液。

2. 结果判断

若阴性对照溶液 D 的平行管均为阴性，供试品阳性对照溶液 B 的平行管均为阳性，系列溶液 C 的反应终点浓度的几何平均值在 0.5λ～2λ，试验有效。

系列溶液 A 中每一系列平行管的终点稀释倍数乘以 λ，为每个系列的反应终点浓度。如果检验的是经稀释的供试品，则将终点浓度乘以供试品进行半定量试验的初始稀释倍数，即得到每一系列内毒素浓度 c。

若每一系列内毒素浓度均小于规定的限值，判定供试品符合规定。每一系列内毒素浓度的几何平均值即为供试品溶液的内毒素浓度。若试验中供试品溶液的所有平行管均为阴性，应记为内毒素浓度小于 λ（如果检验的是稀释过的供试品，则记为小于 λ 乘以供试品进行半定量试验的初始稀释倍数）。

若任何系列内毒素浓度不小于规定的限值，则判定供试品不符合规定。当供试品溶液的所有平行管均为阳性，可记为内毒素的浓度大于或等于最大的稀释倍数乘以 λ。

思考与练习

一、选择题

1. 下列单位中，不是细菌内毒素限值单位的是（　　）。

A. EU　　B. EU/mL　　C. EU/mg　　D. EU/U

2. 细菌内毒素检查包括（　　）。

A. 凝胶法　　B. 气泡点法　　C. 超滤法　　D. 光度测定法

3. 以下有关细菌内毒素检查法的论述中，正确的是（　　）。

A. 细菌内毒素国家标准品系自大肠埃希菌提取精制得到的内毒素

B. 试验用的器皿等需经 120 ℃干烤 1 h

C. 测得鲎试剂灵敏度 λ_c 在 0.5λ ~2.0λ 时，可以 λ_c 为该批鲎试剂的灵敏度

D. 用于凝胶法的细菌内毒素检查用水，其内毒素含量应小于 0.015 EU/mL

二、简答题

1. 凝胶限度检测中细菌内毒素检查时，如何判断阳性结果和阴性结果？

2. 凝胶限度检测中细菌内毒素检查时，为何要进行供试品阳性对照？

项目六

异常毒性检查

为确保用药安全，新药或制剂及一些毒性较大的药品和生化制品，在临床使用前必须经过异常毒性试验检查，目的是检查原料及其制剂在生产制备时是否引入了目标产物以外的有毒杂质或存在有毒降解产物。在生产过程中进行异常毒性检查，不但有利于保障药品的安全性，也有利于提高生产工艺的稳定性。

任务一　小白鼠的挑选与饲养

知识目标

1. 识记小白鼠的挑选要求。
2. 掌握小白鼠的饲养方法。

技能目标

1. 能正确挑选小白鼠。
2. 能正确饲养小白鼠。

素质目标

1. 树立爱护、保护动物的观念。
2. 提高观察及动手能力。

【任务引入】

异常毒性检查需要使用实验动物，而动物的品质是影响试验结果的重要因素之一。小白鼠的挑选与饲养有什么特殊要求呢？

相关知识

一、异常毒性的概念

异常毒性非药物本身所具有的毒性，是指在生产过程中引入或其他原因所致的毒性。某些生物制品可能在制备的过程中混入或在储存过程中分解产生与原料毒性不同，而且毒性大于原料的杂质（如微生物发酵过程中可能产生一些难以预测的毒素和未知杂质），而这些杂质又难以用理化的方法加以控制，这时进行异常毒性检查就显得尤为重要。

二、异常毒性检查的原理

异常毒性检查系给予动物一定剂量的供试品溶液，在规定时间内观察动物出现的异常反应或死亡情况，检查供试品中是否污染外源性毒性物质以及是否存在意外的不安全因素。因此，异常毒性检查实际上是一个限度试验。

任务实施

小白鼠的挑选与饲养

一、制订工作计划

根据任务要求，制订合理的工作进度计划，并根据小组成员的特点进行分工，完成表2－6－1。

表2－6－1　分工计划

工作内容	完成时间	成员	负责人
试验前准备			
小白鼠的挑选			
小白鼠的饲养			

二、试验前准备

按照表2－6－2进行准备工作。

表2－6－2　试验前准备

设备、器材	规格	数量	用途
天平			小白鼠称重
小鼠固定器、支架			固定小白鼠
鼠笼、饲料			饲养小白鼠

三、小白鼠的挑选要求

小白鼠应从具备实验动物生产许可资质的单位购进，来源、饲养条件、品种均应相同。小白鼠须健康、无伤、毛色光滑、活泼，体重在 18 ~ 22 g，雌雄并用（雌性不得有孕）。同时还要注意鼠龄，一般正常饲养条件下，体重达到 18 ~ 22 g 时，鼠龄约 25 天，避免挑选因饲养条件较差导致体重达标但鼠龄较大的小白鼠。小白鼠在称重前自然饱腹，做过本试验的小白鼠不得重复使用。试验用小白鼠如图 2 – 6 – 1 所示。

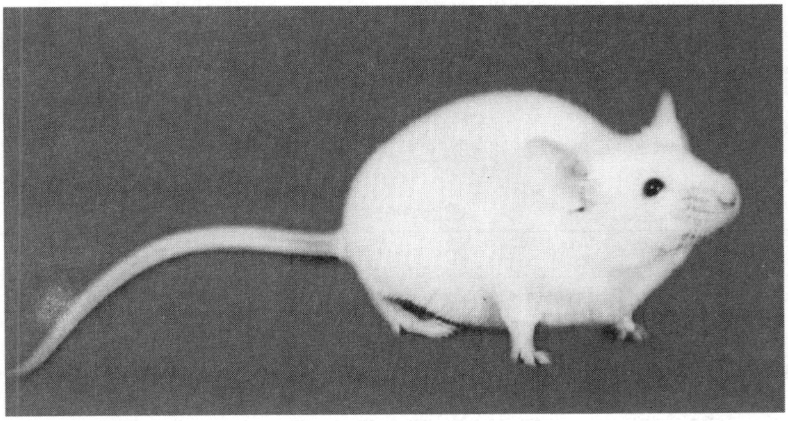

图 2 – 6 – 1　试验用小白鼠

四、小白鼠的抓取与固定

在小白鼠较安静的时候，轻轻取走鼠笼盖，用右手将其尾部抓住并提起，放在鼠笼盖上，轻轻向后拉鼠尾，当小白鼠向前挣脱时，用左手拇指及食指抓住小白鼠头颈部皮肤，使其头部固定，然后将鼠体置于左手心中，翻转左手，右手拉住鼠尾部，将后肢拉直，再用左手无名指和小指夹紧后肢与尾巴，以掌心包住小白鼠的背部，使其头、躯干及尾部呈一条直线，即可进行注射和其他操作。进行尾部注射时，可将小白鼠装入固定器，只留尾巴在外面。

五、小白鼠的饲养

小白鼠的饲养环境要求温度为 20 ~ 26 ℃，相对湿度为 30% ~ 70%，保持空气清新，空气中沉降菌最大平均浓度为 3 cfu/(0.5 h · ϕ90 mm 平皿)，氨质量浓度小于或等于 14 mg/m^3，实验室维持昼夜明暗交替。采用适当营养成分的饲料，保持一直有饲料和洁净的水供应。垫料定期更换，一般每周 2 ~ 3 次。

六、小白鼠的挑选原始记录

按照表 2 – 6 – 3 记录小白鼠挑选过程。

表 2-6-3　小白鼠挑选原始记录

动物品种		来源	
数量		性别	
体重		毛色	
是否健康无外伤		状态是否活泼	
饲养环境	室温：____℃　相对湿度：____%		
检验人员		日期	

任务测评

按照表 2-6-4 所示任务评分标准进行测评，并做好记录。

表 2-6-4　任务评分标准

考核内容	考核标准	配分	得分
试验前准备	能判断试验需要的设备、器材是否准备好	15	
小鼠的挑选与饲养	能按要求正确挑选小鼠	15	
	能正确饲养小鼠	15	
小鼠的抓取与固定	能正确抓取小鼠	15	
	能正确使用固定器固定小鼠	15	
小鼠的称量	能按要求对小鼠进行体重称量	15	
清场	能按要求完成清场	10	
合计		100	

【操作提示】

（1）抓取与固定小白鼠时，要注意操作人员的安全，防止被意外抓伤或咬伤。

（2）正确使用天平对小白鼠进行称重操作。

（3）正确使用固定器，为后续试验打牢基础。

（4）在饲养小白鼠的过程中，禁止对动物采取突然、粗暴的动作，要树立尊重、爱护动物的意识，确保实验动物质量。

【知识拓展】

实验动物微生物学等级分类

根据携带微生物与寄生虫情况，实验动物分为普通级、清洁级、无特定病原体级和无菌级。

普通（conventional，CV）级实验动物系指不携带国家标准所规定的重要人兽共患病和烈性传染病病原体的实验动物。

清洁（clean，CL）级实验动物系指不携带普通级实验动物规定下的病原体，并且不携带对动物危害大和对科学研究干扰大的病原体的实验动物。

无特定病原体（specific pathogen free，SPF）级实验动物系指不携带普通级和清洁级实验动物规定下的病原体，并且不携带主要潜在感染或条件致病和对科学研究干扰大的病原体的实验动物。

无菌（germ free，GF）级实验动物系指无可检出的一切生命体的实验动物。

思考与练习

一、选择题

1. 异常毒性（　　）。

A. 是药物本身的毒性　　B. 所有药品均要检查

C. 其检查是一个限度检查　　D. 只有生物制品才需要检查

2. 下列关于小白鼠的挑选说法，不正确的是（　　）。

A. 要毛色光滑、活泼　　B. 体重在 18 ~ 22 g 即可

C. 来源和饲养条件、品种、性别均应相同　　D. 雌性不得有孕

3. 小白鼠的饲养环境要求是（　　）。

A. 温度为 20 ~ 26 ℃，相对湿度为 20% ~ 30%

B. 温度为 22 ~ 35 ℃，相对湿度为 40% ~ 70%

C. 温度为 22 ~ 35 ℃，相对湿度为 30% ~ 60%

D. 温度为 20 ~ 26 ℃，相对湿度为 30% ~ 70%

4. 小白鼠的饲养垫料应定期更换，一般（　　）。

A. 每周 1 ~ 2 次　　B. 每周 2 ~ 3 次

C. 每周 3 ~ 5 次　　D. 每天 1 次

5. 不携带普通级实验动物规定下的病原体，并且不携带对动物危害大和对科学研究干扰大的病原体的实验动物属于（　　）实验动物。

A. 普通级　　B. 清洁级

C. 无特定病原体级　　D. 无菌级

二、简答题

1. 简述小白鼠抓取与固定的操作注意事项。

2. 在饲养小白鼠的过程中，能否对动物采取突然、粗暴的动作？

任务二　右旋糖酐20葡萄糖注射液的异常毒性检查

知识目标

1. 掌握异常毒性检查的原理及在药品安全性检查项目中的意义。
2. 学会正确进行异常毒性检查。

技能目标

1. 能正确挑选小鼠，并进行记录。
2. 能熟练进行小鼠尾部静脉注射，并准确观察、记录小鼠的状态。
3. 能按要求完成供试品的抽样及处理。
4. 能根据试验结果做出正确分析。

素质目标

1. 按照标准客观公正地进行试验结果判断。
2. 通过细心饲养小鼠，养成尊重、爱护实验动物的习惯。

【任务引入】

右旋糖酐20葡萄糖注射液可以有效治疗因创伤、烧伤、失血引起的休克，还适合平时患有脑血栓、心绞痛、脑供血不足的人群使用。该药通过静脉注射直接进入血液循环，如果混有超过正常毒性的杂质，可能导致急性不良反应。如何对注射液进行异常毒性检查呢？

按照抽样标准抽取一定数量的右旋糖酐20葡萄糖注射液供试品，注入小鼠体内，在规定时间内观察小鼠死亡情况，以判定供试品是否符合规定。

任务分析

（1）异常毒性检查实际上是一个限度试验，在此剂量条件下，一般供试品不会导致动物中毒死亡。除试验方法存在的差异或偶然差错外，如果动物出现急性中毒甚至死亡，则表明该供试品中含有的急性毒性物质超过了正常水平。

（2）供试品的注射速度是试验成功的重要影响因素之一，注射速度过快、过慢或不均匀都有可能影响试验结果。因此，在试验时要保持匀速给药，且一次试验中每只小鼠的注射时间要尽量保持一致。

（3）按照《中国药典》2020年版的规定，确定右旋糖酐20葡萄糖注射液的检验数量、检验量，保证供试品抽样的客观性，完成供试品检查。在规定时间内观察小鼠异常反应或死亡情况，以判断供试品是否合格。

相关知识

一、异常毒性检查法的操作流程

《中国药典》2020年版对非生物制品及生物制品的异常毒性试验有以下规定。

1. 非生物制品异常毒性试验

应采用小鼠试验法。除另有规定外，取小鼠5只，体重为18～22 g，每只小鼠分别静脉注射平衡至室温的供试品溶液0.5 mL。应在4～5 s内匀速注射完毕。规定缓慢注射的品种可延长至30 s。若注射时药液有损失，应重新领取小鼠注射。注射完毕后，拔出针头，用消毒棉球按住注射部位并轻轻按压，防止药液外漏。止血后，将小鼠放回鼠笼，及时观察反应，并做好记录。小鼠尾静脉注射操作如图2－6－2所示。

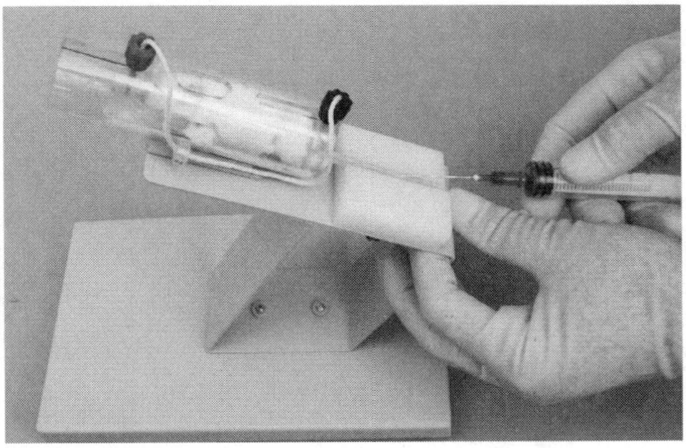

图2－6－2　小鼠尾静脉注射操作

2. 生物制品异常毒性试验

生物制品异常毒性试验应包括小鼠试验和豚鼠试验。首先将供试品温度平衡至室温，按照规定的给药途径缓慢注入动物体内。除另有规定外，试验中应设同批动物空白对照，并根据对照组动物情况对供试品检查结果进行综合评估。

（1）小鼠试验法。除另有规定外，取小鼠5只，注射前每只小鼠称体重，应为18～22 g。每只小鼠腹腔注射供试品溶液0.5 mL，观察7天，并记录观察期内动物的反应。异常毒性试验动物反应观察指标见表2－6－5。

表2－6－5　　异常毒性试验动物反应观察指标

程度	反应
无	未见任何毒性反应

续表

程度	反应
轻	轻度症状，但无运动减少、呼吸困难或腹部刺激
中	腹部刺激、呼吸困难、运动减少、眼睑下垂、腹泻
重	衰竭、震颤、严重腹部刺激、眼睑下垂、呼吸困难
死亡	注射后死亡

小鼠腹腔注射时，先抓取小鼠并固定于左手掌心，将注射器自腹中线任一侧 0.5 cm 处以 45°刺入，不宜进针过深，4～5 s 内匀速注射供试品溶液 0.5 mL，注射结束后，稍作停留再拔出针头，防止药物外漏，最后将小鼠轻轻放回笼中。小鼠腹腔注射操作如图 2－6－3 所示。

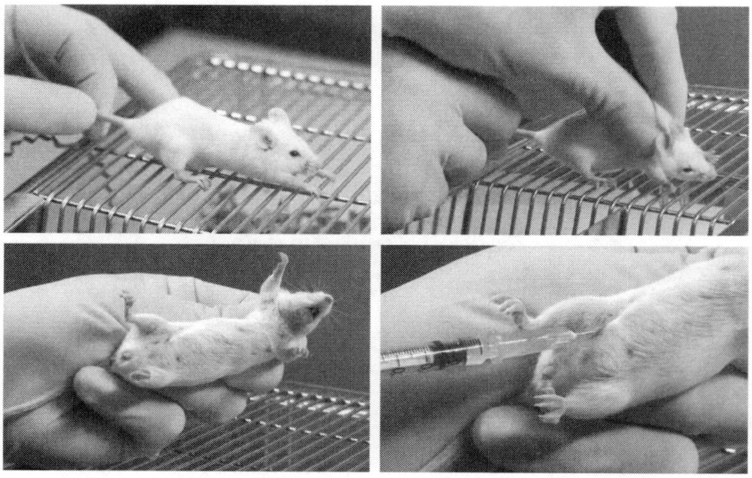

图 2－6－3　小鼠腹腔注射操作

（2）豚鼠试验法。除另有规定外，取豚鼠 2 只，注射前每只豚鼠称体重，应为 250～350 g。每只豚鼠腹腔注射供试品溶液 5.0 mL，观察 7 天，并记录观察期内动物的反应。异常毒性试验动物反应观察指标见表 2－6－3。

二、结果判断

1. 非生物制品异常毒性试验

除另有规定外，全部小鼠在给药后 48 h 内不得有死亡；当有死亡时，应另取体重为 19～21 g 的小鼠 10 只复试，全部小鼠在 48 h 内不得有死亡。

2. 生物制品异常毒性试验

（1）小鼠试验法。观察期内，小鼠应全部健存，且无异常反应，到期时每只小鼠体重应增加，判定供试品符合规定。如不符合上述要求，应另取体重为 19～21 g 的小鼠 10 只复试 1 次，判定标准同前。

（2）豚鼠试验法。观察期内，豚鼠应全部健存，且无异常反应，到期时每只豚鼠体重应增加，判定供试品符合规定。如不符合上述要求，应另取 4 只豚鼠复试 1 次，判定标准同前。

三、异常毒性检查法的目的及适用范围

异常毒性试验是检查药品［包括中药注射剂、部分抗生素和生物制品如抗毒素及抗血清制品、血液制品和重组 DNA（脱氧核糖核酸）蛋白制品等］的非特异性毒性的通用安全试验，是检查药品是否被外源性毒性物质污染，以及是否存在意外不安全因素的试验。如果供试品不合格，说明药品中有超过正常产品毒性的杂质，临床用药很可能出现急性不良反应。

对于原料物系动物来源或微生物发酵液提取物、组分结构不清晰或有可能污染毒性杂质又缺乏有效的理化分析方法的静脉注射剂或肌内注射剂，如灯盏细辛注射液、清开灵注射液、右旋糖酐 20 葡萄糖注射液、硫酸鱼精蛋白注射液、注射用糜蛋白酶等，应进行异常毒性检查。

任务实施

右旋糖酐 20 葡萄糖注射液的异常毒性检查

一、制订工作计划

根据任务要求，制订合理的工作进度计划，并根据小组成员的特点进行分工，见表 2－6－6。

表 2－6－6　分工计划

工作内容	完成时间	成员	负责人
供试用小鼠的挑选			
试验前准备			
供试品的检查			
结果判断			

二、试验前准备

按照表 2－6－7 进行试验前准备。

表 2－6－7　试验前准备

设备、器材、试剂	规格	数量	用途
天平			小鼠称重

续表

设备、器材、试剂	规格	数量	用途
消毒棉球			止血
75%乙醇			擦拭消毒
无菌注射器			注射供试品
右旋糖酐20葡萄糖注射液			供试品
小鼠固定器、支架			固定小鼠
鼠笼、饲料			饲养小鼠

三、实训步骤

按照表2-6-8的步骤，进行右旋糖酐20葡萄糖注射液的异常毒性检查。

表2-6-8　　操作步骤

步骤	操作内容
供试品的制备	按照《中国药典》2020年版规定的检验数量进行抽样，至少5份，取无菌注射器吸取供试品0.5 mL
小鼠的挑选	取5只小鼠，用天平称量体重，标记小鼠并记录
给药	抓取一只小鼠，放入小鼠固定器中，固定，使尾巴暴露在外面，扭转鼠尾，使静脉向上，用75%乙醇擦拭鼠尾注射部位，待尾静脉扩张后，一手捏住鼠尾，一手持注射器，针尖与鼠尾成一定角度（小于30°），刺入静脉。如果注射部位发白且推入药液时有阻力，表明针头未插入静脉内，应重做。如果药液有损失，应另取小鼠注射。注射完毕后，拔出针头，用消毒棉球按住注射部位轻轻按压，防止药液外漏，然后将小鼠放入鼠笼中观察
观察、记录	提供适量饲料和洁净的水，观察小鼠状态
结果判断	全部小鼠在给药后48 h内不得有死亡；当有死亡时，应另取体重为19~21 g的小鼠10只复试，全部小鼠在48 h内不得有死亡

四、异常毒性检查报告

试验结束后，填写异常毒性检查报告，完成表2-6-9。

表2-6-9　　异常毒性检查报告

检品名称		生产厂家	
检品规格		生产批号	
检品数量		包装和外观	
有效期			
检查项目	异常毒性检查		
检查依据	《中国药典》2020年版第四部通则1141		

续表

检查方法			
实验动物来源		实验动物数量	
实验动物性别		实验动物平均体重	
检验结果：小鼠____只，死亡____只			
检验结论：			
检验人		复核人	
室温		相对湿度	
检验日期：			

【操作提示】

（1）实验动物质量是试验的重要影响因素之一，影响实验动物质量的因素包括动物级别、来源、体重、饲养条件等。实验动物在称重前应自然饱腹，做过本试验的动物不得重复使用。

（2）供试品的注射速度是试验的另一重要影响因素，注射速度过快、过慢或注射速度不均匀都有可能影响试验结果。因此在试验时要保持匀速给药，且一次试验中每只小鼠的注射时间要尽量保持一致。除另有规定外，一般为4～5 s。

（3）试验时室温应保持在20～26 ℃，过高或过低均可能影响试验结果。

任务测评

按照表2－6－10所示任务评分标准进行测评，并做好记录。

表2－6－10　任务评分标准

考核内容	考核标准	配分	得分
小鼠的挑选	能按要求正确挑选小鼠	5	
	能判断选用的小鼠是否符合要求	5	
试验前准备	能判断试验需要的设备、器材、试剂是否准备好	5	
	能将与供试品接触的试验用器皿进行灭菌	5	
供试品的抽取与处理	能按要求进行供试品的抽样	5	
	能正确操作供试品溶液的抽取	5	
小鼠的固定	能正确固定小鼠	10	
供试品的注射	能按要求对选用的小鼠进行供试品溶液的注射	15	
观察、记录	能正确记录小鼠的反应状态	15	
结果判断	能正确判断供试品是否合格	15	
	能正确填写异常毒性检查检验报告	10	
清场	能按要求完成清场	5	
合计		100	

【知识拓展】

限度检查

限度检查亦称限量检查，药物在不影响疗效和不产生毒性的前提下，可以有一定限量的杂质存在。

杂质限量是指药物中所含杂质的最大容许量，通常用百分之几或百万分之几来表示。进行限度检查时，一般将一定量与被检杂质相同的对照品配成标准溶液，与一定量药物供试溶液在相同条件下进行试验，比较试验结果，从而确定杂质含量是否超过规定。

药物中所含杂质按其来源可分为一般杂质和特殊杂质。一般杂质是指多数药物在其生产或贮藏过程中容易引入的杂质，如酸、碱、水分、氯化物、硫酸盐、铁盐、重金属和砷盐等，其检查方法均在《中国药典》2020 年版中规定。特殊杂质是指在该药物的生产和贮藏过程中，因其性质而在一定的生产方法和工艺条件下有可能引入的杂质，特殊杂质的检查方法随药物品种不同而异。

思考与练习

一、 选择题

1. 异常毒性检查时，在规定剂量下，实验动物未出现死亡说明（　　）。

A. 该供试品中含有的急性毒性物质超过了正常水平

B. 该供试品中不含急性毒性物质

C. 该供试品中含有的急性毒性物质没有超过正常水平

D. 该药物不含任何杂质

2. 非生物制品的异常毒性检查应当采用（　　）。

A. 豚鼠腹腔注射　　B. 小鼠尾静脉注射

C. 小鼠腹腔注射　　D. 豚鼠股静脉注射

3. 生物制品异常毒性检查应当（　　）。

A. 包括小鼠试验和豚鼠试验　　B. 采用小鼠试验

C. 采用豚鼠试验　　D. 采用家兔试验

4. 下列关于异常毒性检查说法正确的是（　　）。

A. 非生物制品采用小鼠 5 只，给药后观察 48 h

B. 非生物制品采用豚鼠 2 只，给药后观察 48 h

C. 生物制品采用小鼠 5 只，给药后观察 48 h

D. 生物制品采用小鼠 5 只，给药后观察 7 天

二、简答题

1. 某药物进行异常毒性检查时，采用小鼠和豚鼠试验，观察7天后动物均成活但体重下降，则该药物异常毒性检查应当怎样报告？

2. 右旋糖酐20葡萄糖注射液的异常毒性检查操作步骤有哪些？

项目七

过敏反应的测定

药品安全性检查除无菌检查、微生物限度检查、热原及细菌内毒素检查、异常毒性检查外，针对药品中存在的某些危害人体健康的微量物质，如某些易导致过敏的物质，还需要进行有效的监控和检查，从而保证这些有害物质的含量和某些不良反应的强度不超过一定的限度。本项目主要介绍引起过敏反应物质的检查方法。

任务一　豚鼠的挑选与饲养

知识目标

1. 识记豚鼠的挑选要求。
2. 掌握豚鼠的饲养方法。

技能目标

1. 能正确挑选豚鼠。
2. 能正确饲养豚鼠。

素质目标

1. 树立爱护、保护动物的观念。
2. 提高观察及动手能力。

【任务引入】

过敏反应检查系将一定量的供试品溶液注入豚鼠体内，间隔一定时间后静脉注射供试品溶液进行激发，观察动物出现过敏反应的情况，以判定供试品是否引起动物全身过敏反应。动物的质量是试验的重要影响因素之一。豚鼠的挑选与饲养有什么特殊要求呢？

相关知识

一、过敏反应概念

过敏反应又称变态反应，是身体对一种或多种物质的不正常反应，而这些物质对大多数人是无害的。其主要起因是患者体内产生了过多的特殊抗体，称免疫球蛋白(Ig)。它可以和环境中的致敏物质（变应原）如粉尘、食物、药物、寄生虫等起反应，刺激机体过量产生、释放某些化学物质，引起组织损伤或生理功能紊乱，继而产生各种症状。

二、过敏反应检查的原理

将一定量的供试品溶液注入豚鼠体内致敏，间隔一定时间后再静脉注射供试品溶液进行激发，观察动物出现过敏反应的情况，以判定供试品能否引起全身过敏反应。

任务实施

豚鼠的挑选与饲养

一、制订工作计划

根据任务要求，制订合理的工作进度计划，并根据小组成员的特点进行分工，见表2－7－1。

表2－7－1　　分工计划

工作内容	完成时间	成员	负责人
试验前准备			
豚鼠的挑选			
豚鼠的饲养			

二、试验前准备

按照表2－7－2进行试验前准备。

表2－7－2　　试验前准备

设备、器材	规格	数量	用途
天平			豚鼠称重
豚鼠固定器、支架			固定豚鼠
饲养箱、饲料、食盆、垫材			豚鼠饲养装置

三、豚鼠的挑选要求

豚鼠又名荷兰鼠、荷兰猪、天竺鼠、几内亚猪，在动物学分类上属于哺乳纲、啮齿目、豚鼠科、豚鼠属。成年豚鼠体重为 1 ~ 1.5 kg，体长为 20 ~ 30 cm，皮毛紧披，富有光泽。供试用的动物应同来源、同品系。挑选时，首先要检查豚鼠的身体是否健康完好。检查豚鼠的眼睛是否有眼屎，鼻子是否流鼻涕。如果有眼屎或者流鼻涕的情况，那么就不能选择。同时，用手触摸豚鼠的身体，检查耳朵、四肢是否完好，是否出现过骨折等情况。检查豚鼠的牙齿是否伸到外面，如果有，表示豚鼠的牙齿咬合不正常，也不能选择。仔细检查豚鼠身体上是否有寄生虫或者脓包等，检查豚鼠是否有掉毛的情况。如果有，表示豚鼠身体不健康，也不能选择。在挑选豚鼠时，可以适当地挑逗豚鼠，以便观察豚鼠的性格，以及行走的步态是否正常。

供试用的豚鼠应健康合格，饲养条件保持一致，体重为 250 ~ 350 g，试验称重前自然饱腹，雌鼠应无孕。在试验前和试验过程中，均应按正常饲养条件饲养。做过本试验的豚鼠不得重复使用。试验用豚鼠如图 2 - 7 - 1 所示。

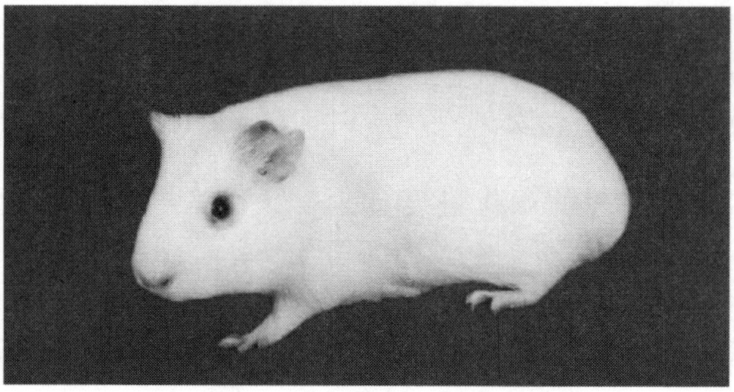

图 2 - 7 - 1　试验用豚鼠

四、豚鼠的饲养要求

1. 饲养箱

豚鼠专用饲养箱只有一层，开口在上方。饲养时内部必须铺上木屑、锯末等，且必须经常打扫，更换垫材。饲养箱要足够宽敞，避免豚鼠因运动量不足而发胖，以及出现精神紧张等问题，多只饲养时更是如此。存放地点注意避开猫、狗，避免日光直射和风吹雨淋，注意通风。

2. 食盆

食盆应避免选择塑料或其他会被啃食的材料。应当选择陶瓷或者不锈钢质地，有一定分量而不容易被打翻的食盆。

3. 饮水

为了保持饲养箱内的干燥，建议使用舔食方式的给水器。

4. 垫材

垫材的作用是吸收排泄物的水分和异味，让豚鼠觉得舒适。可以选用木屑、锯末、干草、碎布等，猫砂也是很好的选择。

五、豚鼠的抓取与固定

豚鼠比较胆小，容易受惊，在抓取等过程中要稳、准和迅速，防止强烈刺激使豚鼠受惊。抓取幼小的豚鼠，只需要双手捧起来即可；抓取已经成年的豚鼠时，先用手掌扣住鼠背，然后用拇指和食指环握住豚鼠的颈部，并抓住豚鼠的肩胛骨上方，切忌力度过大导致豚鼠无法呼吸，另一只手托住豚鼠臀部。如果在操作过程中，豚鼠挣扎剧烈，可以用纱布将豚鼠头部蒙住，把豚鼠置于实验台上，稍微用力按住豚鼠，然后进行操作。

固定豚鼠时，只需抓取豚鼠放入豚鼠固定器中即可，或将豚鼠背部朝下，固定在木板上。

六、豚鼠的给药方式

1. 腹腔注射给药

将豚鼠固定好，头部稍低，使脏器移向头部方向。计划注射部位用75%乙醇消毒。一手持注射器，在下腹部外侧向头部方向水平刺入皮肤后，向前推进3～5 mm，再以45°刺入腹腔，针头通过腹肌后阻力消失，抽动注射器针芯，应无回血及肠内容物。缓缓注入药物，完毕后，用75%乙醇浸泡过的棉球压迫注射部位消毒及防止药液漏出。过敏反应检查法每只豚鼠每次注射量一般为0.5 mL。

2. 足跖静脉注射给药

将豚鼠固定好。操作者从豚鼠后膝关节抓住其肢体，压迫静脉，使豚鼠腿呈伸展状态。剪去给药部位的毛，用75%乙醇消毒后，可见粗大的外侧跖静脉。用合适规格的针头沿向心方向刺入血管注射。给药结束后，以干棉球压迫注射部位进行止血。

3. 耳静脉注射给药

将豚鼠固定好。操作者用75%乙醇擦拭耳部静脉使血管扩张，以一手拇指和食指捏住静脉（选取最粗的静脉），另一手持注射器，针头顺血管平行方向刺入3～5 mm，先缓注少量药液，若无阻力，固定针头缓缓注入药液。注射完毕，抽出针头，用干棉球压迫注射部位进行止血。

4. 肌内注射给药

将豚鼠固定好。用75%乙醇将注射部位消毒后，用针头刺入大腿外侧肌肉，将药液缓慢注入。注射完毕后，用干棉球压迫注射部位，以防药液外流。

5. 皮下注射给药

豚鼠皮下注射一般选择大腿内侧面、背部、肩部等皮下脂肪少的部位，通常在豚鼠大腿内侧面注射。操作时，先将豚鼠固定在操作台上，操作者一手固定注射侧的后肢，并充分提起皮肤，另一手持注射器以45°将注射器针头刺入皮下，确定针头在皮下后缓慢注入药液，注射完毕后用干棉球压迫注射部位，并轻揉注射部位片刻。

七、豚鼠的挑选原始记录

按照表 2－7－3 记录豚鼠挑选过程。

表 2－7－3　豚鼠的挑选原始记录

动物品种		来源	
数量		性别	
平均体重		毛色	
是否健康无外伤		状态是否活泼	
饲养环境	室温：______℃　　相对湿度：______%		
检验人员		日期	

任务测评

按表 2－7－4 所示任务评分标准进行测评，并做好记录。

表 2－7－4　任务评分标准

考核内容	考核标准	配分	得分
试验前准备	能判断试验需要的设备、器材是否准备好	15	
豚鼠的挑选与饲养	能按要求正确挑选豚鼠	15	
	能正确饲养豚鼠	15	
豚鼠的抓取与固定	能正确抓取豚鼠	15	
	能正确使用固定器固定豚鼠	15	
豚鼠的称量	能按要求对豚鼠进行体重称量	15	
清场	能按要求完成清场	10	
合计		100	

【知识拓展】

过敏反应分型

四型分型法将过敏反应分为Ⅰ、Ⅱ、Ⅲ、Ⅳ四型。

1. Ⅰ型过敏反应

Ⅰ型过敏反应也称速发型过敏反应，是最常见的一种过敏类型。其主要特征是发生迅速，机体被变应原致敏后，再次接触同一变应原后数小时内即发生临床反应，大部分反应在 15～20 min 内发生，最快的甚至不到 1 min。发生机制：变应原致敏机体，导致 B 细胞反应，后者转变为浆细胞，并产生亲细胞的 IgE 抗体。IgE 附着在组织内肥大细胞或血液嗜碱粒细胞的表面使之致敏。已被致敏的肥大细胞或血液嗜碱粒细胞再次接触同一过敏原时，即可在细胞表面发生抗原抗体反应，通过一系列复杂的过程导致脱颗粒反应，并释放出颗粒中包含的化学活性物质或合成新的介质，引起一系列组织反应。例如，其中的组胺可引起毛细血管扩张、血管通透性增加，还可引起平滑肌收缩、分泌腺活动亢进等；肥大细胞释放的过敏性慢反应物质有收缩平滑肌的强力作用；过敏性嗜酸粒细胞趋化因子可吸引嗜酸粒细胞到发生反应的部位；继发介质缓激肽可引起血管病变。引起此型反应的变应原可通过吸入、食入、注射等方式进入人体。

Ⅰ型过敏反应发生于不同的器官（称为靶器官）可引起不同的临床表现。靶器官为全身毛细血管时，由于血管扩张和液体渗出，血压骤降，表现为过敏性休克；靶器官为鼻黏膜时，表现为过敏性鼻炎；靶器官为支气管时，表现为支气管哮喘；在皮肤的不同层次，则表现为荨麻疹、湿疹、血管性水肿等。

2. Ⅱ型过敏反应

Ⅱ型过敏反应也称细胞毒型反应或溶细胞型反应。此类过敏反应的变应原是靶细胞自身的组成部分，或是吸附于靶细胞上的外源性物质，如细菌、药物。抗体是免疫球蛋白 G（IgG）或免疫球蛋白 M（IgM），偶尔为免疫球蛋白 A（IgA）。抗原抗体反应在靶细胞上发生，并直接破坏靶细胞。在此过程中，可有补体参与作用，使反应加剧。Ⅱ型过敏反应常发生于血细胞，导致血细胞减少；也可能与某些类型的肾炎有关。

3. Ⅲ型过敏反应

Ⅲ型过敏反应也称免疫复合物型或血管炎型过敏反应。其变应原常为病原微生物、其他生物活性物质，或机体自身由于变异而具有抗原性的物质；抗体为 IgG、IgA 或 IgM。抗原、抗体在血液中形成复合物。根据抗原抗体比例的不同，所形成的复合物大者可为吞噬细胞所吞噬；小者可在肾小球中滤出，再经尿排出；中等大小的复合物则在血管壁上沉积下来，并激活补体，补体被激活后产生中性粒细胞趋化因子，吸引中性粒细胞到反应部位，并吞噬复合物。其结果或者是复合物被成功地消灭，机体受到保护，或者是中性粒细胞崩解，释放出其所含的溶酶体酶，破坏血管壁和周围组织，引起损伤。所以，造成Ⅲ型过敏反应损伤的是中性粒细胞释放出来的溶酶体酶，而不是免疫复合物本身，其基本病理改变是血管炎。由于血管炎及其造成的继发病变是不可恢复的，Ⅲ型过敏反应往往迁延难治，预后不良。

4. Ⅳ型过敏反应

Ⅳ型过敏反应也称缓发型过敏反应或迟发型超敏反应。变应原首先致敏 T 淋巴细胞，被致敏的 T 淋巴细胞再与变应原作用，导致细胞免疫反应，释放出多种淋巴因子，导致组织损伤。这类反应发展缓慢，其典型例子是结核菌素反应。皮肤接种结核菌素后，要过 24～48 h 甚至更长时间才出现反应。

以上反应中，Ⅰ、Ⅱ、Ⅲ型过敏反应属体液免疫反应，Ⅳ型过敏反应为细胞免疫反应。

思考与练习

一、选择题

1. 过敏反应检查首选实验动物为（　　）。

A. 小鼠　　B. 家兔　　C. 大鼠　　D. 豚鼠

2. 为了让豚鼠更舒适，垫材可选用（　　）。

A. 木屑　　B. 锯末　　C. 干草　　D. 碎布

3. 在过敏反应检查中，每只豚鼠每次注射量一般为（　　）mL。

A. 0.5　　B. 1　　C. 1.5　　D. 2

4. 供试用的豚鼠应健康合格，饲养条件保持一致，称重前自然饱腹，体重为（　　）g。

A. 50～100　　B. 150～200　　C. 250～350　　D. 350～450

5. 豚鼠腹腔注射给药时，注射器自下腹部外侧向头部方向水平刺入皮肤后，向前推进3～5 mm，再以（　　）刺入腹腔，针头通过腹肌后阻力消失，抽动注射器针芯，应无回血及肠内容物，缓缓注入药物。

A. 30°　　B. 45°　　C. 60°　　D. 90°

二、简答题

1. 试验用豚鼠有何要求？
2. 简述过敏反应的概念。

任务二　右旋糖酐铁注射液过敏反应的测定

知识目标

1. 掌握过敏反应检查的方法、操作与结果判断标准。
2. 了解《中国药典》2020年版过敏反应检查的要求。

技能目标

1. 学会过敏反应检查的操作。
2. 判断实验动物是否出现过敏反应。

3. 正确进行结果判断及分析。

素质目标

1. 按照标准客观公正地完成试验结果判断，形成科学的学习态度。
2. 通过细心饲养豚鼠，养成尊重、爱护实验动物的习惯。

【任务引入】

右旋糖酐铁注射液适用于不能口服铁剂或口服铁剂治疗效果不良的缺铁患者，可肌内、静脉注射或静脉滴注。右旋糖酐铁注射液的主要不良反应为过敏反应，可在给药后的几分钟内发生，因此需要对其进行过敏反应检查。

某药企生产了一批右旋糖酐铁注射液，根据《中国药典》2020 年版要求需要进行过敏反应检查。将供试品注入豚鼠体内，间隔一定时间后静脉注射供试品溶液进行激发，观察动物出现过敏反应的情况，以判定供试品是否引起动物全身过敏反应。

任务分析

（1）致敏的途径应尽可能模拟临床给药途径。

（2）按照《中国药典》2020 年版的规定，确定右旋糖酐铁注射液的检验数量、检验量，保证供试品抽样的客观性，完成供试品检查。在规定时间内观察动物有无过敏反应症状，判断供试品是否合格。

相关知识

一、过敏反应检查

豚鼠过敏属于 I 型过敏反应，过敏反应检查是一个经典的动物过敏性试验。此型过敏反应发生迅速，具有严格的特异性以及明显的个体差异特点。过敏反应过程中肥大细胞、嗜碱性粒细胞等细胞释放多种血管活性介质，作用于靶器官，引起特有症状。本试验主要观察豚鼠的过敏反应现象，重复性好，稳定，过敏现象明显，方法简单。

二、过敏反应检查的目的及适用范围

某些生物制品（如各器官提取物、植物及微生物的提取物等）的制备过程中，常可能混入一些具有抗原性的异性蛋白杂质；一些化学药品的组成成分中也可能包含具抗原性的物质（如低分子右旋糖酐）。临床使用这些制剂时，容易导致患者出现多种过敏反应，轻者皮肤出现红斑或丘疹，严重者甚至出现窒息、发绀、血管神经性水肿、血压下降、休克和死亡。

因此，对那些有可能存在变应原的药品，应按要求进行过敏反应的检查，以确保产品质量和用药的安全性。

任务实施

右旋糖酐铁注射液过敏反应的测定

一、制定工作计划

根据任务要求，制订合理的工作进度计划，并根据小组成员的特点进行分工，见表2－7－5。

表2－7－5　　分工计划

工作内容	完成时间	成员	负责人
供试豚鼠的挑选			
试验前准备			
供试品的检查			
结果判断			

二、试验前准备

按照表2－7－6进行试验前准备。

表2－7－6　　试验前准备

设备、器材、试剂	规格	数量	用途
洁净室			操作场所
天平			豚鼠称重
棉球			止血
75%乙醇			擦拭消毒
无菌注射器			注射供试品
右旋糖酐铁注射液			供试品
注射用水、氯化钠注射液或其他规定的溶剂			稀释供试品
豚鼠固定器、支架			固定豚鼠
饲养箱、饲料、食盆、垫材			豚鼠饲养装置

三、检查步骤

按照表2－7－7进行右旋糖酐铁注射液过敏反应检查。

表 2-7-7　　操作步骤

步骤	操作内容
供试品的制备	取右旋糖酐铁注射液稀释成每 1 mL 中含 2 mg（按 Fe 计）的溶液，配制供试品溶液的过程应无菌操作
豚鼠的挑选	取 6 只豚鼠，用天平称量体重，标记豚鼠并记录
给药	致敏注射：上述 6 只豚鼠，隔日每只每次经腹腔注射供试品溶液 0.5 mL，共注射 3 次 激发注射：再次称量豚鼠体重，将上述豚鼠分成 2 组，每组 3 只，分别在首次注射的第 14 天和第 21 天静脉注射供试品溶液 1 mL，进行激发
观察记录	观察激发后 30 min 内动物有无过敏反应症状
结果判断	静脉注射供试品溶液 30 min 内，不得出现过敏反应。如果同一只动物出现竖毛、发抖、干呕、连续喷嚏 3 声、连续咳嗽 3 声、紫癜和呼吸困难等现象中的 2 种或 2 种以上，或出现大小便失禁、步态不稳或倒地、抽搐、休克、死亡现象之一，判定供试品不符合规定

四、过敏反应检查报告

按照表 2-7-8 填写过敏反应检查报告。

表 2-7-8　　检查报告

检品名称		生产厂家	
检品规格		生产批号	
检品数量		包装和外观	
有效期			
检品项目	过敏反应检查		
检验依据	《中国药典》2020 年版第四部通则 1147		
检验方法			
实验动物来源		实验动物数量	
实验动物性别		实验动物体重	
检验结果：记录静脉注射供试品溶液 30 min 内，豚鼠有无明显过敏反应			
检验结论：			
检验人		复核人	
室温		相对湿度	
检验日期：			

【知识拓展】

过敏反应的临床症状

1. 过敏性休克反应

(1) 呼吸道阻塞症状：由喉头水肿、气管和支气管痉挛及肺水肿引起。表现为胸闷、心悸、喉头有堵塞感、呼吸困难及脸色涨红等，伴有濒死感、口干、头昏、面部及四肢麻木。

（2）微循环障碍症状：由微血管广泛扩张所致。表现为面色苍白、烦躁不安、畏寒、冷汗、脉搏微弱及血压下降等。

（3）中枢神经系统症状：由脑部缺氧所致。表现为意识丧失、昏迷、抽搐及大小便失禁等。

（4）皮肤过敏反应：如瘙痒、荨麻疹以及其他各种皮疹等。

2. 血液病样反应

本类反应的区分主要取决于血象检验的改变。主要症状有颗粒性白细胞减少或缺乏症、血小板减少症、再生障碍性贫血、溶血性贫血及巨幼红细胞性贫血等。

3. 血清病样反应

其反应症状与血清病类似，临床以突发的广泛性红斑及麻疹样皮疹常见，并可伴发热、关节痛及淋巴肿大。

4. 其他全身反应

由药物引起的皮肤黏膜发疹大部分属于此型。临床表现多种多样，常见的过敏性药疹主要有固定型药疹、大疱性表皮松解症、剥脱性皮炎型药疹、湿疹皮炎型药疹、多型红斑及重症多型红斑药疹、光敏感型药疹等。

任务测评

按表2－7－9所示任务评分标准进行测评，并做好记录。

表2－7－9　任务评分标准

考核内容	考核标准	配分	得分
豚鼠的挑选	能按要求正确挑选豚鼠	5	
	能判断选用的豚鼠是否符合要求	5	
试验前准备	能判断试验需要的设备、器材、试剂是否准备好	5	
	能将与供试品接触的试验用器皿进行灭菌	5	
供试品的抽取与处理	能按要求进行供试品的抽样	5	
	能正确进行供试品溶液的稀释	5	
豚鼠的固定	能正确固定豚鼠	10	
供试品的注射	能按要求对选用的豚鼠进行供试品溶液的注射	15	
注射供试品后豚鼠的观察	能正确记录豚鼠的反应状态	15	
结果判断	能正确判断供试品是否合格	15	
	能正确填写过敏反应检验报告	10	
清场	能按要求完成清场	5	
合计		100	

思考与练习

一、选择题

1. 过敏反应检查时，应采用（　　）只豚鼠。

A. 8　　B. 6　　C. 4　　D. 2

2. 过敏反应检查时，致敏后将豚鼠分成（　　）组进行激发试验操作。

A. 4　　B. 3　　C. 2　　D. 1

3. 激发试验时，分别在首次注射后第（　　）日和第（　　）日，由静脉注射供试品溶液 1 mL 进行激发。

A. 5，10　　B. 10，20　　C. 14，21　　D. 15，30

4. 结果判断时，静脉注射供试品溶液（　　）min 内，不得出现过敏反应。

A. 10　　B. 20　　C. 30　　D. 60

二、简答题

1. 简述过敏反应的机理。
2. 谈一谈过敏反应检查的必要性。

项目八 溶血与凝聚检查

某些注射剂由于含有溶血成分，或因理化性质及生物因素等方面的影响，在进入血液后可能引发红细胞溶解或凝聚，从而引起毒性反应及血液循环功能障碍等不良反应，严重时危及生命。因此，凡是有可能引发红细胞溶解或凝聚的药物制剂均应进行溶血和凝聚检查。《中国药典》2020 年版中溶血与凝聚检查法（通则 1148）正是对此项进行检查。溶血与凝聚检查法通过体外试验观察是否发生溶血或凝聚现象，判断药物或相关制剂对血液中红细胞的影响。溶血与凝聚检查是药物安全性评价中的重要部分。

任务 注射用葛根素的溶血与凝聚检查

知识目标

1. 掌握溶血与凝聚检查的方法、操作和结果判断标准。
2. 熟悉溶血与凝聚检查的原理和意义。
3. 了解《中国药典》2020 年版中溶血与凝聚检查的要求。

技能目标

1. 能完成溶血与凝聚检查的操作。
2. 能在任务开始前写出操作注意事项。
3. 能根据试验结果做出正确分析。

素质目标

1. 通过溶血与凝聚检查试验，提高用药安全意识。
2. 按照标准客观公正地完成定性结果判断。

3. 通过溶血与凝聚检查试验养成科学严谨、实事求是的职业素养。

【任务引入】

葛根素具有扩张冠状动脉和脑血管、降低心肌耗氧量、改善微循环和抗血小板聚集的作用。注射用葛根素可辅助治疗心绞痛、心肌梗死、静脉阻塞等。药物直接进入血液循环，是否对红细胞产生影响而引发溶血或者凝聚？对于直接进入血液循环的药物如何检查其对红细胞的影响呢？

2021 年 11 月 30 日，国家药品监督管理局发布了《国家药监局关于修订甘油果糖氯化钠注射液说明书的公告》。此次修订明确了甘油果糖氯化钠注射液具有引起溶血的不良反应。在“不良反应”项中增加了“溶血”，在“注意事项”中注明了“本品滴注过快可发生溶血，如患者出现血红蛋白尿（酱油色尿），立即停止滴注”。

与甘油果糖氯化钠注射液类似，某些药物进入身体后，由于药物成分、理化性质、机体免疫等因素，可引起红细胞溶解或者凝聚，严重时危及生命。因此，在某些注射液投入市场前，要针对其是否对红细胞有影响而进行溶血和凝聚检查，保证药物的安全性。

如何判断注射液的溶血与凝聚检查是否合格呢？

某企业生产了一批注射用葛根素，需要进行溶血与凝聚检查。因为药物是否会引发溶血与凝聚并不能通过观察药物外观直接做出判断，所以需要借助体外试验。应按照《中国药典》2020 年版溶血与凝聚检查法（通则 1148）进行检查。溶血与凝聚检查法系将一定量的供试品与 2% 的家兔红细胞悬液混合，温育一定时间后，观察其对红细胞状态是否产生影响的一种方法。

任务分析

（1）一些中药注射剂由于原料质量、组方原则、制备工艺的特殊性，具有影响红细胞正常状态的可能性。因此，按照《中国药典》2020 年版要求，应进行溶血与凝聚检查，这是评价中药注射剂安全性的重要检查项目。

（2）凡是有可能引发红细胞溶血或凝聚的药物制剂均应进行溶血和凝聚检查。《中国药典》2020 年版中收载了清开灵注射液、注射用双黄连（冻干）、灯盏细辛注射液等需进行该项检查的品种。

（3）本任务的主要工作内容包括 2% 兔红细胞悬液制备、供试品溶液制备、溶血与凝聚检查、结果判断。兔血应来自健康成年家兔，雌雄不限。兔血先经振摇除去纤维蛋白原，再经离心分离得到红细胞，红细胞充分洗涤后用生理氯化钠溶液配制成 2% 的混悬液。供试品溶液制备除另有规定外，应按《中国药典》2020 年版各品种项下规定的浓度配制。溶血与凝聚检查取若干支试管并编号，按要求的配比量依次有序加入红细胞悬液、生理氯化钠溶液、供试品溶液等试剂，并在规定的温度和时间条件下进行恒温温育。通过比色法和红细胞形态观察法判断供试品是否可引起红细胞溶血或（和）凝聚。本任务的工作内容及要求见

表 2 – 8 – 1。

表 2 – 8 – 1　　工作内容及要求

工作内容	工作要求	关键点
2% 兔红细胞悬液制备	方法正确，浓度准确，完成制备	振摇脱纤、离心分离、洗涤充分
供试品溶液制备	浓度准确，完成制备	称量准确、溶解充分
溶血与凝聚检查	方法正确，完成检查	配比准确、温育正确
结果判断	结果判断正确	溶血与凝聚的判断

相关知识

一、溶血与凝聚反应

1. 溶血反应

溶血是指红细胞破裂和血红蛋白逸出的现象，又称红细胞溶解。人血浆的等渗溶液为 0.9% 氯化钠溶液，红细胞在低于 0.9% 氯化钠溶液中可因水渗入而膨胀破裂、血红蛋白逸出。多种中药（如人参、桔梗、远志和甘草等）含有皂苷，可引起溶血。

2. 凝聚反应

凝聚反应本质是一种免疫学反应，是指颗粒性抗原（完整的病原微生物或红细胞等）与相应抗体结合，在有电解质存在的条件下，经过一定时间，出现肉眼可见的凝集小块。

正常情况下，体内红细胞是均匀分布在血液中的，而某些药物可引发抗原 – 抗体反应，当红细胞与相应抗体发生作用即可发生凝聚反应，使均匀悬浮在血液中的红细胞聚集成团。

溶血反应与凝聚反应的比较见表 2 – 8 – 2。

表 2 – 8 – 2　　溶血反应与凝聚反应的比较

项目	溶血反应	凝聚反应
现象	红细胞破裂，血红蛋白逸出	红细胞聚集在一起形成团块
原因	多种理化因素（如低渗、低温、反复冻融、强力振荡等）、红细胞内在缺陷、某些药物、微生物、毒素等	异型输血、某些药物、微生物、毒素等
危害	引发毒性反应，损伤脑、肾等脏器，贫血等	引发血液循环障碍、红细胞溶解，促进血栓形成等
体外应用	微生物菌种鉴定、疾病诊断（如链球菌的鉴别和诊断）等	微生物菌种鉴定、疾病诊断（如伤寒、副伤寒的肥达氏反应）、人类 ABO 血型测定等

二、溶血与凝聚检查法重难点操作环节

本任务的重难点操作环节见表 2 – 8 – 3。

表 2 –8 –3　　重难点操作环节

操作环节	描述
振摇脱纤	在放有玻璃珠的锥形瓶中振摇兔血 10 min 以除去纤维蛋白原
离心分离红细胞	离心前配平离心管，离心转速、时间适宜
取沉淀并洗涤	离心后取沉淀弃上清液，充分洗涤沉淀，至上清液不再显红色
供试品称量和溶解	准确称量和溶解供试品
加试剂	对试管编号，按要求的配比量依次有序向各试管内加入各试剂
温育	设置所需温度，恒温温育，控制温育时间

任务实施

注射用葛根素的溶血与凝聚检查

一、制订工作计划

根据任务要求，制订合理的工作进度计划，并根据小组成员的特点进行分工，完成表 2 –8 –4。

表 2 –8 –4　　分工计划

工作内容	完成时间	成员	负责人
2% 兔红细胞悬液制备			
供试品溶液制备			
溶血与凝聚检查			
结果判断			

二、试验前准备

按照表 2 –8 –5 进行试验前准备。

表 2 –8 –5　　试验前准备

设备、器材、试剂	规格	数量	用途
0.9% 氯化钠溶液			制备红细胞悬液
兔血			制备红细胞悬液
试验台			操作区域
锥形瓶、玻璃珠			振摇兔血
离心机、离心管			分离红细胞
电子天平			称量供试品
试管、试管架			容器、支架

续表

设备、器材、试剂	规格	数量	用途
恒温箱			恒温温育
补充1：			
补充2：			

三、2%红细胞悬液制备

取健康家兔血液，放入含玻璃珠的锥形瓶中振摇10 min，或用玻璃棒搅动血液，以除去纤维蛋白原，使成脱纤血液。加入0.9%氯化钠溶液约10倍量，摇匀，1 000～1 500 r/min离心15 min，除去上清液，沉淀的红细胞再用0.9%氯化钠溶液按上述方法洗涤2～3次，至上清液不显红色为止。将所得红细胞用0.9%氯化钠溶液制成2%的混悬液，供试验用。2%红细胞悬液制备流程如图2－8－1所示，将制备过程按表2－8－6进行记录。

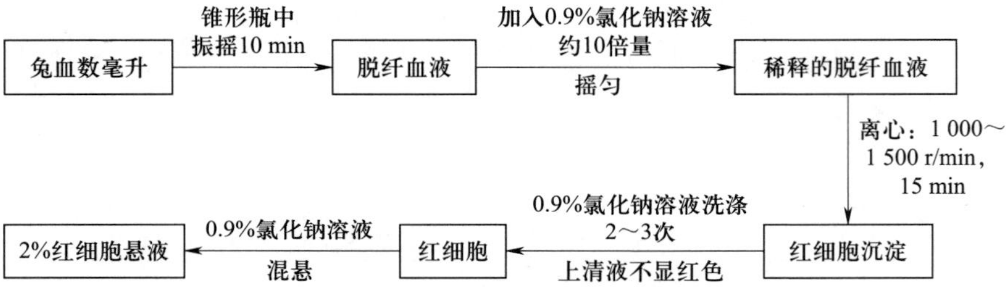

图2－8－1　2%红细胞悬液制备流程

表2－8－6　2%红细胞悬液制备记录

取血量	______mL
振摇时长	______min
离心转速和时间	______r/min，______min
2%红细胞悬液量	______mL
操作人/日期	

四、供试品溶液制备

取注射用葛根素400 mg，用0.9%氯化钠溶液溶解并稀释至20 mL，摇匀，作为供试品溶液，按表2－8－7进行记录。

表2－8－7　供试品溶液制备记录

供试品量	______mg
供试品溶液量	______mL
操作人/日期	

五、试验方法

取洁净玻璃试管 5 支，编号，1、2 号管为供试品管，3 号管为阴性对照管，4 号管为阳性对照管，5 号管为供试品对照管。按表 2－8－8 所示依次加入 2% 红细胞悬液、0.9% 氯化钠溶液、纯化水，混匀后，立即置 37 ℃ ±0.5 ℃的恒温箱中进行温育。3 h 后观察溶血和凝聚反应。

表 2－8－8　　溶血与凝聚检查加试剂量

试管编号	1、2	3	4	5
2% 红细胞悬液体积/mL	2.5	2.5	2.5	0
0.9% 氯化钠溶液体积/mL	2.2	2.5	0	4.7
纯化水体积/mL	0	0	2.5	0
供试品溶液体积/mL	0.3	0	0	0.3

如果试管中的溶液呈澄明红色，管底无细胞残留或有少量红细胞残留，表明有溶血发生；如果红细胞全部下沉，上清液无色澄明，或上清液虽有色澄明，但 1、2 号管和 5 号管肉眼观察无明显差异，则表明无溶血发生。若溶液中有棕红色或红棕色絮状沉淀，轻轻倒转 3 次仍不分散，表明可能有红细胞凝聚发生，应进一步置显微镜下观察，如果可见红细胞聚集为凝聚。溶血与凝聚现象如图 2－8－2、图 2－8－3 所示。

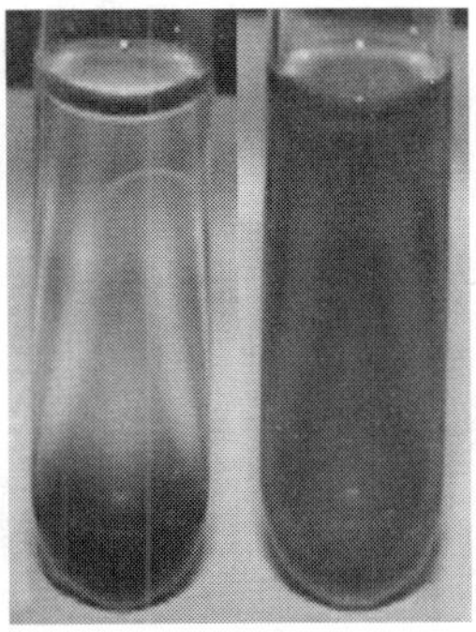

a)　　b)

图 2－8－2　溶血现象

a）管底有沉淀，上清液无色澄明，无溶血

b）管底无沉淀，溶液澄明红色，有溶血

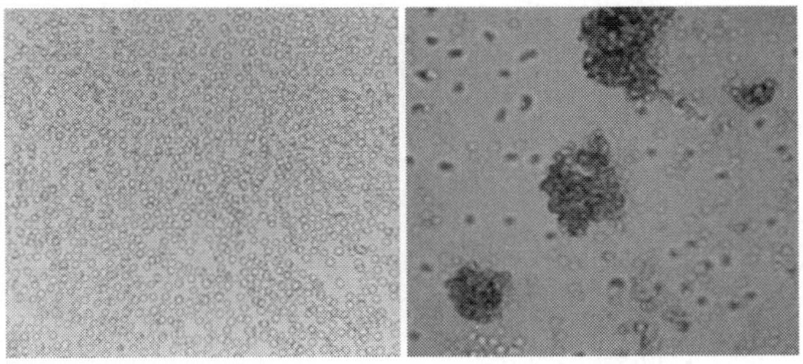

a)　　b)

图 2－8－3　凝聚现象

a）红细胞均匀分散，无凝聚

b）红细胞凝聚成团，有凝聚

六、结果判断

当阴性对照管无溶血和凝聚发生，阳性对照管有溶血发生时，若 2 支供试品管中的溶液在 3 h 内均不发生溶血和凝聚，判定供试品符合规定；若有 1 支供试品管的溶液在 3 h 内发生溶血和（或）凝聚，应设 4 支供试品管进行复试，其供试品管的溶液在 3 h 内均不得发生溶血和（或）凝聚，否则判定供试品不符合规定。

七、溶血与凝聚检查原始记录

按照表 2－8－9 记录溶血与凝聚检查过程。

表 2－8－9　　溶血与凝聚检查原始记录

年　　月　　日

<table>
<tr><td colspan="2">样品编号</td><td></td><td>样品名称</td><td></td></tr>
<tr><td colspan="2">批号</td><td></td><td>规格</td><td></td></tr>
<tr><td colspan="2">生产厂家</td><td></td><td>供样单位</td><td></td></tr>
<tr><td colspan="2">检验依据</td><td colspan="3">《中国药典》2020 年版_____部</td></tr>
<tr><td colspan="2">试验环境</td><td colspan="3">室温：_____℃　　相对湿度：_____%</td></tr>
<tr><td colspan="2">红细胞悬液</td><td colspan="3">_____mL</td></tr>
<tr><td colspan="2">供试液溶液</td><td colspan="3">_____mL</td></tr>
<tr><td colspan="2">对照试验</td><td colspan="3"></td></tr>
<tr><td rowspan="6">试验现象</td><td>编号</td><td>3 h 内现象</td><td colspan="2">是否溶血/凝聚</td></tr>
<tr><td>1</td><td></td><td colspan="2"></td></tr>
<tr><td>2</td><td></td><td colspan="2"></td></tr>
<tr><td>3</td><td></td><td colspan="2"></td></tr>
<tr><td>4</td><td></td><td colspan="2"></td></tr>
<tr><td>5</td><td></td><td colspan="2"></td></tr>
<tr><td>检查结果</td><td colspan="4"></td></tr>
<tr><td>检验人员</td><td colspan="2"></td><td>复核人员</td><td></td></tr>
</table>

【操作提示】

（1）试验前准备好所需试剂、器皿和设备。

（2）红细胞悬液和供试品溶液均由 0.9% 氯化钠溶液配制。

（3）试验时认真仔细，在规定时间内按要求的配比量依次有序加入各试剂，避免混乱和错误。

（4）可以提前启动恒温箱，避免温育时等待其升温。

（5）做好试验中的现象记录。

任务测评

根据表 2－8－10 所示任务评分标准进行测评，并做好记录。

表 2-8-10　任务评分标准

考核内容	考核标准	配分	得分
2%兔红细胞悬液制备	能将血液振摇脱纤	5	
	能离心分离得到红细胞	5	
	能充分洗涤红细胞	5	
	能正确选用试剂配制红细胞悬液	5	
	红细胞悬液浓度准确	10	
供试品溶液制备	能准确称量供试品	10	
	能正确选用、量取试剂	5	
	供试品溶解充分	5	
试验操作	能在规定时间内按要求的配比量依次有序加入各试剂	10	
	温育温度、时间正确	5	
	能按规定时间观察试验现象	5	
结果判断	能正确选择阴性对照管	5	
	能正确观察红细胞变化	5	
	能正确判断供试品是否合格	10	
试验废弃物处理、试验室清洁	能正确完成试验废弃物处理	5	
	能正确完成清场	5	
合计		100	

【知识拓展】

为什么要同型输血？

我们常说的ABO血型是根据红细胞表面的抗原A和B来划分的，红细胞表面只有抗原A的为A型血，其血清中有抗B抗体；红细胞表面只有抗原B的为B型血，其血清中有抗A抗体；红细胞表面有A、B两种抗原的为AB型血，其血清中无抗A、抗B抗体；红细胞表面无A、B两种抗原的为O型血，其血清中有抗A、抗B两种抗体。相应抗原和抗体相遇会引发红细胞凝聚，使红细胞间凝聚成团，引起血管阻塞和血管内大量溶血，造成严重后果。所以在输血前必须进行血型鉴定，正常情况下应同型输血。

思考与练习

一、选择题

1. 需要进行溶血与凝聚检查的药物是（　　）。

A. 葛根芩连片　　B. 葛根汤片

C. 葛根芩连丸　　D. 注射用葛根素

2. 通常情况下，将红细胞置于低渗环境中，可（　　）。

A. 发生溶血　　B. 发生凝聚

C. 保持正常　　D. 形成棕红色絮状沉淀

3. 应用（　　）配制2%红细胞悬液。

A. 纯化水　　B. 无菌水　　C. 0.9%氯化钠溶液　　D. 供试品溶液

4. 若试管中有棕红色或红棕色絮状沉淀，轻轻倒转3次仍不分散，则（　　）。

A. 红细胞发生溶血　　B. 红细胞发生凝聚

C. 红细胞形态正常　　D. 红细胞不一定凝聚

5. 溶血与凝聚检查中的阴性对照管是（　　）。

A. 不含红细胞悬液的试管　　B. 含有红细胞悬液最多的试管

C. 不含供试品溶液的试管　　D. 含有供试品溶液最多的试管

二、简答题

1. 简述溶血与凝聚检查的试验方法和结果判断标准。

2. 简述溶血与凝聚检查法的操作注意事项。

模块三

药品有效性检查

药品除要保障安全之外，其有效性也很重要，否则将达不到治疗的效果。本模块主要介绍药品的抑菌效力检查及抗生素效价测定方法。

项目一 抑菌效力检查

一些药物制剂，特别是以水为溶剂的或含有糖类和蛋白质等营养物质的液体制剂，在生产、贮藏和使用过程中容易受到微生物污染而发霉变质，严重影响药物制剂的质量。因此，药物抑菌、防止微生物污染是药物防腐的重要措施。少量的微生物可以通过加入抑菌剂抑制其生长繁殖，达到有效防腐的目的。抑菌剂的抑菌效力在贮藏过程中有可能因药物的成分或包装容器等因素影响而变化，因此，应验证成品制剂的抑菌效力在有效期内不因贮藏条件的改变而降低。抑菌效力检查法用于测定无菌及非无菌制剂中抑菌剂的抑菌活性，该检查应按照《中国药典》2020 年版抑菌效力检查法（通则 1121）的有关要求进行。

任务一　试验菌的准备

知识目标

1. 理解抑菌剂的概念。
2. 掌握试验菌培养基及菌液的制备方法。

技能目标

1. 能正确选择相应培养基，并根据培养基配方完成培养基制备。
2. 能制备试验菌液。

素质目标

1. 通过培养基制备试验，养成科学严谨、实事求是的职业素养。
2. 通过无菌操作、清洁操作区域，养成良好的卫生意识和习惯。

【任务引入】

在日常生活中，人们往往对食品中含有的防腐剂“谈腐色变”，更愿意选择不含防腐剂的食品。但是，你知道药物中通常也含有防腐剂（抑菌剂）吗？其实，抑菌剂是药物制剂中一种常见的成分，对保障药物质量起到重要作用。

滴眼剂常以羟苯乙酯、三氯叔丁醇为抑菌剂，糖浆剂常以苯甲酸、山梨酸钾为抑菌剂，如图 3－1－1 所示。甚至一些注射剂中也含有抑菌剂。

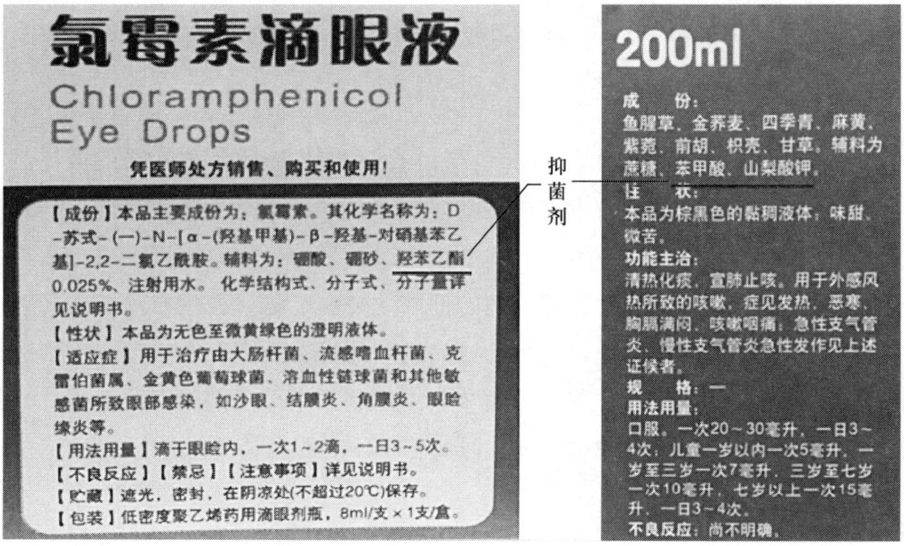

图 3－1－1　一些药物制剂中的抑菌剂

如果药物制剂本身不具有充分的抗菌效力，那么应根据药物制剂特性（如水溶性）添加适宜的抑菌剂，以防止药物制剂在正常贮藏或使用过程中可能发生的微生物污染和繁殖，使药物制剂变质而对使用者造成危害，尤其是多剂量包装的药物制剂。

抑菌效力检查法用于测定无菌及非无菌制剂中抑菌剂的抑菌活性，需要用到适宜的培养基和试验菌菌液。

那么，如何制备培养基和试验菌菌液呢？

任务分析

（1）药物中可能存在的微生物有细菌和真菌，所以，试验菌应选择细菌和真菌。选择《中国药典》2020 年版抑菌效力检查法（通则 1121）规定的菌株，并按规定的培养温度、培养时间等条件对菌种进行培养，制备试验菌菌液。

（2）细菌和真菌生长时所需的营养成分及生长环境有差别，因此要分别选择适宜细菌、真菌生长的培养基，并按照《中国药典》2020 年版无菌检查法（通则 1101）制备。

本任务工作内容及要求见表 3－1－1。

表 3－1－1　　工作内容及要求

工作内容	工作要求	关键点
培养基制备	正确选择培养基并完成制备	计算、称量、调节 pH 值、分装、灭菌
试验菌菌液制备	方法正确并完成制备	移液器使用、无菌操作、无菌环境维持

相关知识

一、抑菌剂

1. 抑菌剂的概念

抑菌剂是指能够抑制微生物生长、繁殖的化学物质，有时也称为防腐剂。抑菌剂能使病原微生物蛋白质变性；能与病原微生物酶系统结合；也能增加菌体细胞的通透性，使细胞膜破裂、溶解等。因此，抑菌剂对微生物繁殖体有杀灭作用，对芽孢有抑制作用，使其不能发育为繁殖体而逐渐死亡。药物制剂中常见的抑菌剂见表 3－1－2。

表 3－1－2　　药物制剂中常见的抑菌剂

抑菌剂	常用浓度	使用范围
苯甲酸与苯甲酸钠	0.25%～0.40%	内服和外用制剂
对羟基苯甲酸酯类（尼泊金类）	0.01%～0.25%	内服液体制剂
山梨酸与山梨酸钾	0.15%～0.25%	内服和外用制剂
苯扎溴铵	0.02%～0.20%	外用制剂
三氯叔丁醇	0.25%～0.50%	外用制剂和一些注射剂

2. 抑菌剂的合理使用

在使用抑菌剂时，若其浓度低于抑菌浓度，微生物仍可生长繁殖，起不到防腐作用；若其浓度过大，则可以杀灭微生物。虽然抑菌剂可以防止微生物污染，帮助药物防腐，但是在药品生产过程中，抑菌剂不能作为非无菌制剂避免微生物污染的唯一途径，也不能作为控制多剂量包装制剂灭菌前的生物负载的手段。这是因为所有抑菌剂都具有一定的毒性，制剂中抑菌剂的量应为最低有效量。同时，为保障用药安全，成品制剂中的抑菌剂有效浓度应低于对人体有害的浓度。而对于供静脉或椎管用注射液，除特殊规定外，一般均不得加入抑菌剂。因此，科学合理使用抑菌剂非常重要。

二、培养基

抑菌效力检查需要使用胰酪大豆胨液体培养基、胰酪大豆胨琼脂培养基、沙氏葡萄糖液体培养基、沙氏葡萄糖琼脂培养基。其中，胰酪大豆胨液体（琼脂）培养基用于细菌的培养，沙氏葡萄糖液体（琼脂）培养基用于真菌的培养。

三、试验菌株

培养基适用性检查、方法适用性试验、抑菌效力测定用试验菌（见表3－1－3）包括金黄色葡萄球菌、铜绿假单胞菌、大肠埃希菌、白色念珠菌和黑曲霉。若需要，制剂中常见的污染微生物也可作为试验菌株，例如含高浓度糖的口服制剂还应选用鲁氏酵母为试验菌株。这些试验菌的新鲜培养物经稀释后制成浓度适宜的菌悬液或孢子悬液，用于抑菌效力检查。

表3－1－3　培养基适用性检查、方法适用性试验、抑菌效力测定用试验菌及新鲜培养物制备

试验菌株	试验培养基	培养温度	培养时间
金黄色葡萄球菌	胰酪大豆胨琼脂培养基或胰酪大豆胨液体培养基	30～35 ℃	18～24 h
铜绿假单胞菌	胰酪大豆胨琼脂培养基或胰酪大豆胨液体培养基	30～35 ℃	18～24 h
大肠埃希菌*	胰酪大豆胨琼脂培养基或胰酪大豆胨液体培养基	30～35 ℃	18～24 h
白色念珠菌	沙氏葡萄糖琼脂培养基或沙氏葡萄糖液体培养基	20～25 ℃	48 h
黑曲霉	沙氏葡萄糖琼脂培养基或沙氏葡萄糖液体培养基	20～25 ℃	6～10天或直到获得丰富孢子

* 大肠埃希菌仅用于口服制剂的抑菌效力测定。

四、培养基和试验菌液制备重难点操作环节

本任务的重难点操作环节见表3－1－4。

表3－1－4　重难点操作环节

操作环节	描述
培养基的制备	根据所需培养基用量计算培养基各组分用量、培养基灭菌
无菌环境的创造与维持	操作前后对超净工作台进行擦拭消毒，穿好防护服，避免染菌操作，定期清洁无菌室
移液器的无菌操作	取液时吸头内不出现气泡，勤于更换吸头
试管的无菌操作	取试管塞不碰试管口，手握试管下端以便看清试管内液面，试管倾斜45°以便管口靠近外焰，管口、管塞勤灭菌

五、常见结果分析

培养基和试验菌液制备常见结果分析见表3－1－5。

表 3－1－5　　培养基和试验菌液制备常见结果分析

结果	原因分析	判断
培养基生长杂菌	培养基灭菌不彻底，无菌操作或无菌环境维持不当	无效试验
试验菌生长不良	培养基选用不当，菌株传代次数、菌龄、培养温度、培养时间不当	无效试验
试验菌在培养基中生长良好	培养基配制正确，试验菌培养正确	有效试验

任务实施

抑菌效力检查用培养基和试验菌菌液制备

一、制订工作计划

根据任务要求，制订合理的工作进度计划，并根据小组成员的特点进行分工，完成表 3－1－6。

表 3－1－6　　分工计划

工作内容	完成时间	成员	负责人
胰酪大豆胨液体（琼脂）培养基制备			
沙氏葡萄糖液体（琼脂）培养基制备			
金黄色葡萄球菌菌液制备			
铜绿假单胞菌菌液制备			
大肠埃希菌菌液制备			
白色念珠菌菌液制备			
黑曲霉菌液制备			

二、试验前准备

按照表 3－1－7 进行试验前准备。

表 3－1－7　　试验前准备

设备、器材、试剂	规格	数量	用途
无菌室			操作场所
超净工作台			操作区域
酒精灯			局部无菌环境
75% 乙醇			擦拭消毒
培养基各组分			配制培养基
移液器			定量移取液体
试管、试管架			容器、支架
三角瓶			盛放培养基

续表

设备、器材、试剂	规格	数量	用途
培养箱			微生物培养
灭菌锅			培养基灭菌
试验菌株			制备菌液
补充1：			
补充2：			

三、培养基制备

培养基可按表3－1－8制备，亦可使用按该配方生产的符合规定的脱水培养基或商品化的预制培养基。配制后应采用验证合格的灭菌程序灭菌。制备好的培养基若不即时使用，应置于无菌密闭容器中，在2～25 ℃、避光的环境下保存，并在经验证的保存期内使用。

表3－1－8　　培养基制备记录

培养基名称	配方	制备1 000 mL	实际制备______mL	制备方式
		用量	计算用量	
胰酪大豆胨液体培养基	胰酪胨	17.0 g		除葡萄糖外，取上述成分，混合，微温溶解，滤过，调节pH值使灭菌后在25 ℃的pH值为7.3±0.2，加入葡萄糖，分装，灭菌
	大豆木瓜蛋白酶水解物	3.0 g		
	葡萄糖/无水葡萄糖	2.5 g/2.3 g		
	氯化钠	5.0 g		
	磷酸氢二钾	2.5 g		
	水	1 000.0 mL		
胰酪大豆胨琼脂培养基	胰酪胨	15.0 g		除琼脂外，取上述成分，混合，微温溶解，调节pH值使灭菌后在25 ℃的pH值为7.3±0.2，加入琼脂，加热溶化后，摇匀，分装，灭菌
	大豆木瓜蛋白酶水解物	5.0 g		
	氯化钠	5.0 g		
	琼脂	15.0 g		
	水	1 000.0 mL		
沙氏葡萄糖液体培养基	动物组织胃蛋白酶水解物和胰酪胨等量混合物	10.0 g		除葡萄糖外，取上述成分，混合，微温溶解，调节pH值使灭菌后在25 ℃的pH值为5.6±0.2，加入葡萄糖，摇匀，分装，灭菌
	葡萄糖	20.0 g		
	水	1 000.0 mL		
沙氏葡萄糖琼脂培养基	动物组织胃蛋白酶水解物和胰酪胨等量混合物	10.0 g		除葡萄糖、琼脂外，取上述成分，混合，微温溶解，调节pH值使灭菌后在25 ℃的pH值为5.6±0.2，加入琼脂，加热溶化后，再加入葡萄糖，摇匀，分装，灭菌
	琼脂	15.0 g		
	葡萄糖	40.0 g		
	水	1 000.0 mL		

四、培养基适用性检查用菌液制备

1. 菌种

试验所用的菌株传代次数不得超过 5 代（从菌种保藏中心获得的冷冻干燥菌种为第 0 代），并采用适宜的菌种保藏技术进行保存，以保证试验菌株的生物学特性。培养基适用性检查的菌种及新鲜培养物制备见表 3－1－3。

2. 菌液制备

取金黄色葡萄球菌、铜绿假单胞菌、大肠埃希菌、白色念珠菌的新鲜培养物，用 pH7.0 无菌氯化钠－蛋白胨缓冲液或 0.9% 无菌氯化钠溶液制成适宜浓度的菌悬液。取黑曲霉的新鲜培养物加入适量含 0.05%（体积分数）聚山梨酯 80 的 pH7.0 无菌氯化钠－蛋白胨缓冲液或含 0.05%（体积分数）聚山梨酯 80 的 0.9% 无菌氯化钠溶液，将孢子洗脱。然后采用适宜方法吸出孢子悬液至无菌试管内，用含 0.05%（体积分数）聚山梨酯 80 的 pH7.0 无菌氯化钠－蛋白胨缓冲液或含 0.05%（体积分数）聚山梨酯 80 的 0.9 % 无菌氯化钠溶液制成适宜浓度的孢子悬液。

菌液制备后若在室温下放置，应在 2 h 内使用；若保存在 2～8 ℃，可在 24 h 内使用。黑曲霉的孢子悬液可保存在 2～8 ℃，在验证过的储存期内使用。

五、抑菌效力测定用菌液制备

1. 菌种

抑菌效力测定用菌种见表 3－1－3，若需要，制剂中常见的污染微生物也可作为试验菌株。例如，含高浓度糖的口服制剂还应选用鲁氏酵母为试验菌株。

2. 菌液制备

试验菌新鲜培养物制备见表 3－1－3。铜绿假单胞菌、金黄色葡萄球菌、大肠埃希菌、白色念珠菌若为琼脂培养物，加入适量的 0.9% 无菌氯化钠溶液将琼脂表面的培养物洗脱，并将菌悬液移至无菌试管内，用 0.9% 无菌氯化钠溶液稀释并制成每 1 mL 含菌数约为 10^8 cfu 的菌悬液；若为液体培养物，离心收集菌体，用 0.9% 无菌氯化钠溶液稀释并制成每 1 mL 含菌数约为 10^8 cfu 的菌悬液。取黑曲霉的新鲜培养物加入适量含 0.05%（体积分数）聚山梨酯 80 的 0.9% 无菌氯化钠溶液，将孢子洗脱，然后用适宜方法吸出孢子悬液至无菌试管内，加入适量的含 0.05%（体积分数）聚山梨酯 80 的 0.9% 无菌氯化钠溶液制成每 1 mL 含孢子数 10^8 cfu 的孢子悬液。测定 1 mL 菌悬液中所含的菌数。

菌液制备后若在室温下放置，应在 2 h 内使用；若保存在 2～8 ℃，可在 24 h 内使用。黑曲霉的孢子悬液可保存在 2～8 ℃，在 7 天内使用。

按照表 3－1－9，记录菌液制备过程。

表 3－1－9 试验菌菌液制备

菌株：		
菌液制备	□培养基适用性检查用 菌种传代次数： 菌液量：	□抑菌效力测定用 1 mL 菌悬液中所含的菌数： 菌液量：
配制人/时间：		

【操作提示】

（1）试验前准备好所需试剂、器皿和设备。

（2）准确计算、称量培养基各组分，配制好的培养基在规定温度下保存，在规定时间内使用。

（3）进入无菌室之前，开启紫外线灯 30 min，对无菌室空气及表面灭菌后，关闭紫外线灯，进入无菌室。

（4）制备试验菌菌液时注意无菌操作。

（5）做好试验中的各项记录。

（6）定期对无菌室进行全面清洁和消毒，养成良好的职业素养。

任务测评

按表 3－1－10 所列任务评分标准进行测评，并做好记录。

表 3－1－10 任务评分标准

考核内容	考核标准	配分	得分
培养基制备	正确计算培养基各组分用量	5	
	正确配制培养基	10	
	能完成培养基灭菌操作	5	
	培养基保存适宜	5	
培养基适用性检查用菌液制备	缓冲液或稀释液选择正确	5	
	无菌操作规范标准	10	
	移液器使用正确	5	
	菌液保存适宜	5	
抑菌效力测定用菌液制备	缓冲液或稀释液选择正确	5	
	无菌操作规范标准	10	
	移液器使用正确	5	
	1 mL 菌悬液中所含的菌数符合要求	15	
	菌液保存适宜	5	

续表

考核内容	考核标准	配分	得分
培养物处理、无菌室清洁	能正确完成培养物处理	5	
	能正确完成无菌室清洁	5	
合计		100	

【知识拓展】

对羟基苯甲酸酯类抑菌剂

对羟基苯甲酸酯类抑菌剂是药品中常用的一类抑菌剂，亦称为尼泊金类抑菌剂。该类抑菌剂无味，无臭，毒性低，不挥发，化学性质稳定。该类抑菌剂在酸性、中性溶液中均有效，且在酸性溶液中作用较强，特别是对大肠埃希菌有很强的抑制作用；而在碱性环境中，因为酚羟基的解离，抑菌作用减弱。

该类抑菌剂的抑菌作用随烷基碳原子数的增加而增强，但溶解度随之逐渐减小。常用的有甲、乙、丙、丁四种酯，其中丁酯抑菌效力最强，溶解度最小。四种酯类可混合使用，有协同作用，通常是乙酯和丙酯（1∶1）或乙酯和丁酯（4∶1）合用，浓度均为0.01%～0.25%。该类抑菌剂与苯甲酸联合使用可有效防止发霉和发酵，特别适用于中药液体制剂。

思考与练习

一、选择题

1. 某葡萄糖酸亚铁口服液中含有葡萄糖酸亚铁、蔗糖、羟苯乙酯、香精、纯化水等成分，其中羟苯乙酯是（　　）。

A. 药物有效成分　　B. 矫味剂

C. 抑菌剂　　D. 表面活性剂

2. 下列有关抑菌剂的说法中，正确的是（　　）。

A. 为了防止微生物污染，所有药物中都应该加入抑菌剂

B. 因为药物中有抑菌剂，所以可以不必严格执行其他防止污染的措施

C. 某些无菌制剂中也需要加入抑菌剂防止微生物污染

D. 为了保证抑菌效力，应大量使用抑菌剂

3. 下列有关抑菌效力检查所用培养基的说法中，正确的是（　　）。

A. 胰酪大豆胨液体（琼脂）培养基用于细菌的培养，沙氏葡萄糖液体（琼脂）培养基用于真菌的培养

B. 为保持培养基新鲜，不可以使用脱水培养基
C. 使用规定的培养基，可以不必进行适用性检查
D. 制备好的培养基应该避光保存在 0 ℃以下的环境中
4. 下列关于抑菌效力检查所用试验菌的说法中，正确的是（　　）。
A. 试验菌包括金黄色葡萄球菌、大肠埃希菌、铜绿假单胞菌、白色念珠菌和黑曲霉，不能选择其他菌种作为试验菌
B. 金黄色葡萄球菌、大肠埃希菌、铜绿假单胞菌在 20～25 ℃培养，白色念珠菌和黑曲霉在 30～35 ℃培养
C. 试验菌新鲜培养物应先用无菌水制成适宜浓度的菌悬液或孢子悬液后再进行接种
D. 为了充分洗脱和稀释黑曲霉的孢子，应在洗脱液和稀释液中加入适量的聚山梨酯 80
5. 培养基适用性检查所用的菌株传代次数不得超过（　　）代。
A. 1　　B. 3　　C. 5　　D. 10

二、 简答题

1. 简述试验菌液的制备方法。
2. 列出培养基与试验菌液制备的操作注意事项。

任务二　金莲花口服液的抑菌效力检查

知识目标

理解抑菌效力检查的原理。

技能目标

1. 能完成培养基适用性检查。
2. 能完成抑菌效力检查。

素质目标

1. 通过抑菌效力检查试验养成科学严谨、实事求是的职业素养。
2. 通过无菌操作、操作区域清洁养成良好的卫生意识和习惯。

【任务引入】

金莲花口服液能清热解毒，用于风邪热毒袭肺，热毒内盛引起的上呼吸道感染、咽炎、扁桃体炎。该药物中添加了适宜的抑菌剂以防止在正常使用和储存过程中可能发生的微生物

污染使药物发生变质。

《中国药典》2020年版制剂通则中合剂（通则0181）要求：“根据需要可加入适宜的附加剂。除另有规定外，在制剂确定处方时，如需加入抑菌剂，该处方的抑菌效力应符合抑菌效力检查法（通则1121）的规定。”

添加抑菌剂是药物制剂防腐、保障药物质量的一项重要措施，抑菌效力检查用于测定无菌及非无菌制剂的抑菌活性。因此，抑菌效力检查对于检测、评价和保障药物质量意义重大。

某制药企业生产了一批金莲花口服液，需要进行抑菌效力检查。如何判断抑菌剂的效力是否合格呢？

抑菌效力检查应按照《中国药典》2020年版抑菌效力检查法（通则1121）的有关要求进行。抑菌效力检查试验方法和抑菌剂抑菌效力判断标准用于包装未开启的成品制剂。

任务分析

抑菌效力检查主要环节包括培养基和试验菌菌液制备、培养基适用性检查、方法适用性试验、供试品接种、存活菌数测定、结果判断。

（1）抑菌效力检查法所用培养基和试验菌菌液的制备已在本项目任务一中做了介绍，此处不再赘述。

（2）方法适用性试验即存活菌计数方法的适用性检查。通过方法适用性试验确认抑菌效力检查法中所采用的计数方法适用于试验菌的计数。

（3）供试品接种和存活菌数测定是将一定量的试验菌接种到一定量的供试品中并储存一段时间，在不同的储存时间段中对供试品中的存活菌进行活菌计数。

（4）结果判断是将试验检查得到的存活菌数和标准菌数进行比较，判断供试品的抑菌效力是否达到标准。

本任务的工作内容及要求见表3-1-11。

表3-1-11　工作内容及要求

工作内容	工作要求	关键点
培养基适用性检查与方法适用性试验	供试组、对照组设置正确	正确判断适用性
供试品接种	供试品抽样、接种操作正确	正确抽样、无菌操作、无菌环境维持
存活菌数测定	取样时间、取样量正确	无菌操作、无菌环境维持
结果判断	结果判断正确	有效结果、供试品合格结果

相关知识

一、培养基适用性检查

培养基是影响微生物生长繁殖的重要因素，培养基的促生长能力、指示能力、抑制能力不同，可能导致微生物菌落颜色形态、数量等指标存在较大差异，从而影响结果判断的正确性。因此，试验前需要进行培养基适用性检查。培养基适用性检查是通过比较试验菌在检验用培养基和对照培养基上生长的形态特征、数量等来评价检验用培养基是否满足检验要求。抑菌效力测定用培养基包括成品培养基、由脱水培养基或按处方配制的培养基，均应进行培养基的适用性检查。

二、抑菌效力检查原理

抑菌效力检查采用微生物法进行，供试药物制剂中含有的抑菌剂会对加入其中的微生物产生抑制作用，时间越长，抑制作用越强，存活的微生物数量越少。

制备试验菌株新鲜培养物，再经过稀释制成浓度适宜的菌悬液或孢子悬液，按照一定的接种量接种于适量的供试药物制剂中，置于适宜温度下储存，按照规定的时间间隔，分别从供试药物制剂中取样适量，接种于适合微生物生长的不同培养基中，以测定供试药物制剂中所含存活菌数。通过比较供试药物制剂在不同时间间隔中所含微生物数量的变化来判断供试药物制剂是否会对试验菌产生抑制作用。

三、抑菌效力检查重难点操作环节

本任务重难点操作环节见表 3－1－12。

表 3－1－12　　重难点操作环节

操作环节	描述
无菌环境的创造与维持	操作前后对超净工作台进行擦拭灭菌，穿好防护服，避免染菌操作、定期清洁无菌室
移液器的无菌操作	取液时吸头内不出现气泡，勤于更换吸头
试管的无菌操作	取试管塞不碰试管口，手握试管下端以便看清试管内液面，倾斜 45°以便管口靠近外焰，管口、管塞勤灭菌
培养皿的无菌操作	左手持培养皿，在近火焰处将皿盖打开一道小口，注入菌液或培养基后，轻摇混匀，关闭皿盖

任务实施

金莲花口服液的抑菌效力检查

一、制订工作计划

根据任务要求，制订合理的工作进度计划，并根据小组成员的特点进行分工，完成表 3－1－13。

表 3－1－13　　分工计划

工作内容	完成时间	成员	负责人
培养基适用性检查			

续表

工作内容	完成时间	成员	负责人
方法适用性试验			
供试品接种			
存活菌数测定			
结果判断			

二、试验前准备

按照表 3－1－14 进行试验前准备。

表 3－1－14　　　　试验前准备

设备、器材、试剂	规格	数量	用途
无菌室			操作场所
超净工作台			操作区域
酒精灯			局部无菌环境
75% 乙醇			擦拭消毒
培养基各组分			配制培养基
移液器			定量移取液体
试管、试管架			容器、支架
三角瓶			盛放培养基
培养箱			微生物培养
灭菌锅			培养基灭菌
试验菌株			制备菌液
补充 1：			
补充 2：			

三、培养基适用性检查

1. 菌种及菌液制备

菌种及菌液制备详见本项目任务一中“培养基适用性检查用菌液制备”。

2. 培养基适用性检查

分别接种不大于 100 cfu 的金黄色葡萄球菌、铜绿假单胞菌、大肠埃希菌的菌液至胰酪大豆胨琼脂培养基，每株试验菌平行制备 2 个平板，混匀，凝固，置 30～35 ℃培养不超过 3 天，计数；分别接种不大于 100 cfu 的白色念珠菌、黑曲霉的菌液至沙氏葡萄糖琼脂培养基，每株试验菌平行制备 2 个平板，混匀，凝固，置 20～25 ℃培养不超过 5 天，计数；同时，用对应的对照培养基替代被检培养基进行上述试验。

3. 结果判定

若被检培养基上的菌落平均数不小于对照培养基上菌落平均数的50%，且菌落形态大小与对照培养基上的菌落一致，判该培养基的适用性检查符合规定。将培养基适用性检查结果记录于表3－1－15中。

表3－1－15　　培养基适用性检查记录

胰酪大豆胨琼脂培养基适用性检查	金黄色葡萄球菌		铜绿假单胞菌		大肠埃希菌	
	平行1	平行2	平行1	平行2	平行1	平行2
被检培养基菌落数						
菌落平均数						
对照培养基菌落数						
菌落平均数						
结果判定						

沙氏葡萄糖琼脂培养基适用性检查	白色念珠菌		黑曲霉	
	平行1	平行2	平行1	平行2
被检培养基菌落数				
菌落平均数				
对照培养基菌落数				
菌落平均数				
结果判定				

四、抑菌效力测定

1. 菌种及菌液制备

菌种及菌液制备详见本项目任务一中“抑菌效力测定用菌液制备”。

2. 供试品接种

抑菌效力可能受试验用容器特征的影响，如容器的材质、形状、体积及封口的方式等。因此，只要供试品每个包装容器的装量足够试验用，同时容器便于按无菌操作技术接入试验菌液、混合及取样等，一般应将试验菌直接接种于供试品原包装容器中进行试验。若因供试品的性状或每个容器装量等因素需将供试品转移至无菌容器时，该容器的材质不得影响供试品的特性（如吸附作用），特别应注意不得影响供试品的pH值，pH值对抑菌剂的活性影响很大。

取包装完整的供试品至少4份，直接接种试验菌，或取适量供试品分别转移至4个适宜的无菌容器中。若试验菌株数超过4株，应增加相应的供试品份数。每一容器接种一种试验菌，1 g或1 mL供试品中接菌量为10^5～10^6 cfu，接种菌液的体积不得超过供试品体积的1%，充分混合，使供试品中的试验菌均匀分布，然后置于20～25 ℃避光储存。

3. 存活菌数测定

根据产品类型，按照表3－1－16、表3－1－17、表3－1－18规定的间隔时间，分别从上述每个容器中取供试品 1 mL(g)，测定每份供试品中所含的菌数，测定细菌用胰酪大豆胨琼脂培养基，测定真菌用沙氏葡萄糖琼脂培养基。存活菌数测定方法及方法适用性试验照本书模块二项目二中所述方法进行，方法适用性试验用菌株见表 3－1－3，菌液制备同培养基适用性检查，方法适用性试验试验菌的回收率不得低于 50%。

根据存活菌数测定结果，计算 1 mL(g) 供试品各试验菌所加的菌数及各间隔时间的菌数，并换算成 lg 值。

表 3－1－16　注射剂、眼用制剂、用于子宫和乳腺的制剂抑菌效力判断标准

		减少的 lg 值				
		6 h	24 h	7 d	14 d	28 d
细菌	A	2	3	—	—	NR
	B	—	1	3	—	NI
真菌	A	—	—	2	—	NI
	B	—	—	—	1	NI

注：NR 表示试验菌未恢复生长。NI 表示未增加，是指对前一个测定时间，试验菌增加的数量不超过 0.5 lg。

表中“A”是指应达到的抑菌效力标准，特殊情况下，如果抑菌剂可能增加不良反应的风险，则至少应达到“B”的抑菌效力标准。

表中“减少的 lg 值”是指各间隔时间测定的菌数 lg 值与 1 mL(g) 供试品中接种的菌数 lg 值的相差值。

表 3－1－17　耳用制剂、鼻用制剂、皮肤给药制剂、吸入制剂抑菌效力判断标准

		减少的 lg 值			
		2 d	7 d	14 d	28 d
细菌	A	2	3	—	NI
	B	—	—	3	NI
真菌	A	—	—	2	NI
	B	—	—	1	NI

注：NI 表示未增加，是指对前一个测定时间，试验菌增加的数量不超过 0.5 lg。

表中“A”是指应达到的抑菌效力标准，特殊情况下，如果抑菌剂可能增加不良反应的风险，则至少应达到“B”的抑菌效力标准。

表中“减少的 lg 值”是指各间隔时间测定的菌数 lg 值与 1 mL(g) 供试品中接种的菌数 lg 值的相差值。

表 3－1－18　口服制剂、口腔黏膜制剂、直肠给药制剂的抑菌效力判断标准

	减少的 lg 值	
	14 d	28 d
细菌	3	NI
真菌	1	NI

注：NI 表示未增加，是指对前一个测定时间，试验菌增加的数量不超过 0.5 lg。

表中“减少的 lg 值”是指各间隔时间测定的菌数 lg 值与 1 mL(g) 供试品中接种的菌数 lg 值的相差值。

4. 结果判断

供试品抑菌效力评价标准见表 3－1－16、表 3－1－17、表 3－1－18。

五、抑菌效力检查原始记录

按照表3－1－19记录金莲花口服液抑菌效力检查过程。

表3－1－19　　金莲花口服液抑菌效力检查记录

样品编号				样品名称		
批号				规格		
生产厂家名称				供样单位		
检验依据	《中国药典》2020年版_____部					
试验环境	无菌室室温：_____℃　　相对湿度：_____% 无菌室洁净度是否符合标准：是 □　　否 □					
供试品	供试品_____瓶（支）					
培养基适用性检查结果				方法适用性试验结果		
存活菌数		减少的lg值				
细菌	取样时间					
	金黄色葡萄球菌					
	铜绿假单胞菌					
	大肠埃希菌					
真菌	取样时间					
	白色念珠菌					
	黑曲霉					
供试品检查结果						
检验人员/日期				复核人员/日期		

任务测评

根据表3－1－20所列任务评分标准进行测评，并做好记录。

表3－1－20　　任务评分标准

考核内容	考核标准	配分	得分
培养基适用性检查与方法适用性试验	接种操作规范标准	5	
	培养温度、时间正确	5	
	计数方法、结果正确	5	
	正确判断培养基与计数方法适用性	10	

续表

考核内容	考核标准	配分	得分
供试品接种	供试品选择正确	10	
	接种操作规范标准	5	
	移液器使用正确	5	
	供试品接种后储存条件正确	5	
存活菌数测定	时间间隔正确	5	
	无菌操作规范标准	5	
	移液器使用正确	5	
	存活菌数测定正确	10	
	计算正确	5	
结果判断	能正确判断供试品是否合格	10	
培养物处理、无菌室清洁	能正确完成培养物处理	5	
	能正确完成无菌室清洁	5	
合计		100	

【知识拓展】

抑菌效力检查在药品研发、生产、储存阶段的应用

在药品的研发阶段，无论是添加抑菌剂，还是药物本身具有抗菌活性，都应通过抑菌效力检查确认其抗菌能力。

在药品的生产阶段，药物制剂的制备过程要完全防止微生物污染是很困难的，通过加入适当的抑菌剂可以达到有效抑菌防腐的目的。抑菌效力检查可以帮助筛选和确定抑菌剂及其使用浓度。

在药品的储存阶段，抑菌剂的效力可能因储存时间、储存条件、药品包装材料等因素发生变化，抑菌效力检查可以检查成品制剂的抑菌效力在有效期内是否发生变化。

思考与练习

一、选择题

1. 下列关于抑菌效力检查原理和意义的说法中，正确的是（　　）。

A. 抑菌效力检查是用理化方法直接检测药物制剂中抑菌剂的含量是否符合标准

B. 抑菌效力检查是用微生物法，将含有抑菌剂的药物加入培养有试验菌的平皿中，通

过产生抑菌圈的大小来判断该药物的抑菌效力是否符合标准

C. 抑菌效力检查是用微生物法，将抑菌剂加入培养有试验菌的平皿中，通过产生抑菌圈的大小来判断抑菌剂的抑菌效力是否符合标准

D. 抑菌效力检查通过比较供试药物制剂在不同时间间隔中所含微生物数量的变化来判断供试药物制剂是否会对试验菌产生抑制作用

2. 下列关于抑菌效力检查法培养基适用性检查的说法中，正确的是（　　）。

A. 抑菌效力检查用培养基包括预制培养基、由脱水培养基或按处方配制的培养基，均应进行培养基的适用性检查

B. 按处方配制的培养基需要进行适用性检查，脱水培养基或者预制培养基不需要进行适用性检查

C. 使用《中国药典》2020 年版所规定的培养基不需要进行适用性检查，使用其他培养基则需要进行适用性检查

D. 是否需要进行适用性检查应该根据具体试验情况而定，若采用的培养基和计数方法能使试验菌生长良好，则不需要进行适用性检查

3. 下列关于培养基适用性检查操作的说法中，正确的是（　　）。

A. 分别接种不大于 100 cfu 的金黄色葡萄球菌、铜绿假单胞菌、大肠埃希菌的菌液至沙氏葡萄糖琼脂培养基

B. 分别接种不大于 100 cfu 的白色念珠菌、黑曲霉的菌液至胰酪大豆胨琼脂培养基

C. 各试验菌接种量为不大于 100 cfu 的菌液 10 mL

D. 每株试验菌应平行制备 2 个平板

4. 下列有关抑菌效力检查的说法中，正确的是（　　）。

A. 包装已经开启的成品制剂也可作为供试品进行抑菌效力检查

B. 抑菌效力检查试验应严格进行无菌操作，防止微生物污染，且防止污染的措施不得影响供试品中微生物的检出

C. 口服制剂和注射剂的抑菌效力检查结果判断标准是相同的

D. 根据存活菌数测定结果，计算 1 mL(g) 供试品各试验菌所加的菌数及各间隔时间的菌数，以菌落数进行结果报告

5. 下列有关抑菌效力检查的说法中，正确的是（　　）。

A. 对于供试品接种，一般应将试验菌直接接种于供试品原包装容器中进行试验，每一容器接种一种试验菌

B. 一个最小包装单位的供试品中接菌量为 10^5 ~ 10^6 cfu，接种菌液的体积不得超过供试品体积的 1%

C. 接种细菌的供试品应置于 30 ~ 35 ℃ 避光储存，接种真菌的供试品应置于 20 ~ 25 ℃ 避光储存

D. 抑菌效力检查用于测定非无菌制剂的抑菌活性，无菌制剂不含活的微生物不必进行抑菌效力检查

二、 简答题

1. 简述抑菌效力检查的原理。

2. 对乙酰氨基酚口服液是一种用于治疗小儿普通感冒或流行性感冒引起发热的常用药物，该口服液主要成分为对乙酰氨基酚，辅料为聚乙二醇、丙二醇、苯甲酸钠、香精等。请回答是否需要对该药物进行抑菌效力检查，为什么？如果需要，请简述检查方法和主要过程。

项目二

抗生素效价测定

抗生素是一类由微生物在其生命活动过程中产生的，能在低微浓度下有选择地抑制或杀灭其他微生物的化学物质，主要是细菌、放线菌和真菌等的代谢产物，可用微生物发酵法或化学合成与半合成法进行生产。抗生素是临床中常用的一类药物，根据不同的标准又可分为不同的类型。根据抗生素的化学结构和作用机制可将其分为β-内酰胺类（如青霉素、头孢菌素等）、四环素类（如多西环素等）、氨基糖苷类（如链霉素、庆大霉素、核糖霉素等）、大环内酯类（如红霉素、螺旋霉素等）和其他类（如氯霉素、林可霉素、磷霉素等）。

抗生素微生物检定法系在适宜条件下，根据量反应平行线原理设计，通过检测抗生素对微生物的抑制作用，计算抗生素活性（效价）的方法。抗生素微生物检定法包括两种方法，即管碟法和浊度法，本项目对管碟法进行介绍。测定结果经计算所得的效价，如低于估计效价的90%或高于估计效价的110%，应调整其估计效价，重新试验。除另有规定外，抗生素微生物检定法的可信限率不得大于5%。

抗生素标准品与供试品在抗生素效价测定时，均以较小的浓度参加反应，在实际操作过程中，一般是抗生素标准品与供试品用无菌缓冲液先配成浓度较高的母液，在双碟最后，再将母液快速稀释成浓度较低的溶液滴加至不锈钢小管。

任务一　庆大霉素溶液的制备

知识目标

1. 识记无菌磷酸盐缓冲液的制备流程。
2. 识记抗生素标准品及供试品溶液的制备流程。

技能目标

1. 能精确制备无菌磷酸盐缓冲液。

2. 能按标准操作规程，制备抗生素标准品与供试品溶液。

素质目标

1. 养成科学严谨、实事求是的职业素养。
2. 养成精益求精的工匠精神。

【任务引入】

抗生素标准品的效价单位是明确标明的。配制标准品溶液时称量的标准品数量无法预先确定，如何根据标准品的称量数量计算出缓冲液的用量，配制出准确浓度的抗生素标准品溶液？

某制药企业生产了一批硫酸庆大霉素片，为了知道这批硫酸庆大霉素片的抗菌效力，需要进行效价测定。用什么方法测定硫酸庆大霉素片的效价？效价测定对环境、操作员有什么要求？

任务分析

本任务以庆大霉素标准品与供试品母液的配制为例，介绍抗生素效价测定缓冲液、供试品溶液和标准品溶液的配制，工作内容及要求见表 3－2－1。

表 3－2－1　工作内容及要求

工作内容	工作要求	关键点
缓冲液的配制	正确选择缓冲液、配制正确	计算、称量、分装、灭菌
供试品溶液的配制	称量准确、稀释操作准确	称量、溶解、定容、稀释
标准品溶液的制备	方法正确、完成制备	称量、溶解、定容、稀释

相关知识

一、缓冲液的配制

缓冲液的配制流程：计算用量→称量→溶解→分装→灭菌。

庆大霉素标准品所需缓冲液是 pH 值为 7.8 的无菌磷酸盐缓冲液，其成分与配制方法如下：取磷酸氢二钾 5.59 g 与磷酸二氢钾 0.41 g，加水使成 1 000 mL，滤过，在 115 ℃灭菌 30 min。

二、供试品溶液的配制

供试品溶液的配制流程：称量→溶解→定容→稀释。

取硫酸庆大霉素片 10 片，用分析天平对其进行精密称定，求得平均片重。根据药品的标示量计算相当于庆大霉素 0.1 g 的药品的质量，1 mg 庆大霉素相当于 1 000 个庆大霉素单位。将药品研细后按以上计算值的 90% ~110% 范围称取药品粉末，倒入无菌小烧杯中，先加少量灭菌缓冲液溶解后转移至 100 mL 无菌容量瓶中。

用少量灭菌缓冲液洗涤烧杯 2 ~3 次，并将洗液转移至 100 mL 的无菌容量瓶中，再加灭菌缓冲液到容量瓶的刻度，摇匀，即得 1 mL 中约含 1 000 个单位的悬液，静置，备用。

三、标准品溶液的配制

标准品溶液的配制应与供试品的配制过程同步进行，且方法相同。

标准品应放于干燥器内至少 30 min 后方可称取。最好一次完成取样称量，动作迅速，不能反复称取。取样后立即将称量瓶瓶盖盖好，以免标准品吸水。标准品的称量最好用 1/100 000 g 的分析天平，供试品称量要用不得低于1/10 000 g的分析天平。天平中的干燥剂应注意经常更换。称量结束后，加入超声波处理并灭菌后的磷酸盐缓冲液，定容至容量瓶标示刻度，过滤并稀释。应采用容量瓶稀释，每一步稀释取样量不得少于 2 mL。用刻度吸管吸取溶液前，要用待稀释液冲洗吸管 2 ~3 次。吸取溶液后，要用滤纸把刻度吸管外壁多余液体擦去，再从起始刻度开始放溶液。把稀释后的抗生素溶液分装至干燥的灭菌小烧杯待用。在称量抗生素样品过程中，操作者的工作服上有可能沾染抗生素粉末，在配培养基、加底层培养基、加菌层培养基或滴加抗生素溶液时，这些粉末可能随衣袖抖动而落入培养基，造成破圈或者无抑菌圈。所以配制抗生素溶液应单独使用一套工作服。

任务实施

庆大霉素溶液的制备

一、制订工作计划

根据任务要求，制订合理的工作进度计划，并根据小组成员的特点进行分工，完成表 3 -2 -2。

表 3 -2 -2　分工计划

工作内容	完成时间	成员	负责人
缓冲液的配制			
供试品溶液的配制			
标准品溶液的制备			

二、试验前准备

按表 3 -2 -3 进行试验前准备。

表 3-2-3　试验前准备

设备、器材、试剂	规格	数量	用途
高压蒸汽灭菌器			灭菌
电子天平、无菌药匙			称量试剂
无菌烧杯、无菌玻璃棒、无菌研钵、无菌容量瓶、无菌刻度吸管			溶解、稀释溶液
无菌具塞锥形瓶			分装溶液
磷酸氢二钾、磷酸二氢钾、蒸馏水			配制缓冲液
硫酸庆大霉素片、庆大霉素标准品、无菌水			配制供试品、标准品
无菌室、超净工作台、酒精灯、75% 乙醇			操作场所
冰箱			保藏溶液
补充 1：			
补充 2：			

三、试验操作

按照表 3-2-4 记录无菌磷酸盐缓冲液（pH7.8）的制备过程。

表 3-2-4　无菌磷酸盐缓冲液（pH7.8）制备操作记录

步骤	操作内容
选器具	高压蒸汽灭菌器、电子天平、1 000 mL 烧杯、100 mL 烧杯、玻璃棒、药匙、具塞锥形瓶
取试剂	取磷酸氢二钾一瓶、磷酸二氢钾一瓶、蒸馏水
称量	电子天平称量磷酸氢二钾______g 与磷酸二氢钾______g，置于小烧杯中
溶解	加水溶解，转移至大烧杯中，润洗______遍，加水使至______mL
分装	将上述配制好的缓冲液分装至______只______中，加塞，包扎
灭菌	将包扎好的缓冲液放入高压蒸汽灭菌器中，______℃灭菌______min
保藏	取出灭菌好的缓冲液，放至于______保藏待用

按照表 2-3-5 记录供试品与标准品溶液的配制过程。

表 3-2-5　供试品与标准品溶液配制操作记录

步骤	操作内容
选器具	电子天平、100 mL 无菌烧杯、无菌玻璃棒、无菌研钵、100 mL 无菌容量瓶、无菌刻度吸管、无菌药匙
选药品	硫酸庆大霉素片、庆大霉素标准品、无菌缓冲液
称量	取______片硫酸庆大霉素片，称量每片的质量，计算平均片重为______ 将______片药片放入无菌研钵中进行研磨，研细称取______g 药粉于______mL 无菌烧杯中；称取______g 庆大霉素标准品于______mL 无菌烧杯中
缓冲液用量的计算	硫酸庆大霉素片每毫克的单位为______U，根据称取的供试品与标准品的量，缓冲液应为______mL

续表

步骤	操作内容
初溶液导入容量瓶	用无菌刻度吸管取无菌缓冲液至烧杯中，用无菌玻璃棒搅拌使药粉溶解，引流转移至______mL 容量瓶中
洗烧杯合并洗液	用无菌缓冲液润洗烧杯______次，将润洗液转移至容量瓶中与初溶液合并
定容	用无菌缓冲液将溶液定容至容量瓶标示刻度
保藏	将配置好的母液放于______备用

【操作提示】

(1) 试验前准备好所需试剂、器皿和设备。

(2) 庆大霉素溶液的制备须在无菌室内进行。

(3) 配制供试品溶液及标准品溶液时，烧杯需用无菌缓冲液润洗 3 次。

(4) 灭菌好的缓冲液，如不使用，需放至冰箱保藏待用。

任务测评

根据表 3－2－6 所列任务评分标准进行测评，并做好记录。

表 3－2－6　　任务评分标准

考核内容	考核标准	配分	得分
无菌磷酸盐缓冲液的制备	正确计算并称量试剂	10	
	正确配制缓冲液	10	
	能完成缓冲液的灭菌操作	5	
	正确保藏无菌缓冲液	5	
供试品溶液的配制	正确计算并称量药品	10	
	正确操作药品的溶解与定容	10	
	正确保藏供试品母液	5	
标准品溶液的制备	正确计算并称量标准品	10	
	正确操作标准品的溶解与定容	10	
	正确保藏标准品母液	5	
清场	能正确完成清场	10	
	能正确完成无菌室的清洁	10	
合计		100	

【知识拓展】

抗生素效价

效价是指抗生素有效成分的含量，由抗生素的供试品和标准品在同一条件下的抗菌活性的比值得出。

一、抗生素标准品

抗生素的标准品是与供试品同质、纯度较高、用来测定抗生素效价的样品。抗生素标准品包括国际标准品和国家标准品。抗生素的国际标准品由世界卫生组织邀请有条件的国家检测机构或药厂协作标定后，由生物检定专家委员会最后通过决定。国际标准品供各国检定国家标准品时使用，不用于常规检验。

国家标准品由各国指定的机构选定一批性质完全相同的药品与国际标准品进行比较，定出它的效价，统一向全国的检定、科研、教育、生产单位分发，用于检定产品效价。

我国的抗生素标准品由中国食品药品检定研究院标定效价。《中国药典》2020 年版规定需进行抗生素微生物检定的品种都有对应的标准品（S）。标准品都有标示效价，以效价单位（u）表示，其含义和相应的国际标准品的效价单位一致。

二、抗生素供试品

抗生素供试品（T 或 U）是供检定其效价的抗生素样品，它的活性组分应与标准品基本相同。供试品的效价表示为 A_T 或 A_U，其中 T 或 U 为检定前的标示含量或对其效价的估计值，即 A_T、A_U 是供试品的标示量或估计效价。

P_T 或 P_U 是经过检定测得的供试品的效价含量，以 U/mg、U/mL 等表示，称测得效价。R 是标准品与供试品等反应剂量（d_S、d_T）的比值，称等反应剂量比值。$R = d_S/d_T$。$P_T = R \cdot A_T$。

三、抗生素效价单位

单位是衡量抗生素有效成分的尺度，是效价的表示方法。

抗生素的效价单位根据其各自形成和发展的实际情况有不完全相同的含义。一般可分为 4 种表示方法。

1. 质量单位

以抗生素的生物活性部分（不包括无活性的酸根部分）的质量作为效价单位，1 μg = 1 U，1 mg = 1 000 U。如硫酸链霉素、乳糖酸红霉素等。用这种方法表示不同酸根的同一抗生素的效价单位时，虽然抗生素称重不同，但只要单位一样，表示其有效部分的质量是一样的。

例如，硫酸链霉素抗菌活性是以链霉素效价单位表示的，其链霉素的效价单位是以具活性成分链霉素碱的“活性”质量表示的，即 1 链霉素效价单位 = 1 微克链霉素碱，这里是“活性微克”，而不是“质量微克”。

2. 类似质量单位

以纯粹抗生素盐类的质量（包括无生物活性的酸根部分）作为效价单位。1 μg = 1 U，1 mg = 1 000 U。庆大霉素、新霉素等抗生素以此种方式表示效价单位。这是根据国际使用习惯而来的，如 1 mg 新霉素作 1 000 U 计。

3. 质量折算单位

以特定的纯粹抗生素盐的某一质量作为效价单位加以折算。例如，青霉素的单位，最初是指定在 50 mL 肉汤培养基内能够完全抑制金黄色葡萄球菌生长的青霉素的最小量为 1 U，后来制得纯品，这一量相当于青霉素钠 0.598 8 μg，因而国际上一致认定 0.598 8 μg 为 1 U，则 1 mg 青霉素钠 =1 670 U。

4. 特定单位

经国家有关机构认可，以特定的抗生素样品的某一质量作为效价单位。例如，特定的一批杆菌肽称重 0.018 mg 为 1 U，即 1 mg =55 U；又如制霉菌素，第一批标准品 1 mg =3 000 U。

思考与练习

一、 选择题

1. 抗生素效价表示单位不包括（　　）。

A. 质量单位　　B. 特定单位

C. 重量单位　　D. 类似质量单位

2. 《中国药典》2020 年版规定抗生素微生物检定法包括（　　）。

A. 管碟法　　B. 平皿法

C. 浊度法　　D. 稀释法

3. 下列说法不正确的是（　　）。

A. 标准品系指用于生物检定、抗生素或生化药品中含量或效价测定的标准物质

B. 抗生素国际标准品由各国指定检定机构或药厂协作标定后决定

C. 凡是国际上已制备的国际标准品的品种，在制备国家标准品时，均与国际标准品比较而定出效价

D. 抗生素溶液的配制应通过无菌操作完成

4. 根据抗生素的特性，其含量测定方法为（　　）。

A. 物理法　　B. 化学法

C. 微生物检定法　　D. 物理化学法

5. 用于生物检定、抗生素或生化药品中含量或效价测定的标准物质，称为（　　）。

A. 对照品　　B. 标准品

C. 样品　　D. 干燥品

二、 简答题

1. 请确定土霉素缓冲液的组成，写出缓冲液的配制步骤。

2. 写出土霉素供试品母液的配制过程。

任务二　双碟的制备与加药培养

知识目标

1. 能识记双碟、不锈钢小管的检测与清洗要求。
2. 能识记双碟的制备流程及滴加抗生素稀释液的操作流程。

技能目标

1. 能正确检测与清洗双碟、不锈钢小管。
2. 能正确制备双碟及滴加抗生素稀释液。

素质目标

1. 养成精益求精的工匠精神。
2. 提高无菌操作意识。

【任务引入】

根据试验设计的不同，抗生素微生物检定法中的管碟法分为二剂量法和三剂量法。其中，二剂量法测定抗生素效价的流程包括哪几步呢？制备双碟时，不同的抗生素使用的试验菌及其培养基又是如何确定的呢？

某制药企业生产了一批硫酸庆大霉素片，为确定这批硫酸庆大霉素片的抗菌效力，需要进行效价测定。在上一任务中已制备好无菌磷酸盐缓冲液和庆大霉素溶液，现在需要制备双碟，并按要求滴加标准品和供试品至不锈钢小管内，再放至恒温培养箱中进行培养。

任务分析

根据庆大霉素质量标准项下规定的检测方法，本任务参照《中国药典》2020 年版四部通则中抗生素微生物检定试验设计表，选择庆大霉素对应的试验菌与培养基配方，进行双碟与不锈钢小管的检测与清洗、培养基的制备与保藏、试验菌的培养及菌悬液的配制、双碟的制备、不锈钢小管的放置等试验，具体工作内容及要求见表 3－2－7。

表 3-2-7　工作内容及要求

工作内容	工作要求	关键点
双碟、不锈钢小管的检测与清洗	正确检测并清洗双碟、不锈钢小管	检测与清洁的标准
无菌培养基的制备	正确选择培养基配方，配制正确	计算、称量、调节 pH 值、分装、灭菌
含菌培养基的配制	正确接种、制备菌悬液	接种、菌悬液的稀释
双碟的制备	方法正确、完成制备	加底层、加菌层、加不锈钢小管
加药培养	正确滴加抗生素、培养	滴加抗生素

相关知识

一、双碟、不锈钢小管的检测与清洗

1. 双碟水平的检测

试验应该选择直径为 90 mm 且底面平整的玻璃双碟，以免底面的凹凸影响琼脂层的厚度。可将双碟放置在水平台上，下垫一层白纸，加入 3 mL 水，再滴加蓝墨水，根据蓝色是否深浅一致来判断双碟底面是否平整。

2. 不锈钢小管的检测

须检查不锈钢小管（见图 3-2-1）的大小差异是否符合相关要求。用游标卡尺测量不锈钢小管的高度、内径和外径，要求其内径为 6.0 mm ± 0.1 mm，高度为 10.0 mm ± 0.1 mm，外径为 7.8 mm ± 0.1 mm，这样才能使得不锈钢小管在培养基中下陷相同的深度，同时使抗生素溶液扩散均匀。如果不锈钢小管两端不平，应予剔除，否则会使抗生素溶液漏出，破坏均匀扩散现象。

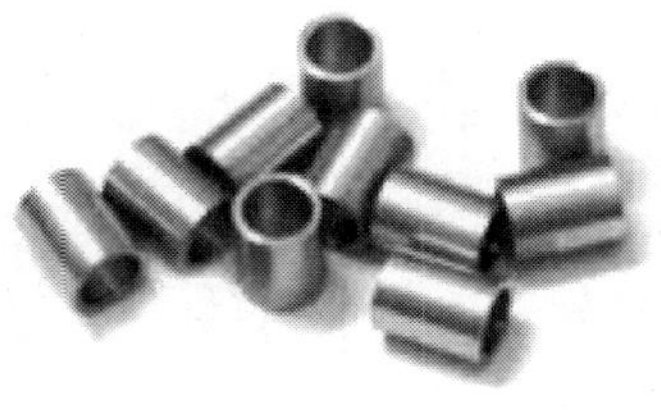

图 3-2-1　不锈钢小管

3. 双碟与不锈钢小管的清洗

抗生素试验中，玻璃双碟、不锈钢小管往往会连续使用。如果清洗不彻底，容易残留上次试验中的抗生素或者清洗用的杀菌剂（如新洁尔灭、洗洁精、去污粉等），以至于在下次试验中出现抑菌圈不正常的现象。因此，在清洗时要尤为注意，多用流水冲洗，160 ℃干热灭菌 2 h 后备用。

二、无菌培养基的配制

无菌培养基的配制流程：计算用量→称量→溶解→调节 pH 值→分装→灭菌。

庆大霉素微生物检定所用培养基为 pH 值为 7.8～8.0 的 Ⅰ 号培养基，其配制方法如下：混合胨（5 g）、牛肉浸出粉（3 g）、磷酸氢二钾（3 g）、水（1 000 mL），调节 pH 值使比最终的 pH 值略高 0.2～0.4，加入琼脂（15～20 g），加热溶化后过滤，调节 pH 值使灭菌后为 7.8～8.0，在 115 ℃灭菌 30 min。

实际配制操作如下：先按试验要求计算出培养基的用量，根据配方换算各成分的用量后用电子天平称量备用。根据配制要求，将除琼脂以外的成分放入一不锈钢锅内，记下水位，在电磁炉上加热溶解，用精密 pH 试纸、1 mol/L NaOH 和 1 mol/L HCl 调节 pH 值到 8.2 ~ 8.4，再加入已称量好的琼脂条或琼脂粉，加热溶化后补足水量，滤过，调节 pH 值到 8.0 ~ 8.2（由于经过高压灭菌，培养基的 pH 值会下降 0.2 左右，故调节时要使之比最终 pH 值略高），分装，高压灭菌后备用。

三、含菌培养基的制备

庆大霉素微生物检定对应的试验菌为短小芽孢杆菌，其菌悬液制备方法如下：取短小芽孢杆菌的营养琼脂斜面培养物，接种于盛有营养琼脂培养基的培养瓶中，在 35 ~ 37 ℃培养 7 天，用革兰染色法涂片镜检，应有芽孢 85% 以上。用灭菌水将芽孢洗下，在 65 ℃加热 30 min，摇匀，备用。

另取无菌培养基适量加热熔化，放冷至 48 ~ 50 ℃（芽孢可至 60 ℃），加入菌悬液适量（能得清晰的抑菌圈为度），摇匀，保温备用。

四、双碟的制备

1. 加底层

在双碟中分别注入加热熔化的无菌培养基 20 mL，使在碟底内均匀摊布，放置水平台上使凝固，作为底层。

无菌室工作台面可能因为使用时间已久，变得凹凸不平或者倾斜，影响培养基菌层的厚度均匀性。菌层越薄，形成的抑菌圈越大，会给试验造成很大的误差。可以在桌面上放置一块足够大的玻璃平板，保证双碟放置区域的平整。

试验中加注的培养基如果温度太低，易在内部结块，或者加注到双碟之后不能及时铺开，使得培养基表面为非水平面，给试验带来误差。加注 60 ~ 80 ℃的培养基底层之后，不应立即给双碟加盖。因为温度过高的培养基会形成大量的水蒸气，在双碟盖上凝集并滴落在已经凝固的底层培养基上，给培养基菌层的加注带来影响。

2. 加菌层

在底层已经凝固的双碟中分别加入 5 mL 含菌培养基，摇匀，使在底层均匀摊布，作为菌层。放置水平台上冷却后，备用。

制备含菌培养基时，培养基温度过高或者受热时间太长都会导致试验菌死亡。当菌种为非芽孢杆菌时，现象尤为明显，甚至会导致无菌生长。因此，培养基应放在 50 ℃水浴中保温。当试验菌菌悬液混匀后，应尽快加注到底层培养基上。在试验时，如果从大瓶内用刻度吸管吸取含菌培养基，吸管中培养基量少极易冷却，加在底层培养基上就不易均匀摊布，导致菌层厚度不均，影响抑菌圈的直径。因此可以事先把配制好的培养基分装在具塞试管内，每管 5 mL，湿热灭菌后放在 50 ℃水浴锅内保温。试验中，再分别加入菌悬液，混匀后继续保温 5 min 使培养基温度回升，然后直接倒在底层培养基上，转动双碟使培养基均匀摊布。

3. 加不锈钢小管

在上述每一双碟中用镊子或钢管放置器等距离均匀放置不锈钢小管 4 个，如图 3－2－2 所示，加盖备用。

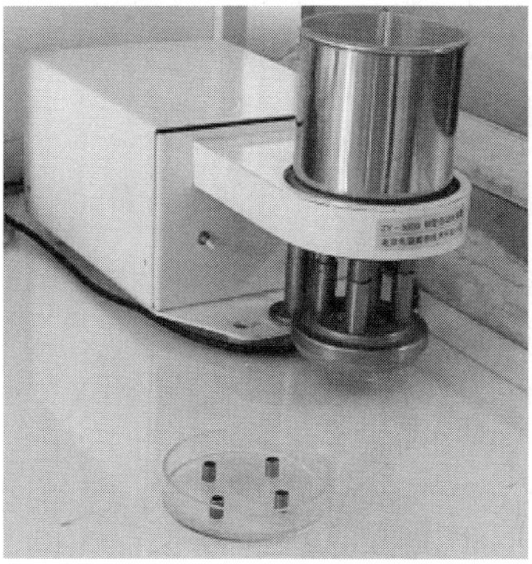

图 3－2－2　钢管放置器

放置不锈钢小管时，注意管与管之间不能太靠近，否则会导致相邻两管之间的抗生素浓度增大，相互影响，形成卵圆形或椭圆形抑菌圈。管与双碟边缘同样不能太靠近，因为液面浸润作用，边缘的培养基为非平面，会影响抑菌圈的形状。试验前，可在双碟的底上用尺测量，做好标记，试验中按照双碟底面标记位置来放置不锈钢小管，避免放置位置不恰当产生的问题。放置不锈钢小管时，要小心地从同一高度将其垂直放在含菌培养基上，不得下陷，不得倾斜，不能用悬空往下掉的方法。放置后，不能随意移动，要静置 5 min，使之在培养基内稍沉降稳定后，再开始滴加抗生素溶液。

五、抗生素溶液滴加及双碟培养

1. 稀释抗生素标准品与供试品溶液

庆大霉素溶液浓度要求在 2 ~ 12 U/mL，且使用的稀释剂是 pH 值为 7.8 的无菌磷酸盐缓冲液。标准品与供试品应稀释为高、低 2 个浓度，高、低浓度的剂距（*r*）为 2∶1 或 4∶1。具体配制步骤见本项目任务一。

2. 滴加抗生素溶液

取照上述方法制备的双碟不少于 4 个，在每一双碟对角的 2 个不锈钢小管中分别滴加高浓度及低浓度的标准品溶液，其余 2 个小管中分别滴加高低两种浓度的供试品溶液，按照高浓度标准品（SH）→高浓度供试品（TH）→低浓度标准品（SL）→低浓度供试品（TL）的顺序进行，如图 3－2－3 所示。滴加之前，滴管要用被滴液体冲洗至少 3 次。在滴加抗生素到不锈钢小管的时候，由于毛细管内抗生素溶液往往会有气泡或者毛细管开口端有液体残留，继续滴加容易造成气泡膨胀破裂，使溶液溅落在培养基表面造成破圈。因此一旦毛细管中出现气泡或者开口端有液体残留，应重新吸取抗生素溶液进行滴加，毛细管口应避免太细，滴加时与不锈钢小管管口距离不要太大。滴加过程中若有溶液溅出，可用无菌滤纸片轻轻吸去，不致造成破圈。在滴加中，还有可能出现抗生素溶液滴入不锈钢小管后，没有与培养基菌层接触，而是有一段空气被压在溶液与培养基之间的情况，这样无法产生抑菌圈。此时可以小心地用滴管吸出不锈钢小管内的抗生素溶液，弃去，换滴管重新滴加。滴加抗生素溶液后，液面应该与不锈钢小管管口齐平，液面反光呈黑色（抗生素液体加入量不能按滴计算，即使同一滴管，每滴的量也有差异）。如果抗生素溶液滴加过满，可以用无菌滤纸片小心吸去多余部分。

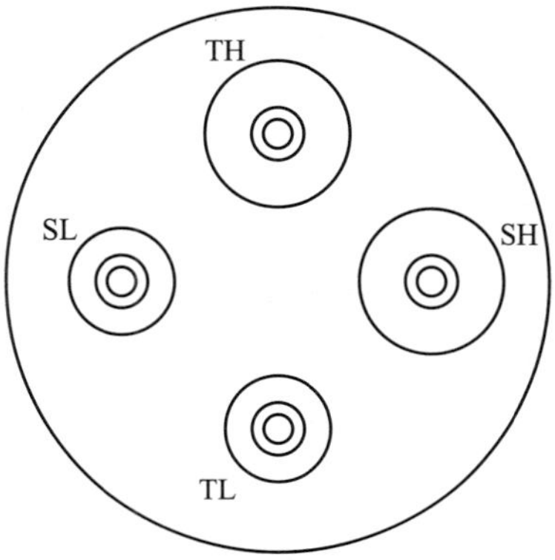

图 3－2－3　抗生素溶液加样示意

3. 培养

各个双碟加盖后，在 35～37 ℃的恒温培养箱中培养 14～16 h。滴加了抗生素溶液后的双碟忌振动，要轻拿轻放。双碟应在规定的温度下培养规定的时间。时间太短会造成抑菌圈模糊，太长则会使试验菌对抗生素的敏感性下降，在抑菌圈边缘的菌继续生长，使得抑菌圈变小。在培养过程中，如果温度不均匀（过于接近热源），同一双碟上细菌生长速率将不等，使抑菌圈变小或者不圆。所以把双碟放入培养箱时，要与箱壁保持一定的距离，双碟叠放数量也不能超过 3 个。培养过程中，箱门不得随意开启，以免影响温度。应注意观察温度，防止意外过冷或过热。

任务实施

双碟的制备与加药培养

一、制订工作计划

根据任务要求，制订合理的工作进度计划，并根据小组成员的特点进行分工，完成表 3－2－8。

表 3－2－8　　分工计划

工作内容	完成时间	成员	负责人
双碟、不锈钢小管的检测与清洗			

续表

工作内容	完成时间	成员	负责人
无菌培养基的制备与保藏			
含菌培养基的制备			
双碟的制备			
抗生素溶液滴加及双碟培养			

二、试验前准备

按照表 3 –2 –9 进行试验前准备。

表 3 –2 –9　　试验前准备

设备、器材、试剂	规格	数量	用途
培养皿、陶瓦盖			制备双碟
高压蒸汽灭菌器			培养基的灭菌
恒温水浴锅、恒温培养箱			培养基的保温、培养
干燥箱			双碟、不锈钢小管的灭菌
培养基各成分			配制培养基
电子天平			称量试剂
不锈钢小管、滴定管、烧杯、容量瓶、镊子或钢管放置器			试验使用
补充 1：			
补充 2：			

三、试验操作

按照表 3 –2 –10 记录双碟、不锈钢小管的检测与清洗过程。

表 3 –2 –10　　双碟、不锈钢小管的检测与清洗操作记录

步骤	操作内容
双碟检测	选择直径为______mm 且底面平整的玻璃双碟，将双碟放置在______上，下垫一层______纸，加入 3 mL 水，再滴加蓝墨水，根据蓝色是否______来判断双碟底面平整程度
双碟清洗	用______冲洗
不锈钢小管检测	用______测量其高度、内径和外径，要求内径为______mm ± ______mm，高为______mm ± ______mm，外径为______mm ± ______mm。如果不锈钢小管两端不够平，应予剔除
不锈钢小管清洗	用______冲洗
双碟、不锈钢小管灭菌	将双碟、不锈钢小管放至于干燥箱中，______℃干热灭菌______h 后备用

按照表3-2-11记录无菌培养基的制备与保藏过程。

表3-2-11　　无菌培养基的制备与保藏操作记录

步骤	操作内容
器具准备	电子天平、烧杯、电磁炉、锅、高压蒸汽灭菌器、锥形瓶、pH试纸
药品准备	胨、牛肉浸出粉、磷酸氢二钾、琼脂、水、1 mol/L NaOH、1 mol/L HCl
称量药品	本任务需要配制200 mL培养基Ⅰ。应用电子天平称量胨______g，琼脂______g，牛肉浸出粉______g，磷酸氢二钾______g，水______mL
溶解、调节pH值	除琼脂外，混合上述成分，放于电磁炉上稍加热溶解，取出，用________或________，调节________值至________
加琼脂	加入琼脂，加热溶化后滤过
分装	将配制好的培养基分装至______mL ________中，加塞，包扎
灭菌	将培养基放置于高压蒸汽灭菌锅中，______℃灭菌______min

按照表3-2-12记录含菌培养基的制备过程。

表3-2-12　　含菌培养基的制备操作记录

步骤	操作内容
培养准备	短小芽孢杆菌、试管、接种环、无菌营养琼脂培养基、培养箱、恒温水浴锅
接种培养	取短小芽孢杆菌的营养琼脂斜面培养物，接种于盛有______的培养瓶中，在______℃培养______天，用______染色法涂片镜检，应有芽孢______%以上
制备菌悬液	用______将芽孢洗下，在______℃加热______min
制备含菌培养基	将适量菌悬液加入放冷至______℃的无菌培养基，摇匀
含菌培养基的保存	将含菌培养基保存于______℃恒温水浴锅中备用

按照表3-2-13记录双碟的制备过程。

表3-2-13　　双碟的制备操作记录

步骤	操作内容
调整实验桌水平	用______保证双碟放置区域的水平
加底层	在双碟中分别注入加热熔化的无菌培养基______mL，使其在碟底内均匀摊布，放置水平台上使凝固，作为______
加菌层	在每一已加入底层的双碟中分别加入______mL ________，使其在底层上均匀摊布，作为______。放置水平台上冷却后，备用
放不锈钢小管	用镊子放置不锈钢小管______个，加盖备用

按照表3-2-14记录抗生素溶液滴加及双碟培养过程。

表 3－2－14　　抗生素溶液滴加及双碟培养操作记录

步骤	操作内容
准备器具	无菌移液管、无菌 50 mL 小烧杯、无菌滴管、无菌容量瓶、培养箱、干燥器、抗生素标准品与供试品母液、无菌磷酸盐缓冲液
抗生素溶液稀释	取 1 000 U/mL 的庆大霉素标准品溶液______mL 于 100 mL 无菌容量瓶中，用缓冲液定容至刻度，混匀得到 100 U/mL 溶液。取 100 U/mL 的标准品溶液______mL 于 50 mL 无菌容量瓶中，用缓冲液定容至刻度，得到浓度为______U/mL 的标准品溶液（SH）；取 SH 溶液______mL 于 50 mL 无菌容量瓶中，用缓冲液定容至刻度，得到浓度为______U/mL 的标准品溶液（SL）。供试品同标准品，同样得到______U/mL（TH）、______U/mL（TL）的供试品溶液
倒稀释液	将上述高低浓度稀释液分别转移适量至 50 mL 的无菌小烧杯中并做好标记，转移前应润洗烧杯与毛细滴管 3 次
双碟加药	在每一双碟中对角的______个不锈钢小管中分别滴加____________的标准品溶液，其余______个不锈钢小管中分别滴加相应的高低两种浓度的______溶液，滴加抗生素溶液的顺序为__________
培养	各个双碟加盖后放于______℃的恒温培养箱中培养______h

【操作提示】

测定用的双碟含有活的微生物及抗生素溶液，直接丢弃会污染环境，必须处理后才能丢弃。

任务测评

按照表 3－2－15 所列任务评分标准进行测评，并做好记录。

表 3－2－15　　任务评分标准

考核内容	考核标准	配分	得分
双碟、不锈钢小管的检测与清洗	能正确检测双碟与不锈钢小管	10	
	能正确清洗双碟与不锈钢小管	10	
无菌培养基的制备与保藏	能正确配制培养基	5	
	能正确进行培养基的灭菌	5	
含菌培养基的制备	能正确进行接种与培养	5	
	能正确制备菌悬液及含菌培养基	10	
双碟的制备	能正确制备双碟	10	
	能正确放置不锈钢小管	10	
抗生素溶液滴加及双碟培养	能正确滴加抗生素溶液	10	
	能按要求进行培养	5	
清场	能按要求处理培养物	10	
	能按要求对无菌室进行清洁	10	
合计		100	

【知识拓展】

一、管碟法

1. 定义

管碟法系利用抗生素在琼脂培养基内的扩散作用，比较标准品与供试品两者对接种的试验菌产生抑菌圈的大小，以测定供试品效价的一种方法，多用于抗生素药物的含量（效价）测定。

2. 分类

管碟法根据试验设计的不同，分为二剂量法和三剂量法。

二剂量法：取制备好的双碟不得少于4个，在每一双碟中对角的2个不锈钢小管中分别滴装高浓度及低浓度的标准品溶液，其余2个小管中分别滴装相应的高低两种浓度的供试品溶液；高、低浓度的剂距为2∶1或4∶1。在规定条件下培养后，测量各个抑菌圈直径（或面积），照生物检定统计法（《中国药典》2020年版通则1431）中的（2.2）法进行可靠性测验及效价计算。

三剂量法：取制备好的双碟不得少于6个，在每一双碟中间隔的3个不锈钢小管中分别滴装高浓度（S_3）、中浓度（S_2）及低浓度（S_1）的标准品溶液，其余3个小管中分别滴装相应的高、中、低3种浓度的供试品溶液；高、低浓度的剂距为1∶0.8。在规定条件下培养后，测量各个抑菌圈直径（或面积），照生物检定统计法（《中国药典》2020年版通则1431）中的（3.3）法进行可靠性测验及效价计算。

二、抑菌圈的形成

将不锈钢小管放置在含敏感试验菌的琼脂培养基上，将抗生素溶液滴入不锈钢小管中，抗生素分子随溶剂向培养基内呈球面状扩散。同时将培养基置入适宜试验菌生长的培养箱中，琼脂培养基中的试验菌开始生长。抗生素分子在琼脂培养基中的浓度随与不锈钢小管距离的增大而降低，一段时间后，在不锈钢小管周围形成一个能有效抑制试验菌生长的范围，即抑菌圈。图3-2-4所示是管碟法中二剂量法形成的抑菌圈形态。在一定抗生素浓度范围内，随不锈钢小管中加入抗生素的浓度增加，抑菌圈增大，并呈一定的线性关系。

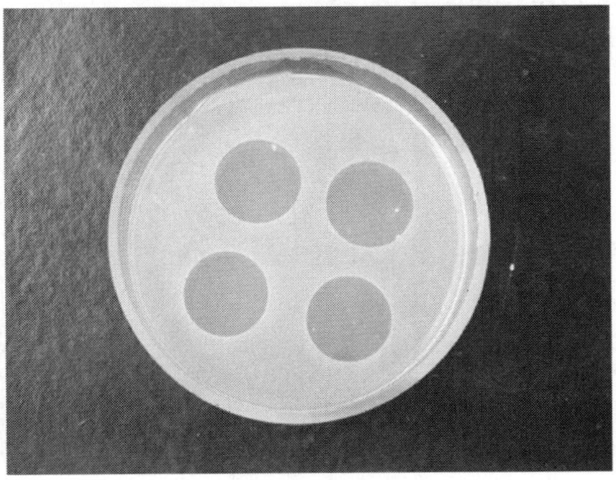

图3-2-4　二剂量法形成的抑菌圈形态

1. 抑菌圈形状的影响因素及控制

在试验过程中，抑菌圈出现破裂或呈卵圆形、椭圆形等不正常形状时，可以从以下几个方面进行分析和调整。

（1）不锈钢小管两端面不够平，使抗生素漏出，破坏了均匀扩散现象。双碟底面不平或制备琼脂培养基平板时工作台倾斜，可能造成培养基厚度不均匀。因此，应尽量选择同一批次的不锈钢小管，两端面不同的切勿混用；挑选底平的双碟，调整工作台的水平。

（2）玻璃双碟、不锈钢小管、钢管放置器等被抗生素污染，可能使抑菌圈破裂，有时甚至使试验菌被抑制。因此，试验器材都要严格清洗并灭菌后再使用，在整个试验中要严格防止抗生素污染。

（3）在制备含菌培养基时，培养基温度过高或受热时间过长，可能造成试验菌部分或全部被杀死，使抑菌圈破裂甚至无菌。控制方法是根据菌种要求，使培养基均匀降温，待温度达到平衡后，再加入试验菌菌悬液。

（4）在滴加抗生素溶液至不锈钢小管内时，要防止滴在不锈钢小管外，且控制滴加的量基本相同，不能溢出。

（5）双碟中不锈钢小管间隔距离太小而抑菌圈较大时，会形成互相影响的卵圆形或椭圆形的抑菌圈。调整抑菌圈的直径可解决此问题，如增加含菌培养基内的试验菌量，降低抗生素溶液的浓度等。

（6）双碟培养过程中，温度不均匀会导致双碟上试验菌生长速度不一致，影响抗生素在琼脂培养基内的扩散系数，造成抑菌圈太小或不圆。因此，双碟不宜摆放过于密集，保证受热均匀。

2. 抑菌圈边缘清晰度的影响因素及控制

（1）抗生素对试验菌抑菌作用或杀菌作用的强弱影响抑菌圈边缘清晰度，因此应通过预试验找到合适的浓度。另外，标准品和供试品溶液的配制应平行操作。

（2）培养基的质量、pH 值、盐浓度以及缓冲液的 pH 值、盐浓度的调节均可用于控制抑菌圈的大小与清晰度。应严格按照要求选择缓冲液和培养基的种类。培养基配方中的任意一种组分更换批次或品牌，都需要进行预试验。

（3）试验菌菌龄老化或被污染后常使抑菌圈模糊，图 3－2－5 所示即为菌种被污染后的现象。菌悬液一般用经过纯化的菌种转种后培养 18～20 h 的培养物制备，芽孢悬液宜新鲜配制。含菌培养基内试验菌的菌量过少时，抑菌圈边缘模糊不清，过多时抑菌圈太小且影响试验的灵敏度，因此试验菌浓度应控制在规定范围内。

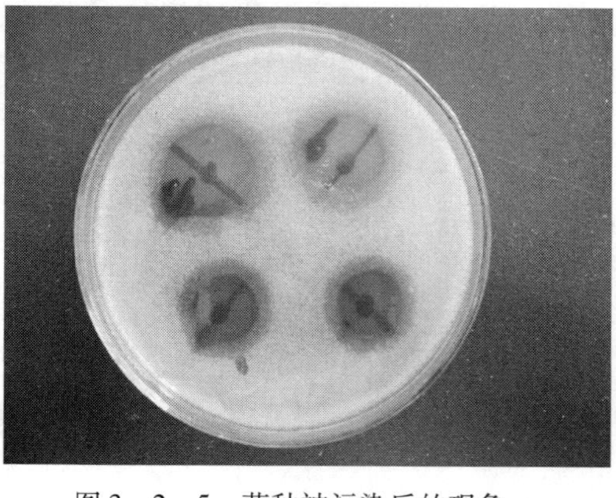

图 3－2－5　菌种被污染后的现象

（4）双碟的培养时间不足或过长会造成抑菌圈边缘模糊或不整齐，因此培养时间应严格控制在规定时间内。

三、试验设计

根据不同药品质量标准项下规定的检测方法，参照《中国药典》2020年版附录中规定的试验条件进行设计，见表3－2－16。

表3－2－16　　抗生素微生物检定试验设计表

抗生素类别	试验菌	培养基		灭菌缓冲液pH值	抗生素浓度范围/mL	培养条件	
		编号	pH值			温度/℃	时间/h
链霉素	枯草芽孢杆菌	Ⅰ	7.8~8.0	7.8	0.6~1.6	35~37	14~16
卡那霉素	枯草芽孢杆菌	Ⅰ	7.8~8.0	7.8	0.9~4.5	35~37	14~16
阿米卡星	枯草芽孢杆菌	Ⅰ	7.8~8.0	7.8	0.9~4.5	35~37	14~16
巴龙霉素	枯草芽孢杆菌	Ⅰ	7.8~8.0	7.8	0.9~4.5	35~37	14~16
核糖霉素	枯草芽孢杆菌	Ⅰ	7.8~8.0	7.8	2.0~12.0	35~37	14~16
卷曲霉素	枯草芽孢杆菌	Ⅰ	7.8~8.0	7.8	10.0~40.0	35~37	14~16
磺苄西林	枯草芽孢杆菌	Ⅰ	6.5~6.6	6.0	5.0~10.0	35~37	14~16
去甲万古霉素	枯草芽孢杆菌	Ⅷ	6.0	6.0	9.0~43.7	35~37	14~16
庆大霉素	短小芽孢杆菌	Ⅰ	7.8~8.0	7.8	2.0~12.0	35~37	14~16
红霉素	短小芽孢杆菌	Ⅰ	7.8~8.0	7.8	5.0~20.0	35~37	14~16
新霉素	金黄色葡萄球菌	Ⅱ	7.8~8.0	7.8[③]	4.0~25.0	35~37	14~16
四环素	藤黄微球菌	Ⅱ	6.5~6.6	6.0	10.0~40.0	35~37	14~16
土霉素	藤黄微球菌	Ⅱ	6.5~6.6	6.0	10.0~40.0	35~37	16~18
金霉素	藤黄微球菌	Ⅱ	6.5~6.6	6.0	4.0~25.0	35~37	16~18
氯霉素	藤黄微球菌	Ⅱ	6.5~6.6	6.0	30.0~80.03	35~37	16~18
杆菌肽	藤黄微球菌	Ⅱ	6.5~6.6	6.0	2.0~12.0	35~37	16~18
黏菌素	大肠埃希菌	Ⅵ	7.2~7.4	6.0	614~2 344	35~37	16~18
两性霉素B[①]	啤酒酵母菌	Ⅳ	6.0~6.2	10.5	0.5~2.0	35~37	24~36
奈替米星	短小芽孢杆菌	Ⅰ	7.8~8.0	7.8	5~20	35~37	14~16
西索米星	短小芽孢杆菌	Ⅰ	7.8~8.0	7.8	5~20	35~37	14~16
阿奇霉素	短小芽孢杆菌	Ⅰ	7.8~8.0	7.8	0.5~20	35~37	16~18
磷霉素	藤黄微球菌	Ⅱ	7.8~8.0	7.8	5~20	35~37	18~24
乙酰螺旋霉素[②]	枯草芽孢杆菌	Ⅱ	8.0~8.2	7.8	5~403	35~37	14~16
安布霉素	枯草芽孢杆菌	Ⅰ	7.8~8.0	7.8	1~4	35~37	14~16
罗红霉素	枯草芽孢杆菌	Ⅱ	7.8~8.0	7.8	5~10	35~37	16~18
克拉霉素	短小芽孢杆菌	Ⅰ	7.8~8.0	7.8	2.0~8.0	35~37	14~16
大观霉素	肺炎克雷伯菌	Ⅱ	7.8~8.0	7.0	50~200	35~37	16~18
吉他霉素	枯草芽孢杆菌	Ⅱ[④]	8.0~8.2	7.8	20~40	35~37	16~18

续表

抗生素类别	试验菌	培养基		灭菌缓冲液pH值	抗生素浓度范围/mL	培养条件	
		编号	pH值			温度/℃	时间/h
麦白霉素	枯草芽孢杆菌	营养琼脂培养基	8.0～8.2	7.8	5～40	35～37	16～18
小诺霉素	枯草芽孢杆菌	Ⅰ	7.8～8.0	7.8	0.5～2.0	35～37	14～16
多黏菌素B	大肠埃希菌	营养琼脂培养基	6.5～6.6	6.0	1 000～4 000	35～37	16～18
交沙霉素	枯草芽孢杆菌	Ⅱ	7.8～8.0	7.8	7.5～30	35～37	14～16
丙酸交沙霉素	枯草芽孢杆菌	Ⅱ	7.8～8.0	7.8	20～80	36～37	14～16
万古霉素	枯草芽孢杆菌	Ⅷ	6.0	6.0	2.5～12.5	35～37	14～16

注：①两性霉素B双碟的制备，用菌层15 mL代替两层。
②乙酰螺旋霉素，抗Ⅱ检定培养基，调节pH值使灭菌后为8.0～8.2。
③含3%氯化钠。
④加0.3%葡萄糖。

管碟法可能用到的培养基及其制备方式见表3－2－17。

表3－2－17　　管碟法可能用到的培养基及其制备方式

培养基名称	配方	制备1 000 mL用量	制备方式
培养基Ⅰ	胨	5 g	除琼脂外，混合上述成分，调节pH值使比最终的pH值略高0.2～0.4，加入琼脂，加热溶化后滤过，调节pH值使灭菌后为7.8～8.0或6.5～6.6，在115 ℃灭菌30 min
	牛肉浸出粉	3 g	
	磷酸氢二钾	3 g	
	琼脂	15～20 g	
	水	1 000 mL	
培养基Ⅱ	胨	6 g	除琼脂和葡萄糖外，混合上述成分，调节pH值使比最终的pH值略高0.2～0.4，加入琼脂，加热溶化后滤过，加葡萄糖溶解后，摇匀，调节pH值使灭菌后为7.8～8.0或6.5～6.6，在115 ℃灭菌30 min
	牛肉浸出粉	1.5 g	
	酵母浸出粉	6 g	
	葡萄糖	1 g	
	琼脂	15～20 g	
	水	1 000 mL	
培养基Ⅲ	胨	5 g	除葡萄糖外，混合上述成分，加热溶化后滤过，加葡萄糖溶解后，摇匀，调节pH值使灭菌后为7.0～7.2，在115 ℃灭菌30 min
	牛肉浸出粉	1.5 g	
	酵母浸出粉	3 g	
	氯化钠	3.5 g	
	磷酸氢二钾	3.68 g	
	磷酸二氢钾	1.32 g	
	葡萄糖	1 g	
	水	1 000 mL	

续表

培养基名称	配方	制备1 000 mL 用量	制备方式
培养基Ⅳ	胨	10 g	除琼脂和葡萄糖外，混合上述成分，调节pH值使比最终的pH值略高0.2～0.4，加入琼脂，在109 ℃加热15 min，于70 ℃以上保温静置1 h后滤过，加葡萄糖溶解后，摇匀，调节pH值使灭菌后为6.0～6.2，在115 ℃灭菌30 min
	氯化钠	10 g	
	枸橼酸钠	10 g	
	葡萄糖	10 g	
	琼脂	20～30 g	
	水	1 000 mL	
培养基Ⅴ	胨	10 g	除琼脂和麦芽糖外，混合上述成分，调节pH值使比最终的pH值略高0.2～0.4，加入琼脂，加热溶化后滤过，加麦芽糖溶解后，摇匀，调节pH值使灭菌后为6.0～6.2，在115 ℃灭菌30 min
	麦芽糖	40 g	
	琼脂	20～30 g	
	水	1 000 mL	
培养基Ⅵ	胨	8 g	除琼脂和葡萄糖外，混合上述成分，调节pH值使比最终的pH值略高0.2～0.4，加入琼脂，加热溶化后滤过，加葡萄糖溶解后，摇匀，调节pH值使灭菌后为7.2～7.4，在115 ℃灭菌30 min
	牛肉浸出粉	3 g	
	酵母浸出粉	5 g	
	氯化钠	45 g	
	磷酸氢二钾	3.3 g	
	磷酸二氢钾	1 g	
	葡萄糖	2.5 g	
	琼脂	15～20 g	
	水	1 000 mL	
培养基Ⅷ	酵母浸出粉	1 g	混合上述成分，加热溶化后滤过，调节pH值使灭菌后为6.5～6.6，在115 ℃灭菌30 min
	硫酸铵	1 g	
	葡萄糖	5 g	
	琼脂	15～20 g	
	磷酸盐缓冲液（pH6.0）	1 000 mL	
营养琼脂培养基	胨	10 g	除琼脂外，混合上述成分，调节pH值使比最终的pH值略高0.2～0.4，加入琼脂，加热溶化后滤过，调节pH值使灭菌后为7.0～7.2，分装，在115 ℃灭菌30 min，趁热斜放使凝固成斜面。肉浸液也可用牛肉浸出粉3 g，加水1 000 mL，配成溶液代替
	氯化钠	5 g	
	琼脂	15～20 g	
	肉浸液	1 000 mL	

注：培养基可以采用相同成分的干燥培养基代替，临用时，照使用说明配制和灭菌，备用。

表3－2－16所示各种灭菌缓冲液的配制方法如下：

(1) 磷酸盐缓冲液（pH6.0）。取磷酸氢二钾2 g与磷酸二氢钾8 g，加水使成

1 000 mL，滤过，在 115 ℃灭菌 30 min。

（2）磷酸盐缓冲液（pH7.0）。取磷酸氢二钾 9.39 g 与磷酸二氢钾 3.5 g，加水使成 1 000 mL，滤过，在 115 ℃灭菌 30 min。

（3）磷酸盐缓冲液（pH7.8）。取磷酸氢二钾 5.59 g 与磷酸二氢钾 0.41 g，加水使成 1 000 mL，滤过，在 115 ℃灭菌 30 min。

（4）磷酸盐缓冲液（pH10.5）。取磷酸氢二钾 35 g，加 10 mol/L NaOH 溶液 2 mL，加水使成 1 000 mL，滤过，在 115 ℃灭菌 30 min。

表 3－2－16 中所示试验菌菌悬液的制备方法如下。

（1）枯草芽孢杆菌菌悬液。取枯草芽孢杆菌的营养琼脂斜面培养物，接种于盛有营养琼脂培养基的培养瓶中，在 35～37 ℃培养 7 日，用革兰染色法涂片镜检，应有芽孢 85% 以上。用灭菌水将芽孢洗下，在 65 ℃加热 30 min，备用。

（2）短小芽孢杆菌菌悬液。取短小芽孢杆菌的营养琼脂斜面培养物，照枯草芽孢杆菌菌悬液制备方法制备。

（3）金黄色葡萄球菌菌悬液。取金黄色葡萄球菌的营养琼脂斜面培养物，接种于营养琼脂斜面上，在 35～37 ℃培养 20～22 h。临用时，用灭菌水或 0.9% 灭菌氯化钠溶液将菌苔洗下，备用。

（4）藤黄微球菌菌悬液。取藤黄微球菌的营养琼脂斜面培养物，接种于盛有营养琼脂培养基的培养瓶中，在 26～27 ℃培养 24 h，或采用适当方法制备的菌斜面，用培养基Ⅲ或 0.9% 灭菌氯化钠溶液将菌苔洗下，备用。

（5）大肠埃希菌菌悬液。取大肠埃希菌的营养琼脂斜面培养物，接种于营养琼脂斜面上，在 35～37 ℃培养 20～22 h。临用时，用灭菌水将菌苔洗下，备用。

（6）啤酒酵母菌菌悬液。取啤酒酵母菌的Ⅴ号培养基琼脂斜面培养物，接种于Ⅳ号培养基琼脂斜面上。在 32～35 ℃培养 24 h，用灭菌水将菌苔洗下置含有灭菌玻璃珠的试管中，振摇均匀，备用。

（7）肺炎克雷伯菌菌悬液。取肺炎克雷伯菌的营养琼脂斜面培养物，接种于营养琼脂斜面上，在 35～37 ℃培养 20～22 h。临用时，用灭菌水将菌苔洗下，备用。

思考与练习

一、选择题

1. 下列关于双碟制备前的准备工作说法中正确的是（　　）。

A. 无菌室开启紫外线灯最多 15 min

B. 无须用水平仪校正测定操作平台的水平
C. 将已灭菌的生物检定用培养皿及吸管移至无菌室内
D. 将已熔化好的生物检定用培养基于 70 ℃保温

2. 二剂量法进行滴碟时，滴加顺序为（　　）。
A. SH→TH→SL→TL　　B. SH→SL→TH→TL
C. TH→SH→TL→SL　　D. TH→TL→SH→SL

3. 根据试验设计不同，管碟法可分为（　　）。
A. 一剂量法　　B. 二剂量法　　C. 浊度法　　D. 三剂量法

4. 管碟法检定的影响因素包括（　　）。
A. 抗生素抑菌作用强弱　　B. 抗生素扩散时间
C. 抗生素溶液浓度　　D. 试验菌菌龄

二、 简答题

列出抑菌圈边缘清晰度的影响因素。

任务三　数据处理与结果判断

知识目标

1. 能识记抑菌圈测量的操作步骤。
2. 能识记管碟法中二剂量法的数据处理方法及结果判断标准。

技能目标

1. 能正确测量抑菌圈的直径并做好数据记录。
2. 能正确进行管碟法中二剂量法数据处理及结果判断。

素质目标

1. 养成科学严谨的求实精神。
2. 培养无菌操作意识与标准意识。

【任务引入】

抗生素微生物检定法中，由于各种原因，可能出现某个数据缺失或个别数据特别大、特别小的现象，在一定数量范围内，可以根据其他数据，通过计算补齐或者用计算出的数据替代特别大或特别小的数据。如果由于操作不规范或其他原因，测出数据的可信限率超过规定标准，说明误差过大，这种情况下测出的数据能使用吗？是否需要重新试验呢？

某制药企业生产了一批硫酸庆大霉素片，为了知道这批硫酸庆大霉素片的抗菌效力，需要进行效价测定。制备双碟后，按要求滴加标准品和供试品至不锈钢小管内，并放至35～37 ℃的恒温培养箱中培养14～16 h，现在需要进行抑菌圈的测量、数据处理及结果判断。

任务分析

本任务的工作内容及要求见表3－2－18。

表3－2－18　工作内容及要求

工作内容	工作要求	关键点
抑菌圈直径的测量与数据记录	正确测量抑菌圈，准确记录数据	数据的准确性
培养物的处理	正确处理培养物	处理培养物的温度、时间、压力
数据处理	正确处理数据	数据处理方法
结果计算与判断	结果计算正确，结果判断正确	计算方法、判断标准
检验报告的填写	正确填写检验报告	检验报告的规范

相关知识

一、抑菌圈直径的测量与记录

将培养好的双碟取出，打开陶瓦盖，换上玻璃盖，用游标卡尺测量抑菌圈直径。测量时，眼睛视线应与读数刻度垂直，保证游标卡尺两尖端的连线通过抑菌圈的圆心。或将换好玻璃盖的双碟4个放入扫描仪相应的位置，推入抽屉扫描测得抑菌圈直径，如图3－2－6所示。将测出的数据记录于表3－2－19中。

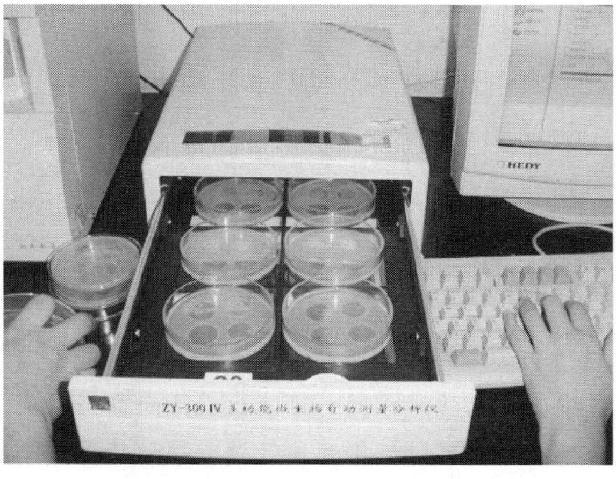

图3－2－6　使用扫描仪进行抑菌圈的测量

用游标卡尺测量抑菌圈直径时，可以在双碟底部垫一张黑纸，在灯光下测量。不能取走不锈钢小管再测量，因为管中残余的抗生素溶液会流出扩散，使抑菌圈变得模糊。不能把双碟翻转过来测量抑菌圈直径，因为底面玻璃折射会影响抑菌圈测量的准确度。

测量结束后用镊子将不锈钢小管取出，放入1∶1 000苯扎溴铵溶液或其他消毒液内消毒，也可将不锈钢小管放至高压蒸汽灭菌器内灭菌，清洗、干燥后备用。

表3-2-19　　抑菌圈直径测定结果

	SL	SH	TL	TH
剂量/（U/mL）	5	10	5	10
碟1抑菌圈直径/mm				
碟2抑菌圈直径/mm				
碟3抑菌圈直径/mm				
碟4抑菌圈直径/mm				

抑菌圈直径不应该过大或者过小，在试验之前，应先用不同浓度菌悬液配制的含菌培养基做预试验，选择抑菌圈直径在18～22 mm的菌悬液浓度为试验用浓度。批量试验中后期，可能会因为菌悬液保存的时间过久，菌株逐渐衰亡，或菌株生长周期不一致，影响其对抗生素的敏感度，导致抑菌圈变大、模糊或者出现双圈。如果菌株不纯，也会造成这样的结果。因此，菌悬液在使用一段时间后可以重新配制纯化，或者减小原菌悬液在使用中的稀释倍数。

二、培养物的处理

将测量完抑菌圈的双碟在高压蒸汽灭菌器中灭菌后，除去培养物，将培养皿清洗、干燥后归位。

三、数据处理

1. 特大、特小值的剔除

在同一剂量组内的各个反应值中，如果出现个别特大或特小的反应值，应进行异常值检验，以确定其是否应被剔除。检验异常值的方法很多，本任务中建议使用狄克森（Dixon）检验法。该法仅适用于同组中反应值较少的情况，假定在99%的置信水平下，一个反应值为异常值的概率仅有1%（异常值出现在单侧）。

假定一组中观测到 m 个反应值，按照由小到大的顺序排列如下：

$$y_1, y_2, \cdots, y_{m-1}, y_m$$

按表3-2-20中的公式对组内可疑的反应值计算 J 值。

表3-2-20　　狄克森检验法异常值的 J_1、J_2 和 J_3 计算公式

样本量（m）	当可疑反应值是最小值（y_1）	当可疑反应值是最大值（y_m）
3～7	$J_1=(y_2-y_1)/(y_m-y_1)$	$J_1=(y_m-y_{m-1})/(y_m-y_1)$

续表

样本量（m）	当可疑反应值是最小值（y_1）	当可疑反应值是最大值（y_m）
8 ~ 10	$J_2=(y_2-y_1)/(y_{m-1}-y_1)$	$J_2=(y_m-y_{m-1})/(y_m-y_2)$
11 ~ 13	$J_3=(y_3-y_1)/(y_{m-1}-y_1)$	$J_3=(y_m-y_{m-2})/(y_m-y_2)$

如果计算得到的 J_1、J_2或 J_3值超出表 3－2－21 中给出的标准值，则判断为异常值，可考虑剔除。当同一组中的观察反应值数目大于 13 个时，本方法不适用。

表 3－2－21　$P<0.01$ 时狄克森检验法异常值判断标准

m	J_1	m	J_2	m	J_3
3	0.988	8	0.683	11	0.679
4	0.889	9	0.635	12	0.642
5	0.780	10	0.597	13	0.615
6	0.698				
7	0.637				

【例 1】

某次检测得到的某一组反应值：

14.80　22.32　16.90　16.85　16.20　16.10　16.05　15.95

判断 22.32 是否为特大值。

解：$m=8$

$y_1=14.80$，$y_2=15.95$

$y_{m-1}=16.90$，$y_m=22.32$

$J_2=(y_m-y_{m-1})/(y_m-y_2)$

$=(22.32-16.90)/(22.32-15.95)$

$\approx 0.851>0.683$

故 22.32 是特大值，应剔除。

2. 缺项补足

反应值被剔除或因故反应值缺失造成缺项，致各剂量组的反应个数 m 不相等时，应根据试验设计类型补足缺项 y，使各剂量组 m 相等。

$$y=(KC+mR-G)/[(K-1)(m-1)]$$

式中，C 为缺项所在剂量组内的反应值总和，R 为缺项所在行的反应值总和，G 为全部反应值总和（均不包括剔除值），K 为标准品与供试品的剂量组之和。

当剂量组内安排的区组数较多时，也可将缺项所在的整个区组除去。

【例 2】

例题 1 中的特大值剔除前，其所在剂量组的反应值总和为 104.77，所在行的反应值总和为 135.17，该次检测所得到的全部反应值总和为 793.42。标准品与供试品各有 4 个剂量组。请补足剔除异常值之后的缺项 y。

解：$C = 104.77 - 22.32 = 82.45$

$R = 135.17 - 22.32 = 112.85$

$G = 793.42 - 22.32 = 771.10$

$K = 8$

$$y = (KC + mR - G)/[(K-1)(m-1)]$$
$$= (8 \times 82.45 + 8 \times 112.85 - 771.10)/[(8-1) \times (8-1)]$$
$$\approx 16.15$$

3. 方差分析

根据表 3-2-22 的结果，计算差方和 Q、自由度 f、误差项方差 s^2 等。

表 3-2-22　　剂量分组方阵

组内	供试品与标准品的剂量组					总和
	(1)	(2)	(3)	…	(k)	
1	$y_{1(1)}$	$y_{1(2)}$	$y_{1(3)}$		$y_{1(k)}$	$\sum y_1$
2	$y_{2(1)}$	$y_{2(2)}$	$y_{2(3)}$		$y_{2(k)}$	$\sum y_2$
3	$y_{3(1)}$	$y_{3(2)}$	$y_{3(3)}$	…	$y_{3(k)}$	$\sum y_3$
…	…	…	…		…	
m	$y_{m(1)}$	$y_{m(2)}$	$y_{m(3)}$		$y_{m(k)}$	$\sum y_m$
总和	$\sum y_{(1)}$	$\sum y_{(2)}$	$\sum y_{(3)}$	…	$\sum y_{(k)}$	$\sum y$

$$Q_{(总)} = \sum y^2 - (\sum y)^2/(mK)$$
$$f_{(总)} = mK - 1$$
$$Q_{(剂间)} = \sum [\sum y_{(k)}]^2/m - (\sum y)^2/(mK)$$
$$f_{(剂间)} = K - 1$$
$$Q_{(区组间)} = \sum (\sum y_m)^2/K - (\sum y)^2/(mK)$$
$$f_{(区组间)} = m - 1$$
$$Q_{(误差)} = Q_{(总)} - Q_{(剂间)} - Q_{(区组间)}$$
$$f_{(误差)} = (K-1)(m-1)$$
$$s^2 = Q_{(误差)}/f_{(误差)}$$

4. 可靠性测验

（1）剂间变异分析。通过对剂间变异的分析，测验标准品和供试品的剂量和反应的关系是否显著偏离平行直线。(2.2) 法剂间变异分析包括试品间、回归、偏离平行 3 项，见

表3-2-23。

表3-2-23　(2.2)法可靠性测验正交多项系数

变异来源	$\sum y_{(k)}$的正交多项系数(C_i)				$m \cdot \sum C_i^2$	$\sum [C_i \cdot \sum y_{(k)}]$	Q
	S_1	S_2	T_1	T_2			
试品间	-1	-1	1	1	$4m$	$T_2+T_1-S_2-S_1$	$Q_{(试品间)}=\frac{T_2+T_1-S_2-S_1}{4m}$
回归	-1	1	-1	1	$4m$	$T_2-T_1+S_2-S_1$	$Q_{(回归)}=\frac{T_2-T_1+S_2-S_1}{4m}$
偏离平行	1	-1	-1	1	$4m$	$T_2-T_1-S_2+S_1$	$Q_{(偏离平行)}=\frac{T_2-T_1-S_2+S_1}{4m}$

注：表中S_1、S_2、T_1、T_2分别为标准品和供试品每一剂量组内反应值的总和，相当于表3-2-22中$\sum y_{(k)}$各项；下角标1、2分别代表低剂量与高剂量。

将方差分析结果进行可靠性测验，见表3-2-24。

表3-2-24　(2.2)法可靠性测验结果

变异来源	f	Q	方差	F	P
试品间	1	$Q_{(试品间)}$	$Q_{(试品间)}/f$	方差$/s^2$	
回归	1	$Q_{(回归)}$	$Q_{(回归)}/f$	方差$/s^2$	
偏离平行	1	$Q_{(偏离平行)}$	$Q_{(偏离平行)}/f$	方差$/s^2$	
剂间	$K-1$	$Q_{(剂间)}$	$Q_{(剂间)}/f$	方差$/s^2$	
区组间	$m-1$	$Q_{(区组间)}$	$Q_{(区组间)}/f$	方差$/s^2$	
误差	$(K-1)(m-1)$	$Q_{(误差)}$	s^2		
总	$mK-1$	$Q_{(总)}$			

概率P以该变异项的自由度为分子，s^2为分母，检索F值表（见《中国药典》2020年版四部通则1431），将检索得到的F值与计算所得F值相比较。当F计算值大于$P=0.05$或$P=0.01$的查表值时，则$P<0.05$或$P<0.01$，在此概率水平下该项变异有显著意义。

(2) 可靠性测验结果判断。回归项应非常显著($P<0.01$)，偏离平行应不显著($P>0.05$)。试品间项不作为可靠性测验的判断标准，试品间变异非常显著者，重复试验时，应参考所得结果重新估计供试品的效价或重新调整剂量试验。

5. 效价(P_T)及可信限(FL)计算

可信限(FL)标志检定结果的精密度，R与P_T的可信限率(FL%)是其可信限的高限与低限之差除以2倍效价均值后的百分率。

按表3-2-25计算各数值，代入公式计算R、P_T、标准误S_M以及R、P_T的FL、FL%等。

表 3 - 2 - 25　　计算公式

数值符号		计算方法
效价计算用数值	V	$\frac{1}{2}\times(T_1+T_2-S_1-S_2)$
	W	$\frac{1}{2}\times(T_2-T_1+S_2-S_1)$
	D	$\frac{d_{S2}}{d_{T2}}$
	I	$\lg r$
S_M计算用数值	A	1
	B	1
	g	$\frac{s^2 t^2 m}{W^2}$

注：表中 d_S、d_T分别为 S 和 T 的剂量，下角标 1、2 分别代表低剂量与高剂量。

$$R = D \times \text{antilg}\frac{IV}{W}$$

$$P_{\text{T}} = D \times A_{\text{T}} \times \text{antilg}\frac{VI}{W}$$

$$S_M = \frac{I}{W^2(1-g)}\sqrt{ms^2[(1-g)AW^2 + BV^2]}$$

$$R\text{的}FL = \text{antilg}\left(\frac{\lg R}{1-g} \pm t \times S_M\right)$$

$$P_{\text{T}}\text{的}FL = A_{\text{T}} \times \text{antilg}\left(\frac{\lg R}{1-g} \pm t \times S_M\right)$$

计算可信限的 t 值是根据 s^2的自由度 f 查 t 值表而得，见表 3 - 2 - 26。

表 3 - 2 - 26　　自由度 f 及对应的双侧 t 值（P = 0.95）

f	t	f	t
3	3.18	9	2.26
4	2.78	10	2.23
5	2.57	11	2.20
6	2.45	12	2.18
7	2.37	14	2.15
8	2.31	16	2.12

续表

f	t	f	t
18	2.10	40	2.02
20	2.09	60	2.00
25	2.06	120	1.98
30	2.04	∞	1.96

$$FL\% = \frac{\text{可信限高限} - \text{可信限低限}}{2 \times \text{效价均值}} \times 100\%$$

除另有规定外，抗生素微生物检定法的可信限率不得大于5%。

四、填写检验报告

检验报告应包括抗生素的品种、剂型、规格、标示量、生产厂商、批号、检验目的、检验依据、检验日期、温度、湿度、标准品与供试品的称量、稀释步骤与核对人、抑菌圈测量结果。

任务实施

数据处理与结果判断

一、制订工作计划

根据任务要求，制订合理的工作进度计划，并根据小组成员的特点进行分工，完成表3-2-27。

表3-2-27　分工计划

工作内容	完成时间	成员	负责人
抑菌圈直径的测量与数据记录			
培养物的处理			
数据处理			
结果计算与判断			
检验报告的填写			
清场			

二、试验前准备

按照表3-2-28进行试验前准备。

表 3－2－28　　试验前准备

设备、器材、试剂	规格	数量	用途
高压蒸汽灭菌器			培养物的处理
游标卡尺或扫描仪			测量抑菌圈直径
干燥箱			培养皿、不锈钢小管的干燥
镊子			取不锈钢小管
补充 1：			
补充 2：			

三、试验操作

按照表 3－2－29 记录抑菌圈直径的测量与记录、培养物处理过程。

表 3－2－29　　抑菌圈直径的测量与记录、培养物处理操作记录

步骤	操作内容
换盖	将培养好的双碟取出，打开________，换以________
测量抑菌圈	用________测量，测量时，眼睛视线应与读数刻度________，确保两尖端的连线通过抑菌圈的中心或将换好玻璃盖的双碟________个放入扫描仪相应的位置，推入抽屉扫描测得抑菌圈直径。将测出的数据记录在相应表格中
取不锈钢小管	将取出的________放入 1:1 000 苯扎溴铵溶液或其他消毒溶液内消毒，也可放至高压蒸汽灭菌器内灭菌，清洗、干燥后备用
培养物的处理	将测量完抑菌圈的________放在高压蒸汽灭菌器中灭菌，除去________
清洗	用________清洗不锈钢小管、培养皿，再用________清洗
干燥	将不锈钢小管、培养皿放于________中________

根据抑菌圈直径测量结果进行数据处理与结果判断，填写检验报告。

【操作提示】

（1）双碟培养一定时间后，要及时测量抑菌圈直径，否则会影响抑菌圈直径的测量结果。

（2）测量抑菌圈前，应检查抑菌圈是否圆整，如有破圈、不圆整及其他异常情况，应舍弃该碟；切忌主观挑选双碟或抑菌圈，以免造成测定结果的偏倚。应保证标准品及供试品溶液高剂量组所形成的抑菌圈直径大于低剂量组。

（3）完成抑菌圈直径的测量后，要将不锈钢小管与双碟按要求消毒灭菌，以免污染环境。

（4）测定效价低于估计效价的 90% 或高于估计效价的 110% 时，应调整供试品的估计效价，重新试验。

任务测评

根据表 3－2－30 所列任务评分标准进行测评，并做好记录。

表 3-2-30 任务评分标准

考核内容	考核标准	配分	得分
抑菌圈直径的测量与数据记录	能正确测量抑菌圈直径	15	
	能正确记录抑菌圈直径数据	10	
培养物的处理	能正确处理培养物	10	
	能按要求清洗、干燥培养皿	10	
数据处理	能按要求正确处理数据	10	
结果计算与判断	能按要求进行结果计算	15	
	能依据判断标准进行结果判断	10	
检验报告的填写	能按要求填写检验报告	10	
清场	能按要求进行清场	10	
合计		100	

【知识拓展】

二剂量法试验结果误差分析

由于二剂量法试验的影响因素较多，为了检验试验结果的可靠性，应采用生物检定统计法对数据进行可靠性测验、可信限的计算，以判断试验结果是否有效或者需要复试。

1. 可靠性测验

运用统计学原理，通过方差分析做 F 检验，判断试验假设是否有效以及试验是否可靠。只有可靠性测验符合规定，才能按有关公式计算供试品的效价和可信限。可靠性测验不符合规定时，不能计算效价，应重新设计试验。二剂量法试验结果的可靠性测验项目如下。

（1）试品间变异。本项用于观察标准品 S 与供试品 T 结果有无显著差别。若差别显著，表明对 T 效价估计不准。S 与 T 之间差别大，将影响整个试验误差。

（2）回归应非常显著（$P<0.01$）。本项表示 S 或 T 是否在一定范围内随抗生素浓度增大，抑菌圈增大，或者说效果更显著，且呈一定的线性关系。试验结果随剂量的变化呈现规律的变化，且均匀分布在一条线上，不与横轴平行，证明线性好。

（3）偏离平行应不显著（$P>0.05$）。本项用以验证 S 与 T 两条直线是否偏离平行线。若统计得 $P>0.05$，说明偏离平行不显著，从而验证 S 与 T 为平行线关系，进一步说明 S 和 T 性质差异不大。

（4）剂量间的差异应显著（$P<0.05$）。本项用于考核不同剂量所致的反应有无明显的差别。若随着抗生素浓度的增加，抑菌圈明显增大，即试验的结果差别显著，则可提高检定的灵敏度，减小试验误差。若差别不显著，应当重新调整剂量或调整试验方法。

（5）碟间差异应不显著（$P>0.05$）。本项用以测试试验中平行一组双碟之间误差是否很小，以使总的试验误差减小。

2. 可信限与可信限率

可信限（FL）和可信限率（FL%）表示检定结果的精确度，是从样品的检定结果估计其真实结果的所在范围。可信限范围越小、可信限率越低，检定结果的精确度越高，反之精确度越低。各品种的检定方法都有其可信限率的规定，如果检定结果不符合规定，可调整对供试品的估计效价或调节剂量，重复试验以降低可信限率。

对同批供试品重复试验所得 n 次试验结果（包括 FL% 超过规定的结果），可以按试验结果的合并计算法算得 P_T 的均值及其 FL% 作为检定结果。

思考与练习

一、选择题

1. 用不同浓度菌悬液配制的含菌培养基做预试验时，应选择抑菌圈直径在（　　）mm 的菌悬液浓度为试验用浓度。

A. 14 ~ 16　　B. 16 ~ 18　　C. 18 ~ 20　　D. 18 ~ 22

2. 为了检验试验结果的可靠性，应采用（　　）对数据进行可靠性测验、可信限的计算，以判断试验结果是否有效或者需要复试。

A. 无菌检查法　　B. 生物检定统计法　　C. 微生物限定检查法　　D. 其他方法

3. 除另有规定外，抗生素微生物检定法的可信限率不得大于（　　）。

A. 10%　　B. 5%　　C. 15%　　D. 20%

4. 可信限范围越小、可信限率越低，表示检定结果的精确度（　　）。

A. 越低　　B. 无影响　　C. 越高　　D. 不确定

5. 如果可信限率≥5%，说明检定中误差太大，检定结果（　　）。

A. 无效　　B. 有效　　C. 无影响　　D. 不确定

二、简答题

1. 简述二剂量法的可靠性测验过程。
2. 简述二剂量法的效价计算方法。